「こころ」はどうやって壊れるのか

最新「光遺伝学」と人間の脳の物語

カール・ダイセロス
大田直子訳

Karl Deisseroth

PROJECTIONS
A STORY OF HUMAN EMOTIONS

光文社

「こころ」はどうやって壊れるのか

最新「光遺伝学」と人間の脳の物語

PROJECTIONS
By
Karl Deisseroth

私たちの家族に

目次

それとも夕暮れに垣間見た黄色い薔薇の記憶——君はまだ生れていない——か。
君自身の意味　君自身についての意見　君自身が真に驚く発見
それらを差し出そうか。
与えられるのは　私の孤独　私の心の闇　私の心の乾きだ。
不確かさ　危険　敗北　これしか君を誘惑するすべを知らぬ私だ。

——ホルヘ・ルイス・ボルヘス「英語による二つの詩」
(『エル・オトロ、エル・ミスモ』斎藤幸男訳、水声社)

序章

音《おと》、光《ひかり》と熱《ねつ》、記憶《きおく》、意志《いし》と理解《りかい》ののち。

——ジェイムズ・ジョイス『フィネガンズ・ウェイクⅡ』(柳瀬尚紀訳、河出文庫)

機織りの技法では、経糸《たていと》は強く、構造を支え、織り始めで固定されている。生地が織られるとき、緯糸《よこいと》が渡るための枠をつくっているのだ。進展していく縁の向こうの空き空間へと突き出ている経糸は、すでに形成された過去と不完全な現在、さらにはまだのっぺりした未来との橋渡しをする。

人間の物語というタペストリーには独自の経糸がある。東アフリカの山あいに深く根ざしており、何百万年にもわたって次々に変化する人間の生命という織り地をつなぎ、裂けた氷河、ごつごつした森林地、石と鋼、輝くレアアースを背景に、洞窟絵画や象形文字が広がっている。

こうした糸に形を与えるのは、心の働きである。そうして私たちの内側に骨組みができ上がり、その骨組みにもとづいて、各個人の物語が生まれるのだろう。個人的な模様や色は、それぞれが過ごす時間と経験という緯糸、人生という細い緯糸から現われる。そして基本的な骨組みは、複雑でときに美しい細部装飾に埋め込まれ、覆い隠される。

本書では、この織物がすり切れている病気の人たちの物語を取り上げる。そういう人たちの心のなかでは、経糸が露出し、むき出しになっている。

本書の物語すべての背景には、精神科救急におけるうろたえるほどの厳しい実状がある。そのような場面で人間の心に共通する織物に光を当てるのであれば、混乱した内面の状態は、できるかぎり忠実に描かれるべきである。したがって本書では、患者の症状は一切修正せず、ありのままの現実を記述する。そうした経験の根本的な性質、真の特色と核心を再現するためだ。ただし、プライバシーを守るために、症状以外のさまざまな細部は変えている。

同様に、本書で紹介する、脳をのぞき込むという独特な方法によって精神医学を補完する強力な神経科学テクノロジーも、ＳＦのようで、たしかに奇異なところがあるにしても、すべて実際に存在するものである。こうした手法は、私自身のものも含めて、世界中の研究室が発表して査読を受けている論文から、そのまま引用されている。

しかし、人間の内面経験を説明するのに、医学と科学だけでは不十分だ。そのため本書には、医師や科学者の観点ではなく、患者の視点から語られる物語もある。一人称の場合もあれば三人称の場合もあり、変容した言語に心の変性状態が反映されている場合もある。他人の内面の深さ——その思考や感情や記憶——がこのように表現される場合、その記述や描写が示しているのは科学でも医学でもなく、あくまでも私自身が注意と敬意を払いながら謙虚にめぐらす想像の産物にすぎない。聞いたことのない声、反応として感じたことしかない声と、会話するためである。患者の視点から、型にはまらない現実を理解し経験するという難題は、精神医学の核心であり、観察する側とされる側両方の経糸に取り組むことである。しかし亡くなった人、無言の人、苦悩する人、とまどう人の心の奥の真の声は、無論、本人にしかわからない。

ここでいう想像は有効性が証明されていないので、何も断言できないが、現代の神経科学と精神医学それぞれに多くの限界があることは、経験からも明らかである。ずっと前から私には、文学に由来する考えが患者を理解するために重要であり、ときに、どんな顕微鏡対物レンズよりもよほど有益な、脳を知るための窓になるように思えていた。私は心について考えるのに、いまだに文学も科学と同じくらい尊重しており、機会あるごとに文学作品への生涯の愛に立ち返る。ただしこの愛は長年、灰や雪の吹きだまりのように、科学と医学に覆われてくすぶる燃えさしにすぎなかった。

精神医学と想像とテクノロジーという独立した三本の軸には、ひょっとすると共通点がほとんどないからこそ、それらを組み合わせれば、必要な概念空間の枠組みをどうにかつくることができるのだ。

第一の軸は、一連の臨床経験をとおして語られる精神科医の物語である。個々の臨床経験は、ひとりかふたりの人間にまつわるものだ。織物がすり切れると隠れていた構造上の糸が露出することもあるのと同じように（あるいはＤＮＡの一部が変異すると、損傷遺伝子の本来の機能が推察できるのと同じように）、壊れたものが壊れていないものを説明する。そしてどの物語も、精神科患者の不可解であいまいな経験によって、健康な人間や医師の隠れた内的経験が明らかになる可能性があることを強調している。

さらにどの物語においても、感情という人間の内的経験が想像されている。それは現代世界で起こるものだけでなく、人類が何千年にもわたる旅で段階を追って経験してきたものでもあり、途中、行く手に立ちはだかる障壁は、妥協なしでは越えられなかったかもしれない。この第二の軸は、ただ生きるだけのための単純な古来の回路、すなわち呼吸のため、筋肉を使って動くため、自己と他者を隔てる基本的な壁をつくるための、細胞の物語から始まる。私たち一人ひとりと世界との間に最初にできる最も原始的な境界――外胚葉と呼ばれる、単一細胞の薄さしかない繊細な単独の層――が、皮膚だけでなく脳も生み出す。したがって、社会が健全から無秩序までどんな状態であっても、身体的または心理的な人間どうしの接触が感じられるのは、この同じ古来の境界のおかげなのだ。

患者の物語によっては、人間関係における喪失と悲しみという普遍的な感情のなかを進み、ともすれば躁病や精神病にともなう外的現実の基本経験における深い断裂へ、そして最終的に、内的自己さえも失う崩壊へと行き着く。すなわち、鬱病で生じるような生活に喜びを感じる能力の喪失、摂食障害のときのような自分に栄養を与える意欲の喪失、さらには人生末期の認知症による自己そのものの喪失である。この主観的な内的世界の感情については、終始想像するしかない。先史時代はもちろん（感情は化石を残さず、過去に何が感じられたかを知ることはできないので、古心理学者になろうとする人はいないし、現代においてもそうだ（いまでも他人の内的経験を直接観察することはできない）。

しかし、テクノロジーを慎重に応用してわかる範囲内で、測定できる感情の効果が個人間で一貫しているのであれば、実験から得られる脳の働きについての洞察が発展する可能性はある。どの物語も第三の軸で、実験に裏づけられデータに示される、健康な状態と病気の状態両方の手がかりによって、急速に進んでいる科学的理解を明らかにする。物語それぞれに出てくる科学的背景について、いくつか参考資料を巻末注に示した。さまざまな個人的興味にそって、その世界をさまよいたいと思う好奇心旺盛な読者がいるかもしれない。こうした関連文献それぞれが、さらなる多くの重要な寄稿論文を参照している（そして関連文献は主として、さらなる調査を助けるための最初の足がかりとして役立つ）――が、誰にでも確実に利用できるように、本書ではオープンソース形式の引用だけを列挙している。つまり、この最後の軸は科学である。科学の専門教育を受けていない一般読者が、本書に書かれている考えや概念すべてを理解し、自分のものにできるよう、道案内するために設けたものだ。

というわけで、本書のテーマは精神科医の経験だけではなく、人間に生じる感情を想像するだけでもなく、最新の神経学テクノロジーだけでもない。この三つの視点それぞれはレンズとしての役割を果たすだけで、それぞれが異なるやり方で、心のなかの感情という最大の謎に焦点を合わせ、それぞれが同じ場面に対して異なる光景を示す。このようなまったく異なる視点を融合させ、ひとつのイメージをまとめ上げるのは簡単ではない――が、人間であることも、人類になることも、おなじく容易ではない――ので、最終的に本書が達成できるのは、大ざっぱな分析のようなものにすぎないかもしれない。

ここで、私の患者たちに深い敬意と感謝を示したい。彼らの挑戦のおかげで、本書の視点が得られたのだ。そして、気づいているかどうかにかかわらず、人生行路という長く、憂鬱で、絶望的で、不確かで、ときに美しいタペストリーに、内面の苦しみが密にからみ合っている人びと全員に、心からの敬意と感謝を。

私自身と私が進んできた道について、ひと言語ることが、語り手のゆがみを知るのに役立つかもしれない。私は――みなさんと同じように――客観的というより主観的であり、ひびの入った人間レンズのかけらにすぎない。若いころ、私がたどっている道が精神医学につながるという気配はまったくなかった。さらに違和感のある工学という領域を、曲がりくねって進むことになるという気配も。

私の子ども時代、周囲の状況はつねに変わり続けていた。両親も二人の姉も私と同様、ほかの何よりも読書が好きだったが、家族は落ち着きなく小さな町から大都市へ、北米大陸の東部から西部、そして中部へ、また東部へと、二、三年おきに新しい家に引っ越していた。メリーランドからカリフォルニアへと車で国を横断するあいだ、来る日も来る日も、一度に何時間も、父のために本を音読したことを覚えている。自分ひとりの時間はほとんど物語と詩で占められていて、そのとき読んでいる本をあぶなっかしく自転車のハンドルにくくりつけて通学していたことさえある。歴史や生物学の本も読んだが、想像力豊かな言葉の使い方のほうが私には説得力があるように思えた。ところがその後、私のたどる道で待ち伏せていた、ちがう種類の考えに遭遇することになる。

大学で最初に登録した課程は文芸創作だった。しかしその年、学友たちとの会話から、そしてその後の授業でも、生物学ではある生命科学へのアプローチ方法、すなわち、最も複雑で大規模なシステムの研究でさえ単一細胞から理解を構築していくという方法が、きわめて深い謎のいくつかを解く助けになっていることを知った。その深い謎とは、長いあいだ、ほとんど手に負えないように思われていた問題だ。どうして身体がたった一個の細胞から成長できるのか。どうして複雑な免疫の記憶が、血管によって運ばれるばらばらの単一細胞のなかで形成され、保存され、呼び覚まされるのか。どうして遺伝子から毒やウイルスまで、まったく異なるがんの原因が、単一細胞ベースの概念に、有用で重要な形に一元化できるのか。

こうした多様な分野において、ごく小さな基礎単位の理解を大規模で複雑なシステムに応用するアプローチによって、大きな変革がもたらされてきた。生物学に共通の秘訣は、システム全体、つまり全身に対する視点を維持しながら、細胞とその分子原理のレベルを探ることにあるように、私には思えた。この単純な細胞の考えを、心の——意識の、感情の、言葉によってわき上がる感覚の——謎に広げるという展望を得たとき、私の心に呼び起こされたのは純粋な凝縮されたうれしさだった。トニ・モリスンの「確かな抑えようのない期待」のような、突然、進むべき道が見えたときの、誰しもが覚えのあるむずむずするような喜びだ。

学生寮の友人たち（全員どういうわけか理論物理学専攻）と食事をしながら話すなかで、この気持ちは、天文学的規模の時空で展開する現象を探る宇宙論研究者にも共通だとわかった。彼らもまた、物質の最も小さく最も基礎的な構造について、ごく短い距離での相互作用を導く基本的な力とあわせて考えることから始めた。結果的に、そのアプローチは天体にも人間にも通用するものとなったのだ。統合と分析を一緒に進める感覚である。

のちの私の研究にとってきわめて重要だったのは、同時期にニューラルネットワーク（神経回路網）という、急速に発展したコンピューター科学の一部門に触れるようになったことだ。そこでは実際の記憶保存が、指揮も監督も必要とせず、単純なユニット（単位）の集まりによって実現する。[1] ユニットそれぞれは細胞に似ていて基本的なもので、コード中に存在し、単純な抽象的性質しかもたないが、プログラムの動作によって、実質的に互いにつながっている。ニューラルネットワークは、その名が示すとおり神経生物学に着想を得ているが、こうした考えはとても効果的だったので、このコンピューター分野はのちに、深層学習《ディープラーニング》と呼ばれる人工知能革命を起こした。ディープラーニングは現在、大量の細胞に似た要素の集まりを使って、生みの親だった神経生物学も含めて、ほぼあらゆる人間の研究と情報の分野をつくり変えている。

つながった小さいものの大集団は、ほとんど何でも実現できるように思える——正しくつながりさえすれば。

私は感情のような不可解なものについて、細胞レベルで理解することの可能性を考え始めた。

健常者や患者のなかで強い感情、適応できているという感情または適応できていないという感情を、引き起こすのは何か？　もっと直接的に言うと、そうした感情は実際のところ物理的な意味で、細胞とそのつながりのレベルで、何なのか？　私にとってこれは、宇宙で最も深遠な謎に思える。匹敵するとすれば宇宙の起源、その存在理由の問題ぐらいのものだ。

明らかに、この難題に取り組むのにヒトの脳は重要だろう。なぜなら、自分の感情を的確に表現できるのはヒトだけだからである。ヒトの脳に物理的に最も近づける特権をもっているのは脳外科医だ（と私は考えた）。したがって、私にとっては論理的な筋道として、ヒトの脳を救い、治し、研究するための最も直接的なアプローチは、脳神経外科のように思えた。そのため、大学院からさらに医学研修までずっと、私はこの方向に進んでいった。

ところが医学部の最終学年に向けて、すべての医学生と同様に、私は精神科の短期ローテーションをやり遂げる必要があった。それをしないと卒業できない。

その時点まで、私はとくに精神医学に親しみを感じたことがなかった。それどころか、その分野を不安なものと感じていた。ひょっとすると、利用できる診断ツールが主観的すぎるように思えたのかもしれないし、あるいは私のなかに、向き合ったことのない何か未知の、もっと深い問題があったのかもしれない。理由はどうあれ、精神科は私が選びそうにない専門分野だった。その一方、脳神経外科での初めのころの経験は爽快だった。私は手術室が好きだったし、緻密な正確さや細心の注意で生死が決まるドラマ、患者の覚醒に重い責任を感じながら縫合するときの集中と専心とリズムが気に入っていた。そのため、私が精神医学を選んだことは、友人や家族だけでなく私自身にさえ大変な驚きだった。

私は脳を生物学的対象として、細胞からできていて血液を送られる器官として、ありのまま見るように訓練されていた。しかし精神疾患の場合、骨折した脚や循環機能が弱った心臓のように、器官そのものが目に見える損傷を受けているわけではない。苦闘しているのは脳の血液供給ではなく、その隠れたコミュニケーションプロセス、その内なる声なのだ。測定できるものはなく、唯一の例外は言葉だ。患者のメッセージと私たち自身の言葉である。

精神医学体系の中心にあるのは、生物学で最も、というかひょっとすると宇宙で最も深遠な謎であり、その謎につながる門をこじ開けるのに使えるのは、私が最初に最大の情熱を注いだ「言葉」だけだった。このつながりにひとたび気づくと、私の進路は完全にリセットされた。人生を一変させる混乱によくあるように、そもそものきっかけは奇妙な体験だった。


精神科研修の初日、私はナースステーションで腰を下ろし、神経科学の専門誌をぱらぱらめくっていた。すると、部屋の外でしばらく騒ぎがあったあと、ひとりの患者――背が高くやせていて、まばらでみすぼらしいあごひげを生やした四〇代の男性――が、鍵がかかっていたはずのドアから押し入ってきた。手を伸ばせば届くところに立ちはだかり、彼は私の目を見据えた。その目は恐怖と怒りに見開かれている。彼に怒鳴りつけられて、私の胃は締めつけられた。

都会の住民はみなそうだが、私もおかしなことを言う人に遭遇したことがないわけではなかった。しかしこれは通りで出くわしたわけではない。患者はひどく警戒しているようで、混乱しているのではなさそうだ。彼の経験は確実ではっきりしていて、苦悩がその目のなかで燃え、恐怖は本物である。彼に残された唯一のものと思われる震える声のなかで、彼はとても勇敢に、脅威と向き合っていた。

そして彼の話しぶりだ。その激しい感情は創造的で、さまざまな表現は従来の意味ではなく、どうやら伝達手段として、それ自体のために使われている。独自の文法と美学があり、自己完結型だ。私たちは会ったことがなかったが、彼は私が自分を侵害したと思っていて、直接私と対決しているのだが、そうするのに音を感情として使い、その関係は構文やイディオムを超越していた。彼が話す新しい言葉は、私がはるか昔に読んだジョイスのフレーズに似た音がする。「テルミーテール（話しておくれよ）」。これは閉鎖病棟での『フィネガンズ・ウェイク』であり、彼が話していたのは、ジョイスの「茎だか石だかの話」ならぬ、皮膚だか頭骨だかより深いことだ。私は口をぽかんと開けて立ちつくしていた。彼が話すと私の脳の配線が変わっていく。彼は私の内にある科学と芸術を一緒に呼び覚ました。しかも両者は並行するのではなく、同じ考えとして融合した。それは揺るぎない必然であり、日の出のごとく抑えきれない強い輝きを放った。衝撃的で、統一されていて、重要で、初めて私の知的生活を完全にまとめ上げたのだ。

のちに、彼は統合失調性感情障害と呼ばれるものをわずらっていることを知った。感情の嵐と砕けた現実は、鬱病と躁病と精神病の主要な症状を兼ね備えている。しかし、この定義はまったく重要でないことも学んだ。なぜなら、そうした分類は、ただ症状そのものを特定して治す以上には治療法にほとんど影響せず、根本的な説明はないからだ。この病気が実際に身体的な意味で何なのか、あるいはなぜこの人が患者なのか、あるいはそんな奇妙で恐ろしい状態をどうして人間が経験するようになったのか、こうした最も単純な疑問に、誰も答えることはできなかった。

人間である私たちは、望み薄に思えるときでさえ、説明を見つけようとする。私にとって、その瞬間のあと、引き返す道はなかった。そして学べば学ぶほど、目を背けることはできなくなった。その年のうちに、臨床専門分野として精神医学を正式に選択した。さらに四年間の研修を終え、精神科の専門委員会による認可を受けて、新しい生体工学部門の研究室を立ち上げた——シリコンバレーのど真ん中にあって、私が医学生として学んだのと同じ大学で。患者を治療しながら、脳を研究するツールもつくる計画だった。ひょっとすると、少なくとも新しい疑問を投げかけることができるかもしれない。

ヒトの脳はどんなに複雑に思えても、人体のほかのあらゆる部位と同様、細胞の塊にすぎない。たしかに美しい細胞であり、電気を伝えることに特化した八〇〇億個以上のニューロンは、それぞれが冬に落葉して豊かな枝分かれがあらわになった木のような形をしている。そしてそれぞれがほかの細胞と、何万ものシナプスと呼ばれる化学結合をつくっている。電気活動のごく小さな変化がたえずそうした細胞を駆け巡り、脳の白質を形成する軸索と呼ばれる、脂肪で覆われた電気伝導の繊維に沿って脈打つ。各パルスの持続時間はわずか一ミリ秒、電流はピコアンペア単位で測定できる。この電気と化学作用の交わりが、どういうわけか、人間の心にできること、記憶し、考え、感じられること、すべてを生み出す。すべて細胞で行なわれることなので、研究し、理解し、変化させることができる。

現在、勢いのある生物学の比較的新しい分野（たとえば発生学、免疫学、がん研究など）においてもそうだったが、新しい手法はまず細胞レベルの理解を深めることが求められ、神経科学では損傷のない脳の細胞を理解する必要があった。二〇〇五年より前、脳内の特定の細胞に的確な電気活動を起こす方法はなかった。その時点では、細胞レベルの電気生理学的神経科学は、主として観察に限られていた。対象が行動するあいだ細胞が発火する様子を、電極を使って聞き取るのだ。このやり方自体は非常に有益だったが、特定の細胞内で発火を起こしたり消したりすることはできず、そのため脳の機能と挙動の要素、すなわち感覚、認知、活動にとって、どんな細胞の活動パターンが重要なのかを確認することはできなかった。この限界、つまり特定の細胞内で精確に活動を引き起こしたり抑制したりするという難題に、真っ先に取り組み始めたのが、二〇〇四年から私の研究室で開発されたテクノロジー（光遺伝学）である。

光遺伝学はまず、特殊な遺伝子を生物学で考えられるかぎり遠くに運ぶことから始まる。つまり、ある主要な生物界の細胞から、はるばる別の生物界の細胞へと、異質な荷物を運ぶのだ。遺伝子とは、その細胞にタンパク質（細胞内で特定の仕事をするよう設計された小さな生体分子）を生成するよう命令するＤＮＡの断片にすぎない。光遺伝学では、細菌や単細胞藻類のような異なる微生物から遺伝子を借りて、それをマウスや魚のような私たちの仲間である脊椎動物の脳細胞に届ける。[2] そんなことをするのは奇妙だが、正当な理由がある。なぜなら、私たちが借りる特定の（微生物オプシンと呼ばれる）遺伝子は、ニューロンに届けられるとすぐに、光を電流に変えることができる驚くべきタンパク質の生成を命じるのだ。

このタンパク質は通常、元の宿主《しゅくしゅ》である微生物が、太陽光を電気的情報や電気エネルギーに変換するのに利用される。そのために自由遊泳する単細胞藻を動かして生存に最適なレベルの光まで導いたり、（ある種の古代細菌では）光からエネルギーを取り入れるための条件を設定したりする。それにひきかえ、ほとんどの動物のニューロンは通常、光に反応しない。頭骨の内側は真っ暗なので、そうする理由がないのだ。私たちの光遺伝学的アプローチにより（遺伝子工学を使って、こうした異質な微生物タンパク質を、脳内の特定のニューロンセット内だけに生成することで）、その微生物タンパク質をあらたに与えられた脳細胞は、近隣の細胞とは大きく異なるものになる。この時点で、操作されたニューロンは、研究者によって送られる光のパルスに反応できる唯一の細胞である。そしてこの結果が光遺伝学と呼ばれる。

電気は神経系における情報の基本通貨なので、私たちがレーザー光を（細い光ファイバーか、脳に光点を投射するホログラフィックディスプレイを使って）送り込むことで、操作された細胞を流れる電気信号を変化させると、結果として動物の行動に驚くほど明確な影響が生じる。この方法で発見されたのが、標的とされた細胞が、知覚や記憶のような不可思議な脳機能を生じさせる能力である。こうした光遺伝学実験は、個々の細胞の局所活動を脳の全体像につなげることができるので、神経科学では非常に有益だと証明されている。これで因果関係のテストが適切な状況下で行なわれることになる。細胞は損傷のない脳内にあってはじめて、行動の根底にある複雑な機能（と機能不全）を生み出すことができる。個々の単語がそれを含む文の前後関係のなかでのみ、コミュニケーションにとって意味をもつのと同じである。

私たちはこれをおもにマウス、ラット、魚で行なっている。神経系の構造に人間との共通点が多い動物である（人間のほうがほんの少し構造の規模が大きいだけだ）。人間と同様、こうした仲間の脊椎動物も、感じ、決定し、記憶し、行動する。そうするなかで、もし正しく観察すれば、こうした動物たちも人間と共通の脳構造の働きを見せる。このように脳を調べる新しいアプローチが出現しており、その手法はとても小さな古代の進化の成果を活用している。私たち自身の系統が始まった場所、つまり生命そのものの経糸が始まる最も深い固定部で、分岐した生命形態からその手法を借りたのだ。

次に、やはり損傷のない脳における細胞レベルの解像度の原理に着想を得て、私たちのチームが開発したテクノロジーは、ハイドロゲル組織化学である（二〇一三年当初には、CLARITYという名で記しており、それ以降、このテーマに関する多くのバリエーションが出現している）。このアプローチでは、化学的技法を使って、透明なハイドロゲル——柔らかい水性ポリマー——を細胞と組織内につくり出す。[3] この物理的変化によって、損傷のない脳の（通常は密で不透明な）構造を、光が自由に通過できる状態に変えることができる。そのおかげで次に、それを構成する細胞とそこに埋め込まれた生体分子を、高解像度で視覚化することができる。興味深い要素はすべて、三次元組織内のあるべき場所に閉じ込められている。[4] 子どものころ食べたおやつを思い出す。透明なゼリーの奥に、閉じ込められた果物のかけらが見えている。

光遺伝学とハイドロゲル組織化学に共通するテーマは、脳を傷つけることなく観察して、健康なときでも病気のときでも、システムそのものを分解することなく、機能を生み出す構成要素を研究することができる、ということだ。つねに科学的プロセスに欠かせない詳細な分析を、損傷のないシステム内で行なうことができる。こうしたテクノロジー（および多様な補足手法）から生まれる興奮は、科学界の垣根を越えて広がっており、脳の回路を理解するための国内および世界的な構想の誕生にひと役買った。[5]

このアプローチを採用し、さらに顕微鏡検査法、遺伝学、タンパク質工学など、ほかの研究分野の技術の進歩も取り入れることによって、科学界は現在、どうして細胞が脳の機能と挙動を生み出すのかについて、数多くの洞察を得ている。[6] たとえば、脳のいたるところに投射している特定の軸索連絡が確認された（タペストリーに織り込まれた経糸のように、無数の緯糸と交差している）。その連絡をとおして、新たに進化した脳の前部の細胞が、恐怖のような強い感情や報酬探索行動を支配するもっと深い古い領域に到達し、そういう感情や本能的欲求を衝動的行動に変えるような挙動を積極的に抑える。こうした発見が可能になったのは、その始点と脳を通る軌跡で定義される特定の連絡を、生きた動物が複雑な行動をとるあいだ、リアルタイムに、思考と感情のスピードで、精確にコントロールできるからだ。[7]

こうした深いところの軸索は、脳の状態を定義し、感情発現を導くのに役立つ。このように、正確に定義された身体構造レベルにもとづいて内面状態を理解することによって、私たちは過去について、つまり私たちの進化について、具体的な全体像もつかんでいる。この洞察が明らかになるのは、こうした身体構造が遺伝子の働きによって、私たちの発生初期から幼年期にかけて形成されたからであり、進化は何千世紀もかけてヒトの脳をつくり上げるなかで、この遺伝子に働きかけてきたのである。したがって私たちの内面の糸はある意味で、私たち内部の空間だけでなく、私たちが存在してきた時間をも超えて突き出ているのだ。それは人類の先史時代に根ざした遺産であり、私たちの祖先が生き延びるために必要だったものである。

この過去とのつながりは不思議ではない。これはカール・ユングが時間を超えた遠い祖先との不可思議なつながりを想起させたような、「集団的無意識の」コミュニケーションとは別物で、祖先からの身体的遺産である脳細胞構造から生まれたものだ。私たちが現在もっている(そして研究している)こうしたつながりにいくらかの個人差はあるが、その最初の形態をたまたまつくり出した存在は、よりうまく生き残って生殖する可能性が高かったわけで、結果的に、その脳構造の素因を支配する遺伝子を、現代世界の人間やほかの哺乳類に伝えてきたのだ。したがって、おそらく祖先も感じていたことを、私たちもたしかに感じている。ただの偶然ではなく、それをいつ、どう感じるかは、祖先にとってとても重要だったのである。

こうした内面状態は、彼らの生存しようとする強い意志（そしてときには幸運）によって私たちに伝えられ、そこから生み出される人間らしさには、感情や欠点がともなう。

現代の神経科学は、人間の弱さに取り組み、その苦悩を和らげることが期待できるほど有望である。私たちがあらたに発見した脳回路内の因果関係（細胞レベルで何が実際に事を起こすか）の知識によって、脳を刺激する治療法を導き出すことから、精神障害につながる遺伝子の脳回路における役割を発見すること、さらには、長く苦しみ、長く烙印を押されている患者に、とにかく希望をかき立てることまでも期待できる。このように、科学の進歩は臨床の考え方に深い知識を与えてきた。これは基礎研究の価値であり、すばらしいことだが、新しくはない。私は逆の見方もしている。臨床の仕事が同じくらい強力に、私の科学的思考を導いてくれ、精神医学がお返しに神経科学の推進を助けてきたのだ。考えてみるととても興味深い。苦しむ人間の経験とマウスや魚の脳に関する思考は、互いに情報を提供している。神経科学と精神医学は引きつけ合い、強い相互作用を起こし、深いレベルでつながっているのだ。

過去一五年にわたるこうした経緯に照らして、私が当初、精神医学と個人的つながりを感じていなかったことについて思い返すのもおもしろい。精神科病棟での初めての思いがけない遭遇——叫び、恐怖、他者の目をとおして恐ろしい現実を経験することのもろさ——には、とても深い影響を受けた。もし私があの瞬間までにすでに、たまたま無意識のうちに心の準備をして、なんらかの形で前向きにとらえるように適応していたらどうだったろう、と思うことがある。もっともなことだが、多くの人にとってはいやな出会いにすぎなかっただろう。個人的なひらめきは（科学的発見のように）思いがけない方向からやってくる可能性がある。そのため私はいま、あの瞬間に起きた軌道修正は一種の教訓だと考えている。人間について真の理解を見いだすのに、予断は禁物であり、直接個人的に接触する必要があることを教えてくれたのだ。

教訓的な側面はもうひとつある。光遺伝学の物語は、純粋科学の価値について、より広く社会的・政治的世界に教訓を与えているのだ。一世紀以上さかのぼる藻類と細菌に関する過去の研究は、私たちが光遺伝学をつくり出し、感情や心の病を見抜くのに不可欠だった。しかし、この方向性は初めから予測できたわけではない。ほかの科学分野の変容が示してきたように、科学の実践は橋渡し研究になりすぎても、疾患関連の問題に偏るようになってもいけないことを、光遺伝学の話は実証している。私たちが（たとえば特定の治療を目標とする大規模プロジェクトに公的資金をつぎ込むことによって）研究を管理しようとすればするほど、進歩が遅くなる可能性は高くなる。さらには多彩な発想によって、科学の進路が、人間の知性の方向が、ひいては人間の健康のたどる道が、真に変わるような未知の領域は日の目を見ないままだろう。医学にとって、科学にとって、私たち全員にとって、進むべき道筋を見つけ、たどっていくのに、思いがけない方向からの考えや影響は、重要なだけでなく不可欠である。

最近、あの統合失調性感情障害の患者、そう、私の内にあったものを初めて呼び覚まし、心臓をバクバクさせた人物を探し出して、かなり久しぶりではあるが、一緒にすわり、静かな親交の時間を過ごすところを想像することがある。ありそうにないことを受け入れる傾向は、統合失調症スペクトラムの中核症状にきわめて近い。だから、あの日彼がナースステーションの敷居をまたいだことが、精神医学と神経科学の進歩をそれなりに助けたかもしれないと知っても、彼はちっとも驚かないかもしれない。ほんとうのところ、いま彼と会話をしたら、彼の苦しみは深いにしても、ある角度や別の視点から見ると、彼の経糸は私たちみんなの経糸と一列に並んでいて、人間の経験という共通のタペストリーへとすっかり溶け込むことを、彼も私も確かめられるだろう。そのタペストリーでは、彼は人類そのものと同じく、病気ではないのだ。

第1章　涙の貯蔵所

——脳幹がん、大鬱病

星と星をまっすぐな線がさっと結ぶ。
夜は彼らが求める揺りかごでなく、
求める者は深海の言葉を波打たせる。
線はあまりに暗く、あまりに鋭い。

ここで心は純真になる。
月はなく、一枚の葉が銀色に光る。
体は見える体でなく、
その黒いまぶたを調べる目だ。

——ウォレス・スティーヴンズ「タラプーサの星」より

マテオが語った話は、もし短くまとめられたら、もしその心象風景を折りたたみ式のストレッチャーのように平たくして、私が見てきたほかのものの間に差し込んでいたら、私の心にしまっておかれるだけだったかもしれない。そうすることで、彼がどれくらいの時間、ひっくり返った車のなかでシートベルトにぶら下がっていたのかを認識しないですんだはずだし、すぐそばで家族が死んでしまったときの無力感を考えず、代わりに一瞬のことを、静寂のことを考えるだけですんだはずだ。

あるいは、マテオ自身を単純化して、彼の次元、彼が占める空間を減らすこともできた。私自身の心のなかで、彼の人間性を圧縮して、シンプルな平面にするのだ。そうすれば、私が見聞きしたことのある同じようなものと一緒に、彼の物語を束ねることができる。一緒に束ねられると古新聞の山のようになり、すべてが個人的特徴のないひとくくりにされて、涙の雨のなかで溶け合う。そのようにして苦悩は、一〇人でも一万人でも、人の人生を分析するときの扱いやすいひとつの対象として、要約することができる。マテオは「なぜ泣けないのかわからない」と語り始めたが、すべてが語られて束ねられると、人間世界のほかの結末のどれとも大差ない。

医学研修には、こうしたとくに衝撃的な瞬間にさらされる医師の心を守るための、正式なプロトコルはない。医師や看護師、兵士など、危機に対処する人たちはみな、人間としての極度の苦悩に囲まれて生きるために、自己防衛を学ぶようになる。防衛手段なしに耐えられないのは痛みの大きさだけではない。その絶え間なさにも耐えられない。毎年毎年、来る日も来る日も、容赦なく奈落の底へと突き落とされるのだ。

私たちの自然な衝動として、個人的喪失の状態にある人とは深く広くつながりたい、自分自身の心の内側に相手の完全かつ複雑な表情を感じようとしたい、悲劇が意味することを十分に理解したい、と思う。しかし恐ろしい苦悩という極端な状況では、共感を保つために視野を狭めることが役立つ場合もある。患者の人生という広いタペストリーの範囲内で経験するべきポイントを見つけ、糸どうしが部分的な形と色を織りなしているひとつのスポットに集中する。

全体像を見ることができても、すべてを感じることが悲劇を理解することではないと知ることは大切だ。そして、コツのいる脊柱の腰椎穿刺にせよ、あいまいな感情を引き出すための難しい精神科の面接にせよ、患者が苦しんでいるときに精密な仕事をするのに、感情の深さは助けにならない。私たちの視野は時が来れば広がるものだが、それが前触れなしに起こることもある。車での帰宅途中、あるいは子どもたちに囲まれているとき、突然むせび泣くことになる。それまで、患者の糸が描く軌跡は視界に入っていなくても、つねに近くにあるのだ。固定された始点から、あの不運と衝突の瞬間に押し寄せてきた道のりと人間関係まで、人生とその夢の全範囲を網羅している。

精神科医にとって、どの悲劇もまだ強く感じられ、長い年月にさらにどれだけ多くの人に出会うとしても、苦悩する一人ひとりが注意深く心にしまわれている——自動車事故のあとに愕然として悲しみに暮れる父親のことも、子どもの脳腫瘍診断を聞いて言葉が出ない母親のことも。だからケアが必要である。医師研修が始まったばかりの若者で、蓄積されている症例がまだ少ないとき、たったひとつの経験が内なる自分を苦しめ、打ちのめすおそれがある。そこは私たちが人間の表象を、大切な他者のきめ細かいイメージを、見て感じる部分である。そのイメージはタペストリーのように、いちばん奥の炉火に照らされた広間に、自己の隠された空間に、慎重に配置されている。私たちが城なら、そこは天守閣のなかだ。

私はもっときちんと準備しておくべきだったが、天守閣が弱点だとは誰も教えてくれなかった。（診断のために救急外来に呼び出された当直の精神科シニアレジデント［訳注／レジデントは専門分野の高度な訓練を受ける研修医］として）マテオに会うまで長年、自分自身の共感によってひどく傷つくことはなかった。前にそういう経験をしたのは、未熟な若い医学生だったときだ。しかし、あのころはすべてがちがっていた――私の気持ちはおもに医学部についての気持ちだけで、気持ちについての気持ちはなく、のちに感じたものより無難だった。そして医学生として、私はもっと傷つきやすかった。医学部で十分に成長し、外の世界ではシングルファーザーとして子どもを育てていたが、まだ治療法を指示することも薬を処方することもできず、専門分野の言葉を学んでいる途中だった。

初めてひどく深く傷ついたあの夜は、マテオに会う何年も前で、私は医学生として小児病院の小児科にいた。それほど忙しくない当直の夜だ。その晩の最初の仕事は、囊胞性線維症患者の入院手続きと家族の病歴の聞き取りだった。患者は三歳の双子で、ふたりとも呼吸困難で運ばれていた。

その家族は、言ってみれば病院ではおなじみだった。過去に何度も入院歴があり、両親は手続きのプロだ。私が質問を始めたとたんに答えだすほどであり、離婚手続きのさなかでもあった。

彼らは双子の誕生と同時に、自分たちの結婚に隠されていた綻《ほころ》びのようなものに気づいていた。たいがいの嚢胞性線維症の家族は、両親自身に症状はないが、それぞれが変異遺伝子のコピーをもっている。哺乳類はほぼすべての遺伝子のコピーを二個もっているので、ひとつの遺伝子が損傷していても害はなく、もうひとつのコピーのおかげで健康な生活を送ることができる。

嚢胞性線維症では、母親と父親は保因者でも健康であり、通常、自分たちが苦労の種をもっていることを、子どもがもっとはるかに重い、両方損傷した遺伝子のコピーという重荷を背負って生まれてきてはじめて知る。計算は単純だ。私はその夜、比較的若いその両親が、離婚して、それぞれが保因者でない人を探して再婚し、もっと健康な家族をつくろうという、一見シンプルで現実的な決断にともに達していたことを知った。しかしさしあたって、この集団遺伝現象の無作為の力に抵抗を始める前に、私は泣き叫ぶ病気の双子の粘液が起こしている暴動に対処しなくてはならず、さらに辛抱強く事実の目録をつくり、騒ぎに負けずに彼らの病歴を収集し、入院手続きも終えなくてはならなかった。

真夜中にようやく静けさがもどったとき、ほかの病院から夜間の緊急転院患者があるという情報が入った。脳幹症候のある四歳の少女、アンディだ。

私はこの事態と続いて起こったことを、何年も引きずることになる。深くえぐられた傷は、おそらく自分が思っているより深くて、貫通していたかもしれない。私はアンディが入院するのを手伝った。髪を高い位置でポニーテールにした彼女はチャーミングで、何だかぼんやりしていて、病室のベッドの上でひざまずき、周囲に自分の人形を並べていた。彼女の眼はやや斜視で、片方が少し内側を向いている。その日の夕方、彼女とキャッチボールをしたときには、家族はほとんど気にしなかった。普段より遅くまで外にいるという特別なスリルにかき消されそうな、ささいなことだったのだ。たそがれどきの、ちょっとした複視にすぎなかったが、そのあと家族は少し心配になった。

私はその症例のために集まった数人のなかでいちばん下っ端だったが、すぐに、自分が深くはまり込んでいることに気づいた。みんなが入院病棟のチームルームに、すし詰めになっていた。ミーティングが始まったとき、私は壁に寄りかかっていたが、その後すぐに、腰を下ろすことはおろか、しびれた脚から反対の脚に体重を移すことさえ、考えることができなくなった。目の前の光景が強く心情に訴えかけたからだ。夜明け近くまで、私はその場で固まっていた。

両親は一枚の灰色の四角いフィルムを持参していた。脳幹スキャン画像だ。両親の手に握られたその憎むべきフィルムは、谷あいの病院から来るためのチケットだった。彼らはそのスキャン画像を、窓のないチームルームに運んできた。それがいま、ライトボックスに挟み込まれている。裏から照らし出された灰色のレクイエムだ。まだ流れていない涙で目を赤くしたアンディの両親は、私の向かい側にいたが、まるで別の空間にいるみたいで、混み合った部屋のなかで孤立しているように見える。当直の小児神経腫瘍科の担当医が私のすぐ左にいて、腰を下ろし、身を乗り出していた。遅い時間にもかかわらず、彼はポケベルで呼び出された。手術をするためでも、臨床判断をするためでもなく――その夜、すべきことはなかった――診察とフィルムの読み取りから出た結論を、家族に説明するためだ。

その夜、言葉が神経科医にとって唯一のツールだった。彼は何時間も身を乗り出し、一度も背中の力を抜くことなく、私にもチームの誰にも目をやらず、混み合った部屋のなかでふたりに、母親と父親に、ふたりだけに、夜通し言葉をかけるだけだった。

私たちには複視の原因が理解できていた。スキャン画像に結果が写っている。彼女の脳橋に影があったのだ。

頭蓋底の脳幹には、脳橋と呼ばれる細胞と繊維の隆起がある。密度が高く、生命にかかわる部位であり、上の脳内にある人間に必要なものすべてを、頭蓋骨から下に伸びる脊髄および神経とつなげている。脳橋内を通っている線維の道に途絶が生じると、医師にはＣＴスキャンやＭＲＩがなくてもわかる。医用画像はなくても、人間画像だけでいい。人間の眼をのぞき込むだけだ。

アンディの眼は斜視で、片眼だけが内側を、つまり正中線の方向を向いていた。左の眼球の側面についている小さな筋肉（外側直筋と呼ばれ、視線を横方向に動かして、たとえば投げられる野球ボールを追いかける役目を果たす）が機能していなかったからだ。その微細な筋肉が、もはや脳からの指令を受信していない。そのコミュニケーションに特化した伝送路、その神経が、沈黙してしまった。

（頭蓋骨から出ている一二本のうちの）第六脳神経は外転神経と呼ばれ、（曲がりくねったり枝分かれしたり交差したりしているほかの脳神経にくらべて）珍しくまっすぐに伸びているので、まだ知識の浅い医学生に気に入られる。眼を外転させるというひとつの働きをするのが外側直筋であり、そのひとつの筋肉を助ける一本の神経が外転神経である。外転神経は脳幹の片側に全体が収まっていて、その糸は脳橋の中心部を通って、唯一の務めを果たしている。

しかしあの夜、外転神経は別の役割を果たしていた。脳幹に生じている異常を報告し、何かがうまくいっていないことについて語っていた。そして診断を裏づけるフィルム上に、脳橋を横切る影、暗がりが見てとれる。脳橋の片側で神経の糸が途絶していて、そのため両眼が一緒に回ることができず、共通の目的に向かって連携しなくなっていた。

私たちのような霊長類では、この両眼の協調がうまく働いて、両眼がともに世界と向き合えば、それはすばらしいことである。両眼とも脳から、だんだん暗くなっていく冷気のなかで、パパが投げるボールを追えという指示を受ける。しかし二つの眼は、形や角度がほんの少しちがっていて、互いにつながっているわけではない。二つが一緒に動くには、つまり同じ光景がダブって見える複視が生じないためには、さまざまなことが完璧に同調しなくてはならない。

この難題は、設計《デザイン》を必要とする考え方として、とくに生物工学者を喜ばせる。生物学においてそのような同調性と対称性が実現すれば、信頼と真相と健康につながるかもしれない。ふたつのセンサー、ふたつの眼は、ぎりぎりのタイミングでともにバランスを保っている。生物のシステムにはつねに──ノイズ、変則、混乱による──コミュニケーション不全があって、うそが役立つことさえある。そのため、どのシステムもチェックと較正のためにフィードバックを必要とする。物心がつく前の幼年期、複視はその送り返される誤信号としての役目を果たす。そして脳がその誤りを訂正し、ダブりが消えて世界がひとつに見えるまで、脳神経を通って眼の筋肉まで伝えられる指示を調整し、慎重にそろえて同調させる。

それで世界は一体となるが、誤信号がもどってくる場合がある。それがその夜、その少女に起こったことである。正しく調整されず、この一対の組織のどちらかがほんの少しずれると、侵入者が明らかになり、病気がわかる。影が広がるにつれ、脳橋を通る神経線維がどんどん破壊される。ここにほかの脳神経はありえず、それは一二本のうちの六番目、外転神経であり、この脳幹がんが生じるのは、つねに第六脳神経である。それは警戒中のまっすぐな境界線であり、侵入者の最初のかすかなひづめの音を確実に報告する。

担当医はその夜、慎重に確かな予後を語らなかった。ただし私は授業や回診で十分注意を払っていたので、死の行進が始まったことがわかった。これはびまん性内在脳橋グリオーマ（DIPG）であり、彼女の余命は六〜九カ月だろう。両親はそのことを察していたが理解してはいなかったし、数字を知るよしもなかったが、新たな現実が展開したとき、つまり神経への侵入者が内部世界のいたるところにこっそり入り込んだときの、破綻を感じていた。あらゆる思考、そして呼吸の感覚や生きているという感覚まで、あらゆる感覚が巻き込まれる。両親の言葉は無表情で、押し殺したようで、喉から鈍く引きずり出されていた。

もっとずっと悪い事態を、そのとき両親にはうすうす感じることさえできなかったことを、私は知っていた。どんな死が訪れるかを私は知っていたのだ。数カ月のうちにアンディは話せなくなり、動けなくなる。両眼を見開いたまま麻痺状態になるが、その夜と同じくらい頭は回転し、理解力は鋭い。脳橋が落ち、そのすべてが崩れると、閉じ込め症候群が生じる――まさに悪夢の状態だ。

あれよあれよという間に、事態が一変してしまった。平日の夜、幼い娘の複視を診てもらうために地元の医者に行っただけだった。私自身の長男も四歳のアンディとほぼ同じ年齢だったが、その事実を心のなかでちょっとでも考えるのがつらかった。その夜、その考えが押し寄せてくるたびに恐ろしくて、内面のほかのプロセスによってそれを遮断した。重い門扉を音を立てて閉ざす感じだ。当時の私でさえ気づいていたように、見るな、かかわるな、というあらっぽい未熟な防衛だったが、当面の間は効果があった。

それから数日後、新たな苦悩の存在がわかった。閉めた門を少しだけ、わずかな光を通せるくらい、アンディと私の息子のつながりがわかるくらい――そうして、いまのところ私にはあまり想像できないほどの両親の悲しみを垣間見られるくらい――開けておくことができたとき、怒りの涙が出てきた。病気の存在に対する無意味な怒り、ＤＩＰＧが私たちの世界の一部であることへの憤怒だ。この悪意を打ち負かせる望みがなくてはならない。アンディに希望がなくてはならない。

ひどく落ち込んでいたとき、思いがけないことが私の心に浮かんだ。この少女によって種が蒔かれ、この怒りによって助長された考えである。こんなふうに生きられる人もいるが、私には無理だ。私に医療は続けられない。一生こんなことはできない。静寂の安息所に、つまり研究室に、自分がよく知っている科学の港に、少女が死ぬことのない場所に、撤退しようと私は自分に言い聞かせた。

それでも時間とともに、この深い悲しみと怒りと偽りの希望と撤退の嵐が、エネルギーを使い果たした。新しい経験が思考と感情の前面に打ち寄せた。私は立ち直った――が、その方法は相変わらず未熟で、感染症を封じ込めるために膿瘍ができるように、苦悩の周囲に少しずつ壁を築いたのだ。時がたつにつれて、私は望むことをやめた。世界には私の望み以上のものが必要だと考えるしかない。

アンディのためにできることはなかった。ＤＩＰＧに対して、脳橋内の命と呼吸と動きをつかさどる神経線維とその周辺に無事にたどり着く外科的処置はなく、化学療法や放射線療法には持続力がない。空想上の脳幹の暗闇に覆われ、頭蓋骨と皮膚の下でこっそりと、もっと言えばまだ彼女の脳を支えている薄い膜の下で、起こってしまったことから彼女を守ることは、彼女の両親と同様、私にもできなかった。その膜は軟膜《パイアメイタ》と呼ばれる。語源は「愛情深い母親」だ。

希望をもつことをやめたとき、私の涙はとまった。私は外に目を向け、私たちの生命を構成する地味な細部に焦点を合わせた。小児科でのローテーションを終えて、アンディとは二度と会わなかった。耐えられないことだったが耐えたのであり、彼女の最期はわかっているが見てはいない。そして彼女はいまも私の心のなかにいる。

いまもなお、あのときの気持ちは私のほぼあらゆる部分に作用するが、いまでは涙は出る前に止まる。その心の状態はつねにあって、いつそこにもどってもおかしくないが、その感情は前より穏やかで、複雑だ。世界は変わり、私も変わった。私の奥深くにほかの人たちの表象がもっとたくさんあって、アンディとつながり、彼女を支えている。

こうした記憶にはいま、科学の進歩や光遺伝学手法の開発も織り込まれている。光遺伝学のおかげで私は脳の働きをのぞき、感情の内部状態が細胞レベルでどう構築されているのかを探り、その構成要素がどうして重要かを分析することができる。この手法は、ある生物の設計の一部を別の生物で再現することによって機能するのだが、再現される生物のなかでその新しい要素が持続し、全身に組み込まれるようにする。その要素、つまり遺伝子は、深い理解や新しい経験がそうするように、新しい行動規範を示すことによって、宿主の活動に影響を与える。

生物学では、ある生物が境界を越えて別の生物に入ることは珍しくない。自然にそうなることもあれば、計画的な場合もある。境界を越えるのは単一細胞の可能性もある。単一細胞は薄い脂質の覆いのなかに、DNA、遺伝プログラム、生きている酸など、生命の普遍的要素を抱えていて、その壊れやすい救命ボートで境界を軽々と越える。これは地球上の生命の話であり、四方八方で起こる。とくに距離が遠くて障壁が手ごわい場合、それは境界のどちらの側にとっても絶好のチャンスだ。

地球上のあらゆる動植物、ひいてはあらゆる人間が生きているのは、そのような異界からの旅人である、古細菌と呼ばれる古代の微生物のおかげだ。二〇億年以上前、この旅人が私たちの祖先の細胞に入ってきて、そこに住みついたとき、エネルギーのために酸素を使うという不思議なスキルをもち込んだ。[1] 旅人は、略奪し破壊しようと、防壁を破って入ってきた侵入者だったのか？　それとも、私たち自身の遺伝的祖先のほうが侵略者であり、小さくて、自由生活性で、エネルギーに満ちた、酸素を燃やす生物を、見つけ出し、吸収し、のみ込んだのか？

結局、問題は構造間の関係であって意図ではない。重要なのは、実在物が境界を越えたことである。移住はどちらにとってもリスクが高いが、大きいほうの生物が小さいほうから学び、それを破壊するのではなく保持するとき、危険な越境が新種の存在を生み出す可能性がある。私たちの系統の場合、生きるために必要不可欠なものがもたらされた。

二種類の生命が突然、共生するようになると、できるなら共進化し、互いに相手の限界と異質な部分に順応しなくてはならなかった。同居生活がすぐに破局を迎えないかぎり、取捨選択する時間は十分にあって、何億年もの時間をかけ、ダーウィンの選択ルールにしたがって、新しい複合生物が進化してきたのである。そのルールは、生命そのものを生み出し、吸収された微生物や合体したパートナーそれぞれが、まず単独で生まれることを可能にしたのと同じルールだ。

のみ込まれたほうの文化が維持されることもある。小さな酸素燃焼生物は、私たちのミトコンドリアになった。各細胞のエネルギー工場だ。起源がとても古いので、異なる方言のＤＮＡコードを使っていて、何十億年にわたって私たちと共生するあいだ、内輪では母語を使い続けている。その一方で、生存という共通の目標のために、この微生物はほかの数え切れない点で私たちの文化に適応した。そして私たちも適応し、相手が私たちを必要とするのと同じくらい、相手を必要としている。いまや酸素燃焼生物は私たちの一部になっていて、両者が離れることは二度とない。

微生物から動物へ、微生物から植物へ、こうしたごく小さな移住は、地球規模で大きな影響を与える。太陽から植物へ、そして動物へと、地球上のエネルギーの流れ全体を変え、ひいては地球の景観を変える可能性もある。こうした移住は何度も起こり、その一部が存続している。成功率はきわめて低いが、宇宙には取り組む時間が何十億年とあった。そしてその膨大な時間をかければ、低い確率が確実なことになる。

しかしこの一五年で、光遺伝学を使う人間の手によって近道をして、微生物のＤＮＡがまたもや動物の細胞に入り込んだ。[2] その微生物の遺伝子が標的とするのは、私たちの体ではなく、実験室の動物の細胞である。そして越境は偶然の出合いから起こるのではなく、研究者によって導かれる。研究者はこの情報転送を加速させて、遺伝空間と概念空間を広げ、生命の系統樹の枝を橋渡しする。

今日、脳のすばらしい働きが細胞内の電気活動のパルスからどうやって生じるのかを知るため、脳細胞をごく精密に制御しようと試みる際に、私たちは進化のランダムな手には頼らない。一〇億年も待つのはごめんなので、別の——いまだに自然界の微生物のなかに存続している——古代のＤＮＡデータストリームから、特定の遺伝子を哺乳類のニューロンに直接挿入するのだ。その目的は、この異なる部類の微生物が開発した独特の秘術を活用すること。光を細胞表面の膜を貫通して流れるイオン電流に変換できる（微生物オプシンと呼ばれる）特殊な遺伝子によって、酸素ではなく光をエネルギーと情報にするのだ。そして荷電粒子の動きであるイオン流動は、期せずして、ニューロンの活性化と不活性化を知らせる自然の信号である。

ほとんどのニューロンは通常、このように光には反応しないが、そうするために必要なのは、たったひとつの異質な遺伝子、微生物オプシンだけであることが判明している。そして実験主義の人間が提供したいくつかの要素、具体的には、オプシンを特定の種類の細胞に挿入し（その細胞だけが光に反応し、ほかはすべて変化しないようにして）テストするための遺伝学的ツールと、レーザー光を（光ファイバーまたはホログラムによって特定の細胞構造だけに）送り込むための特殊な光誘導手法を加えて、光遺伝学はできあがった。

このようにして、生きるという複雑なタスクを実行している動物に、光を遠くから送り込むことによって、ニューロン内に電気活動を直接引き起こすことができる。指揮者がオーケストラから音楽を引き出すのと同じだ。感覚、認知、行動という脳の機能が音楽だとしたら、脳細胞は幅一〇万分の一ミリの音楽家であり、哺乳類では数百万から数十億を数える。光遺伝学とは光を使って神経回路の活動を指揮し、自然界の音楽を引き出すことであり、動物はそのねらいどおりに演奏し、脳内の個々の細胞と細胞タイプから、構造と機能が一緒に現われる。

光遺伝学が、私のふたりの患者——幼い少女アンディと若い男性マテオ——を引き合わせた。短三和音のうちの二音のように、私に助けを求めてきたふたりの人間をつないだのだ。どちらも病気によって、ほぼ同じ小さなスポットで異なる自然な内面の調和を壊されていた。そのスポットは、哺乳類の脳の最も古い領域内の深いところにある。

「なぜ今晩、ぼくはここにいるかって？」とマテオは言った。そして眼鏡をはずし、ストレッチャーの上に慎重に置いた。「なぜ泣けないかがわからないからです」

膝のうえで開かれている手に目を留め、左右の手のひらを交互にじっくり見る。それが空《から》であることに戸惑っているように見える。そのあと彼の目が再び私の目を見上げると、彼の物語が重力によって、おとなしく、ゆっくり流れ出してきた。

彼は救急外来に運ばれてきていた。付き添ってきた三人の兄弟は、廊下の先の小さな待合室でうろうろしている。部屋に入ったときの第一印象では、彼は子どものように見えた。二六歳だったが、なんだかもっと若く見える。肌はなめらかで、濃茶色の眼を黒縁の分厚い眼鏡が囲っていて、ひとりで八号室にすわっていた。バックパックをなくしたか、宿題のことを心配しているかのようだ。それでも、その印象はほんの一瞬で消えた。

彼の話によると、八週間前、一年前に結婚した妻——身重の新妻——が、自動車事故で亡くなったという。ある夜遅く、暗い田舎の高速道路を走っているとき、彼女は彼の横から奪われてしまった。海辺の小さなホテルで週末の短い休暇を過ごして帰る途中、白いバンが行く手を横切った。

マテオのブレーキは間に合わず、バンの姿が大きくなり、死が迫ってくる。最後の瞬間、彼は哺乳類としてできるかぎり闘った。懸命に左に急ハンドルを切ると、小さな車ははじかれて中央分離帯に突っ込んだ。そこには、この瞬間を五〇年間、静かにかがんで待っていた小さな木があった。彼らは一時間、逆さまにつり下がっていた。マテオはそのまま妻の傷ついた体の横で身動きできず、若い家族は静かにシートベルトにぶら下がり、彼女のおなかにいた幼い命も、彼女と一緒にだんだん冷たくなっていく。彼女の柔らかいおなかは安全ではなかった。

いま彼は壁を見つめている。その腕に抱かれる赤ん坊はいない。二カ月たっても、彼の心には理屈抜きの恐怖がある。だが、涙が出ないのに激しい孤立感も覚える。「なぜ泣けないのかわからない」。それから一時間にわたり、彼の話に合わせながら私はさらに質問して、彼の人生、彼の職業、そしてバルセロナからの移住を知った。彼は建築士で、チェスの愛好家だった。結婚式の日、花嫁が屋外庭園で小道を歩いてくるのを見て泣いた。そしてすぐあとにも再び泣いた――彼女が妊娠したと知って。

ここにいるのは、その内面の自己を、その感情を、世界へとはっきり示していた男性だ。ところがいまでは彼の次元は縮小してしまっている。言葉遣いも単調で彩りに欠ける。彼はうち捨てられ、切り離され、一方向だけを見ているようだ。計画について尋ねても、何もない。彼はほんの数分先も見ることができない。未来は見えず、ありえず、のっぺりした白い壁だ。

その未来は空白でも、マテオはいまだに複雑な過去に苦しんでいた。特別な糸が彼につきまとっているのだ。彼の脳はグルグル回り、激しく揺れ動き、何年も前の一瞬に焦点を合わせる。それは、知能の高い哺乳類であるアライグマを轢き殺したときのことだ。やはり場所は高速道路だった。ひとりで早朝の薄明かりのなか、インターステート二八〇号線を疾走していると、アライグマがその追い越し車線にじっとしていて、こちらを見返していた。彼はそのとき、そのスピードで急ハンドルを切るリスクを頭に入れ、自分の計算、自分のコンピューターを信じて、進路を変えなかった。みんなのために、そのまま走り抜けた。とくに、重大な決断を下すのは自分であり、奪われるのは自分の命だったからだ。衝撃は一瞬だけ、ドン。アライグマの家族は巣でやさしさと食べものを待っていたが、それは永遠に届かない。車は走り続け、走り抜け、マテオを——マテオだけを——家に連れ帰った。

彼は真剣に、起きたことを理解しようとした。自分の以前の行動のどれだけが、あとに影響したのだろう？　自分の人生の動きを何度も再現した。前にしなかったから、前に別の命を救おうとしなかったから、妻と一緒のときに急ハンドルを切らずにはいられなかったのか？　彼の頭は、ばらばらの過去の決断でいっぱいになり、動きとつながりと関連性を詳しく分析する。だが、いまやどんなに反芻《はんすう》しても解決はできない。盤上に残されたのは自分ひとりだけ。手詰まりで役に立たない孤独なキングだ。彼は地面をバンバン叩きたかった。なぜ自分がまだここにいるのか知りたいと、神に訊きたかった。「なぜ泣けないのかわからない」

妻を奪われた新婚の夫が予想外に涙を流さず、若い医学生が予想外に涙を流す。ほかにも涙に驚かされる機会はたくさんある。この複雑さと主観性は科学の域を超えているように思えるかもしれない。こうした謎の理解に取り組むために、科学者はまず、まとめる方法、単純化する方法を探すだろう——主観を切り離し、測定できるもののみを残す考え方を見つけようとする。それでも、この場合の全体と本質は主観性であるように思える。

　そんな難しい問題だからといって、解明しようとする試みが終わるわけではない。現在、確立されている研究分野のほとんどが、黎明期には、科学としてのテーマや基準にすぐには受け入れられなかった。新しいアイデアはだいたいしばらくのあいだ、はずれのほうに追いやられるが、興味深いものが着実に測定できるかぎり、やがては認められる科学論文へと発展する。たとえば、科学におけるこうした変遷のなかでも最近とくに注目されているのが、現在、私たちの種ホモ・サピエンスが、先史時代のヒト亜科で、何万年も前にユーラシア大陸でホモ・サピエンスと共存していたネアンデルタール人と、交配していたことが確実になってきたことだ。ほんの二、三〇年前には、憶測と現実離れしたフィクションのテーマだったこの説が、最近、疑う余地のない事実として不動のものとなった。ネアンデルタール人との異種交配があっただけでなく、現生ユーラシア人のゲノムのどれだけが、この交配によって生じたかも正確にわかっている。約二パーセントだ。[3] このようにフィクションが科学に変わったのは、新種の測定法——というか古遺伝学と呼ばれる新しい分野——が誕生したおかげだった。それは（化石骨からＤＮＡ塩基配列を決定する）テクノロジーと（いくつかの先駆的な現代遺伝学研究室での研究に具体化された）人間の好奇心が融合して生まれたものだ。

　私たちが何ものなのか、そして私たちの起源の特質は何かという疑問は、その二パーセントが測定された現在のほうが、うまく提起される。しかし、ヒト亜科間の交配と四万年前の絶滅という、アフリカ大陸とユーラシア大陸の大釜で渦巻くドラマと悲劇について、詳しく研究されていない分野もたくさんある（DNA塩基配列決定法によってわかることもあるが）。最後のネアンデルタール人が独りきり、イベリア半島の海岸近くの最後のとりでで、秘密の洞窟のじめじめした空気のなか、最後の息を弱々しく、音もなく吐いてから、わずか一四〇〇世代しかたっていない。[4]

そしてこの測定値が出たとはいえ、逆説的ではあるが、疑問と答えを組み合わせても二パーセントという数字を見つける程度では、人類がこれまで歩いてきた長い道のりの謎は小さくなっていかない。科学的知識が人間の想像の範囲を広げるので、空想は自然界の基盤に蓄えられた深い理解から飛び立ち、さらに遠くに達することができる。そしてこの同じ軌道で、最近自然科学の域に達したものがある——怒りや希望や心の痛みのような、内面状態である。そうした状態は、以前は自分自身の経験でしかわからなかった。嵐や夜明けや忍び寄る夕暮れといった光あるいは天気のように、不意に勝手に現われるからだ。

科学的プロセスはほぼつねに測定から始まる。そして内面の状態は、主観的に経験されるにしても、測定できる兆候もありうる。そうした兆候は、光遺伝学の実験が示しているように、軸索の経路から生じる物理的な形を取る可能性がある。軸索は哺乳類の脳という三次元タペストリーをつくり上げる糸である。そして不安という感情の糸を探ることは、この種の科学的進歩にとって初期の例だった。

不安は複雑な状態だが、自己観察でわかる特徴がいくつかある。身体機能の変化（心拍が上昇し、呼吸が速く短くなる）、行為の変化（心配してびくびくし、差し迫る脅威がなくてもリスクの高い状況を避ける）、そして最後に、主観的に否定したり嫌悪したりする精神状態（いわゆる、いやな気分）。

これほどまったく別々に現われる特徴は、それぞれ異なる脳内の細胞によって生成されるはずだ。光遺伝学は（ほかの手法とともに）、ほとんどの人がよく知っているこの複雑な状態が、どうしてさまざまな細胞と脳全体におよぶその結合によって、組み立てられたり分解されたりしうるのかを解明している。こうした不安の構成要素それぞれにとって原因となりうるさまざまな軸索の糸を、光遺伝学は別々に発見し、利用し、制御している。具体的に説明しよう。

脳の深いところのスポットを想像してほしい。ひとつの固定点で、そこからたくさんの糸が放射状に広がっていて、織機のビームからビームへと糸が張られているかのようだ。それぞれの糸は、脳のあちこちの異なる標的位置と連絡するよう伸びている。（軸索の形で）出て行く神経連絡が、ひとつの不安制御領域、つまり扁桃体と呼ばれる深部脳構造――もっと正確には、分界条床核《ぶんかいじょうしょうかく》（ＢＮＳＴ）と呼ばれる扁桃体の延長――から前進する様子は、だいたいこんな感じだ[5]。

これらの糸は、不安のあらゆる要素をつくるのに必要な細胞を見つけるために、伸び、もぐり込み、深く進む。そのうちの一本は脳橋、アンディの影があった場所にも行く。

からみ合う複雑な脳のまっただなかで、どうすればこのことが、つまりこうした糸がとくに実際に重要であると、わかるのだろう？　ここで、微生物からの遺伝子を導入することで、糸それぞれに新しい筋道を与えることができる。頭蓋骨の下の静かな暗闇のなかへと、異なる生きものから新しい行動規範を送り届ける。光に反応することをひとつの連絡に教え、次に別の連絡に、さらにまた別の連絡に教えていくのだ。

私たちは単細胞緑藻類から、たったひとつの微生物遺伝子を借りる。この遺伝子は、光活性化タンパク質をつくれと指示するＤＮＡだ。このタンパク質はチャネルロドプシンと呼ばれ、正電荷をもつイオンを細胞に導入する（これはニューロンにとっての活性化刺激であり、ニューロンを発火させ、その信号を広める）。私たちはこの遺伝子を、マウスのＢＮＳＴに送り込む。ＤＮＡを哺乳類のニューロンにもち込む能力で選んだウイルス経由で、こっそりもち込むのだ。そうしてうっかり遺伝子を受け取ったＢＮＳＴ内の細胞は、指示されたとおり、藻類のチャネルロドプシン・タンパク質を生成し始める——ＤＮＡの青写真、つまり地球上の生命に普遍的な遺伝子スクリプトで書かれた、組み立てマニュアルに忠実にしたがって。

この時点で、明るい青い光で照らされれば、ＢＮＳＴ細胞それぞれは、活動電位を発火する、つまりニューロンの電気活動の信号がスパイクをつくる（そして光は、正しく配置された髪の毛ほどの細い光ファイバーを使って、容易に送ることができるので、そのファイバーで送られたレーザー光がＢＮＳＴを照らす）。これは、私たちの手助けで藻類が動物に教えた、まったく新しい能力、新しい言語である。しかしこの不安の実験では、まだ光をもち込まない。待っていれば、さらに豊かな言語が出現する。

数週間かけて、(黄色蛍光タンパク質と結びつけて、生成される場所を確認し、その位置を追えるようにした)チャネルロドプシン・タンパク質は、BNST内の細胞だけでなく、その糸、つまり軸索をも満たす。結局は軸索も各細胞の一部なのだ。BNST内の各ニューロンは、自身の外への軸索連絡とともに構築され、細胞ごとに脳の異なる部位にその糸を送る。数週間後には、チャネルロドプシン結合の蛍光タンパク質の黄色い筋はBNSTから太陽光線のように放射状に広がり、暗い秘密の内部を横切って、BNSTという不安中枢からのメッセージを聞く必要のある、あらゆる脳領域へと伸びている。

これで新しい可能性が明確になる。光ファイバーはBNST内ではなく、周囲の領域に――というか、脳全体のさまざまなBNSTの標的領域それぞれに――配置することもできる。そのような光ファイバーで送られるレーザー光を用いて、そのあときわめて特殊なことができる。[6] 黄色い糸がたどり着く標的領域――たとえば脳橋――で、光に反応するのは、BNSTからその領域へと伸びる軸索セットだけである。そのため、(この例では脳幹の深くて暗い基部の脳橋に)届けられた光は、脳内のある種類の細胞、すなわちBNST内にあって脳橋に軸索連絡をする細胞だけを、直接活性化する。固定部と標的によってはっきり定められ、織り合わされたすべての繊維のなかから選び出される、タペストリーのたった一種類の糸を、こうして直接光によって制御できる。

これをマウスで行なって、BNSTから脳橋へ――アンディで問題だった外転神経の基地であり、呼吸に関与する傍小脳脚核と呼ばれる小区域の本部へ――の連絡が活性化されると、呼吸数の変化が制御されることがわかったが、それ以外に私たちに見える影響はなかった。この経路を光遺伝学で刺激すると、不安の変化で見られるように呼吸数に影響が見られたが、興味深いことに、不安のほかの特徴にはまったく影響せず、たとえば、マウスのリスク回避に変化はなかった。

代わりに、リスク回避は異なる糸によって制御されていた。BNSTから、外側視床下部と呼ばれる（脳橋のように深くない）別の構造への連絡だ。光遺伝学を使ってこの経路の細胞を活性化すると、攻撃を受けやすい環境（広々としたエリアのど真ん中で、捕食者に弱いマウスにとって最もリスクの高い場所）を、どれだけマウスが避けるかが変わったが、ほかは何も変わらなかった（たとえば呼吸数には変化が見られなかった）。したがって不安の第二の特徴は、別の細胞タイプによってきっちり区別され、定義されるのだ。内面状態の要素によって、割り当てられる身体内の連絡経路が異なることがわかってくる。

不安状態の第三の特徴、いやな気分についてはどうだろう？　私たちはこれを「負の行動価」と呼ぶ。その逆は正の行動価（不安からの突然の解放のような良い気分であり、負の要素がないだけではなく、それをはるかに超える感覚）である。一見したところ、この要素は評価が難しく思える。言葉を使えないマウスではなおさらだ。それにたぶん人間でも、言葉は不正確で完全には信用できないので、難しいだろう。しかしそれでも、そのような精神状態にも――どんなに主観的でも、たとえマウスが経験するものにしても――外から測定できるものがあるかもしれない。

「場所嗜好性」と呼ばれる実験検証では、似ていてつながっている二つの仕切り空間を、動物が自由に探索できる。人間が新しい家で、そっくりな二室の続き部屋を、思いのままに調べられるようなものだ。人がそのような状況で、片方の部屋に偶然入るたびにすぐ、強烈で激しい肯定的な気持ちになり（激しいキスがもたらす感情のほとばしりのようで、キスそのものがなくてもどういうわけか感じる）、その部屋から出るとすぐにその気持ちが終わったとする。想像してほしい。その人は一方の部屋で可能なかぎりの時間を過ごすことを、どれだけさっさと選ぶことだろう。そういう気持ちによる部屋の選択という、たったひとつの測定可能なものが、外から見えない精神状態について観察者に報告する。もちろん、観察者はどんな気分なのかについて正確に結論を下すことはできず、正の行動価があるのだとしか言えないが、一連の追加テストでこの解釈は裏づけられる。負の行動価も扱いやすい。引き起こされた気持ちがその方向（おそらく家族を突然失ったときと同じ意味で後ろ向き）であるなら、嗜好と同じく回避も測定可能なものになる。

　この方法により、動物で行動価を探ることができる。脳のあちこちの具体的な細胞と連絡の活動がおよぼす影響を瞬時にテストする手段を、光遺伝学は提供する。マウス版の場所嗜好性実験において、マウスは活動領域内のふたつの似たような仕切り空間を、まずは光遺伝学の介入なしに、思いのままに探索できる。[7] 次にレーザーがもち込まれ、細い光ファイバーによって光が脳に自動的に、ただしマウスがふたつの同じような空間のうちの一方（たとえば左側の空間）にいるときだけに、送り届けられるようにセットされる。そのときの光遺伝学の標的（そのマウス内で光に反応するようにされた特定のニューロンの糸）が行なう活動に、嫌悪や否定的な性質があれば、マウスはすぐに左側の空間を避けるようになる。マウスはネガティブな経験を連想させる場所で過ごしたくないように思われる。私たちだってそうだろう。逆に、内面でポジティブな連想が起これば、マウスは光と結びつく空間で長い時間を過ごす――場所嗜好性を示すのだ。

脳の奥深くで、ＢＮＳＴから蛇行して出ているどの糸が、不安に関連する――おそらく私たち自身の内面の主観的な感情に対応して、正または負の行動価をもつ――この重要な特徴を支配するのか？　意外にも、前述の連絡のどちらも、つまりＢＮＳＴから脳橋への連絡も、外側視床下部への連絡も、この行為を支配していない。代わりにこの仕事を扱うのは、第三の投射、ＢＮＳＴから別の深いスポットへの投射である。そのスポットとは、ほぼ脳橋だが厳密にはそうでない腹側被蓋領域（ＶＴＡ）であり、そこにはドーパミンと呼ばれる小さな化学的神経伝達物質を放出するニューロンが存在する。この細胞集団は、独自の多様な役割と活動を網羅しているが、全体として報酬や動機づけと密につながっている。

ほかのふたつの投射、つまり脳橋と外側視床下部への投射の活動は、マウスにとってまったく重要ではないようだ。呼吸とリスク回避に影響する刺激はともなうが、少なくとも場所嗜好性テストで報告できる範囲内では、ポジティブな関連もネガティブな関連もない。さらに印象的なのは、第三のＶＴＡへの糸が、マウスでは場所嗜好性の仕事をしながら（したがって人では主観性をつかさどるのだろうが）、呼吸数とリスク回避というほかの特徴には影響をおよぼさないことだ。したがって複雑な内面状態は、脳のあちこちに投射されている別々の物理的連絡（始点と標的で決まる糸の束）によってアクセスできる、独立した特徴に分解することができるのだ。[8]

のちにこの同じアプローチが、不安の研究にかぎらず、哺乳類の行動一般に応用できることがわかった。哺乳類はこまごまと子どもの世話をするが、そうした子育ての複雑なプロセスでさえ、すぐに構成要素に分解され、脳全体のさまざまな投射にマッピングされた。[9] この発見はその五年後、同じ遺伝学的ツールと投射に的を絞ったアプローチを使って、別の研究者グループによってなされたものだ。もちろん、不安には多くの謎が残った。たとえば、この不安な内面状態の分析は、（しっかりした枠組みはつくるが）そもそも、ポジティブまたはネガティブな精神状態があることの価値は何なのかという、古くからの疑問には答えない。また、場所嗜好性とリスク回避がはっきり分けられることで、一見単純な疑問が浮き彫りになる。なぜ、いやな（または良い）状態に感じる必要があるのか？　すでに行動が生き延びるために調整され、正しく制御されているなら、外側視床下部への投射が指示するとおりに、リスクがすでに回避されているなら、VTAへの連絡によって生じる嗜好性や主観的感情には、何の意味があるのか？

自然淘汰による進化は、現に引き起こされる行動と連動している、と考えられる。動物が感じることより実際に行なうことが、その生存や生殖に影響する、と。したがって、すでに行動への取り組みがあるなら、動物が内心でどう感じるか、私たちが内心でどう感じるかは、問題ではないはずだ。生存のためにするべきとおり、そしてBNSTと外側視床下部をつなぐ糸によって制御されるとおり、マウスがすでに危険な広々とした空間を避けているなら、関連のないVTAの糸とそのつながりの目的は何なのか？　いやな気分にも、さらには膨大で不必要な苦痛の原因にも、根拠はないように思える。精神医学における臨床的障害の多くは、つまるところ、不安や鬱のような主観的な負の状態から生まれる。

理由のひとつは、生きていくうえで、直接にはくらべられないまったく異なるカテゴリー間で、さまざまな選択をしなくてはならないことにあるのではないか。いい気分とかいやな気分といった主観性は、脳の内部経済にとって共通の通貨代替物のようなものかもしれない。食べ物から睡眠、セックス、そして生命そのものまで、さまざまなものを求めることのプラスとマイナスが、ひとつの共通貨幣に換算されるのだ。この制度のおかげで、すばやく、その動物と種の生存ニーズにいちばん合うかたちで、カテゴリー横断的な難しい決断をして、行動を選ぶことができる。そうでなければ、複雑でめまぐるしい世界において、まちがった判断が下されてしまう。方向転換が必要なときに動きを止め、止まる必要があるときに方向転換してしまうのだ。

ひょっとするとこうした換算の因子には、行動の進化が作用するかもしれない。脳によってさまざまな状態に割り当てられる（主観性という共通通貨の）相対的価値が、必然的に、生物や人間によって下される重要な――実際に生きるか死ぬかの――判断を決める。しかしこの通貨換算は柔軟でなくてはならず、生きているあいだ、進化しているあいだ、価値が変わるにつれて変化する必要がある。そしてこの柔軟性は、ＶＴＡのような行動価に関係する領域とつながっている糸の強さの変化のような、物理的な形をとる可能性もある。

不安の光遺伝学的研究でわかったのは、主観的価値（プラスまたはマイナス）や外から測定できるもの（呼吸や泣くこと）を、気味が悪いほどの精度で、脳の状態に加えたり、そこから取り去ったりできることだ。しかしこのことを理解したのは何年もあと、自動車事故で妻を失ったマテオが私の人生に入ってきて出ていった、ずっとあとだった。あのとき救急外来で、内面状態のひとつの要素を確実に分離できることも、その要素の物理的な形（脳の一部から別の部位への連絡で伝わる電気活動）のせいでその症状が出た可能性があることも、知るすべが私にはなかった。マテオを診察したとき、人間がもつ深い悲しみのほかの要素で欠けているものはないのに、どういうわけで彼が普段のように泣けないことになるのか、理解する枠組みはなかった。

いまでも、私たちの内面状態の深い謎は科学のおよぶ範囲ではない。愛や意識や泣くことを研究するのは悪趣味に思えるかもしれない。それももっともだ。（ネアンデルタール人の先史を洞察するための古遺伝学や、脳機能の原理を発見するための光遺伝学のような）客観的で定量的なツールがまだ存在しないなら、答えは私たちの理解を超えたところにあるのかもしれない。

泣くことの場合、涙腺とつながっている管から、種の個体にとって絶妙なタイミングで、しかもいつも同じ状況で液体が噴出すれば、進化上の理由がありそうだと生物学者は推測する。

その問題は科学にふさわしく客観的である。管の反応の変化が、強い感情、つまり主観的な精神状態とともに起こるのなら、主観と客観の組み合わせは、科学者、精神医学者、さらには人間の心身を研究するあらゆる人の、好奇心もそそるはずだ。

　精神医学にとって泣くことは重要である。患者は極端な感情を経験していて、私たちはそうした感情に――その表出、認識、そして表現に――取り組む。私たちはうその涙を見る経験も積んでいる。軽い苦しみと控えめなうそ泣きから、完全にプロがでっち上げる涙まで、多種多様な欺瞞がある。それでも情動性の涙の科学はその程度のもので、ほとんど何もわかっていない。

　感情的に泣くことは、動物ではうまく研究できない。私たちが現象を経験するときに流す純粋な情動性の涙は、ほかでは、類人猿一族の近縁類にも、はっきりとは見られない。その理由は、もしあるとしても謎である。心のつながりを強めるのに涙の力は大きく、デジタル技術を用いて人間の顔の画像の涙を変えると、見ている者の共感や助けたいという衝動に、ほかの表情よりはるかに大きく重大な変化を引き起こすことがわかっている。[10] しかし、社会性があるという点ではチンパンジーやボノボのような親類も私たちも同じだ。それなのに、私たちだけが不可解な涙というものを流して泣き、しかも独りでも泣く。

　私たちはこの奇妙な外への信号で、見る人がいてもいなくても、内面の状態を見せる。意志も意図も必要はなく、ただ気持ちを観察者全員と自分自身に広めている。しかし、そんなことをしないと思われるのは類人猿の親類だけではない。私たち自身のホモ・サピエンスにも、感情的に涙を流さず、一歩引いている人は大勢いる。この区別は一方的かもしれない。体で何かを伝えることをしない人たちでも、他人の情動性の涙を理解し、それに反応できる。しかし、涙という会話の一部が欠落していることには、代償がともなうかもしれない。[11] 泣かない人たちは、示す個人的愛着のパターンが少ないことがわかっている。ただし、その関連が人生経験のせいなのか、もって生まれた傾向なのかはわかっていない。

この情動性の涙が発する無意識の信号が、一部のヒトとヒトでない近縁類には見られないという事実は、進化上の革新が完全に確立されていないことの証かもしれない。理由はおそらく、その価値が現在も普遍的ではないからか、または実験自体が最近行なわれたものだからなのだろう。人類に完全に現われるプロセス、あるいはそうはならないプロセスにおける偶然なのだ。進化上の革新はすべて、最初は偶然であり、感情的に泣くことも最初はたまたま軸索が再配線されて生じたのかもしれない。ＢＮＳＴからのさまざまな投射と同様、すべての軸索は脳が発達するあいだに、多種多様な経路を設定する分子によって、織機の糸道のようにしっかりと、特定の方向に伸びるように導かれる。あちこちの小さな道しるべが、ゆっくり伸びる軸索の束を次の脳領域に送ったり、遠くまで行きすぎたら引きもどしたり、正中線を横切って体の反対側に送ったりする。このすべてが、生物学のあらゆることと同様、何億年もかけて偶然の変異によって構築されたのであり、そのため、やはり偶然の変異によって新しい機能性にたどり着く可能性がある。

こうしたステップのどこかで変異が起これば、つまり経路を設定する分子の位置を導き、ひいては脳を横断する軸索という長い糸の方向を変える遺伝子に変異が起これば、それで十分だ。感情にかかわる脳領域から来る線維が、ほんの少しコースを変えれば、新しい感情表現をもつ新しい種類の人間が世界に誕生するのだ。

そのような革新が、別のコミュニケーション伝送路を開く可能性はあるだろう。この革新を実行するのに必要な生物学的変化が非常に小さいことを考えると、目覚ましい効率だ。発育中にひと組の軸索がひとつの道しるべを見逃し、少し遠すぎるところまで進む。進化の例のほとんどがそうであるように、主役はすでにそろっていて、必要なのは新しいルールを教えてもらい、新しい役割をつくることだけだ。脳神経の場合、関連する軸索、たとえば、すでにBNSTのような前脳領域から、呼吸変化のための傍小脳脚核のようなもっと深くて古い脳幹領域まで行っていた軸索が、新しい目的地まで部分的に経路変更されたにすぎないかもしれない。

傍小脳脚核のそばには二本の脳神経がある。アンディのがんが途絶させた第六の外転神経だけでなく、隣の顔面神経と呼ばれる第七脳神経もあるのだ。こうした構造のすべて、第六と第七脳神経というたんなる細胞の集まりが、脳橋内の小さなスポットで押し合いへし合いしている。[12] 脳から脊髄への橋に寄せ集まっているのだ。しかしここで涙の新しい標的は第七神経の細胞だ。第七脳神経は感情表現のマエストロであり、外転神経よりはるかに複雑かつ多目的で、顔の多くの筋肉および皮膚のさまざまなセンサーとやりとりする、豊かな情報の流れを送受信している。そして第七の顔面神経は、顔の表情だけでなく涙の貯蔵所である涙腺のグランドマスターでもある。

涙腺系は眼から刺激物を洗い流し、特定の不快なものを押し流すために進化したのだろう。ところがちょっとした再配線が起こって、感情の洪水が起こったとき、呼吸中枢――傍小脳とその先――に届くほかの線維と一緒に、たまたまスカウトされたのかもしれない。呼吸中枢への線維は、泣きじゃくるときの精神浄化作用のある横隔膜収縮を、私たちの内側から起こす。この変異を生じた最初の人間が泣いたとき、そしておそらく泣きじゃくりさえしたとき、以前にそれを見たことがなかった近くにいる人たち――友人や家族や競争相手――に、どんな影響があったのだろう？　目によるコミュニケーションはずっと前から重要で、つねに人間にとって注意を払う対象だった。目は情報が豊富で、たえずアクセスされる。したがってこのイノベーションは偶然にも、信号発信にとって価値の高い場所に着地したことになる。しかし当時、涙に対する理解も感情的反応もなかっただろう。ただ、ふつうでない目立つ信号への注意と興味があっただけだ。生存や生殖にとっての十分な意味と価値が進化するには、何世代も必要だっただろう。

泣くことにそもそも進化上の重要性があるのなら、感情的に泣くタイミングに手がかりがあるかもしれない。人間は基本的に意図して泣くわけではないので、涙はたとえば笑みやしかめ面より、意識に制御されない信号である。涙は正直なジャーナリストであって、なんらかの理由で一種の気持ちを報告している。研究者は社会的コミュニケーションにとってのその価値に注目しているが、私たちは独りでいるときでも感情的に泣き、そのことが重要だと――何かのニーズに対応する生産的なものとさえ——感じられる。

ほんとうの気持ちを明かしてしまうリスク（さらには複雑な社会環境にいる者が巧みにうその気持ちを伝えることの個人的な利益）を考えると、この感情の公式表明をうまく制御できないことは、最初は強みというよりむしろ不利な条件に思える。泣く個体が選択されるのではなく、泣かない個体が選択されるだろう。自分に向かってであれ、他者に向かってであれ、この信号がいまだにおもに不随意であり、したがっておもに真実であることは興味深い。

泣くことはいまだに進化圧のもとで、回避されるように、あるいは意志の支配下に入るように、進化しているのか？　不随意性のメリットが意志による制御の個人的なメリットを上回らないかぎり、私たちはやがて、笑みと同じように涙も容易に制御するようになるのかもしれない。そして現在、真実を発信するという涙の特性は、ある程度、みんなが知っている。見ている人間に対して、笑みのようにもっと容易に操作できる顔の表情よりも、大きく影響するようにプログラムされているのだ。したがって他人への効果が高く、ほんとうにどうしても必要なとき、きずなを形成して支えてもらうために、仲間の人間を近くに引き寄せるのかもしれない。

その場合、気持ちが関係する二つの行為——泣くことと泣くことへの反応——の共進化のようなものが、全人類に起こっている可能性もある。これは符号、つまり個人と集団両方にとって重要な内部言語と言えるが、生物学によくあるように、巧みに操って人をだますこともできる。だましはつねにある程度まで利益になるが、だましがまれなのであれば、泣くことと泣くことへの反応のプログラム全体は、真実の伝送路としての価値を保つだろう。

私たちが複雑な社会的認識をする存在になって、だましや否認ができるようになり、表情を自主的にしっかり制御できるようになった時点で、そのような真実の伝送路が、個人にとってだけでなく人類にとっても、望ましいものになった可能性がある。感情の公式表明すべてをうまく操れるのなら、すべての表明はほとんど意味をもたなくなり、社会的コミュニケーションは価値の多くを失うからだ。真実の伝送路ができると、結果的に真実とうそのせめぎ合いが起こる。そのせめぎ合いは、やがて新しい信号を認知によって制御できるようになり（制御できる個体が利益を得るようになり）、信号が種にとって価値ある真実性を失うと、いったん停止する。だがたとえば一〇〇万年後、まちがった方向へ導かれた軸索経路が突然、脳内の細胞の新しい一画へとさまよい込んだときに、真実とうそのせめぎ合いが再開する。その細胞が皮膚の表面の生理を支配して、結果的に赤面したり、泣いたり、どんなことでも起こりうるのだ。

全人類がおしなべて感情的に泣くことを考えると、おもにユーラシアの系統がゲノムを受け継いでいるネアンデルタール人から、この特質が獲得されたのでないことは確実である。ネアンデルタール人がこの特質を共有していたかどうかはわかっていないが、泣く能力がヒトと共通する祖先に現われていたのなら、彼らにもあった可能性は高い。ネアンデルタール人は安定した社会的共同体を築き、文化的伝統を保存し、絶滅しかけているときでさえ時間をかけて象徴的絵画を描き、愛する子どもを埋葬していた。少なくとも私の想像では、彼らは最後まで私たちと同じように涙を流していた。

マテオに自殺願望はなかったが、大鬱病と診断できた。私はあの夜、彼にそのラベルを貼った。単純化しすぎに思えたが、鬱病を定義する症状のなかでも、彼には顕著な絶望があり、将来に目を向ける能力の欠如として現われていた。将来への希望がないため、マテオは振り返ることしかできなかった。

彼はその夜、家族のために泣かなかった。私は泣いているところを見なかったし、彼も泣けないと言った。それを考えると、さらには私たちが泣く理由を考えると、悲しみの涙が落ちるとき、その涙ともっと不可解なうれし涙とを、奇妙な一貫性が結びつけているように、私には思えた。涙が出るのは、希望と弱さが一緒に、ひとつのものとして感じられるときだ。私はこのことを――そしてマテオには涙を流すための希望が残されていないのだと――カルテに書くことをなんとか自重した。

自分や状況を新たにとらえ直す必要などないくらい、ちょっと物質的に豊かになっても、たいていの人は泣かない。たとえば、見込みどおり少し収入が増えても、人はうれし泣きなどしない。しかし、私たちが実際にうれし涙を流すとき――たとえば結婚式で突然、人間のきずなのあたたかさと希望を感じるときや、幼い子どもに思いがけず深く共感するとき――には、コミュニティの将来に対する、あるいは人類に対する、冷淡さとは対照的な希望の揺らめきがあるのかもしれない。結婚式や出産では心からの願いが見えるのに、命と愛の弱さもよくわかっているから、私たちは泣けるのだ。そこに見られる喜びがけっして消えないことを望み、それが永遠に続くくらい世間が寛容であることを望み、こうした気持ちが続くことを望む――が、そうはならないかもしれないこともよく知っている。

このように、うれし涙と思うものにさえ、一種の不安があるように思える。なぜなら、差し迫ってはいないにしても、脅威の存在がわかっていて、それを感じられるからだ。

価値という意味で反対の真にネガティブな極にある、大人が流す悲しみの涙も、わかっているリスクによるちょっとした喪失で出るのではなく、突然、対処すべき不運を当人が認識して出るものだ。たとえば、将来に抱いていた希望が揺るがされ、世界の見方やありえる人生行路の地図（地図は希望である）を描き直さなくてはならないときの、裏切られたショックで出てくる。私たちが泣くとき、気持ちはネガティブでも希望はあるかもしれない。新しい条件つきだが、それでも希望である。そして私たちは、将来のはかなさと見方が変わりつつあることを認識した瞬間、正直に、無意識に、その事実を伝える――種に、コミュニティに、家族に、自分自身に伝える。

進化はほんとうに希望を気にかけるのか？　希望は観念的に思えても、生きものにとって有用で、慎重に調節されなくてはならない。合理的な行動をする気になるのにぎりぎり必要な量を測定されなくてはならない。過度の希望は害をおよぼし、命取りにさえなりえる。あらゆる生きものは独自のやり方で問わなくてはならない――必死にあがくべきなのはいつか、嵐が通り過ぎるのを待つことによってエネルギーを節約し、リスクを減らすべきなのはいつか？　憤怒か休息か、闘いか引きこもりか、泣くかこらえるか、そして難題を克服できなければ、争いから手を引くべきかどうか。すべての命はこのような選択をして、現実世界の厳しさを計算しなくてはならない。希望を制御する回路が作動し、しかもうまく稼動していく必要がある。霊長類は熱産生をしながら生活し、カロリーの四分の一を脳だけで消費する。それを考えると、行動から身を引くための系統発生的に古い回路が、私たちの系統では希望そのものを捨てるところにまでおよぶかもしれない。筋肉ではなく脳を使用していて、ときとして大きな代償をともなう自負心を捨てるのだ。

古来の保存回路はすでに、進化がこの能力を構築するのに役立ってきた。冷血動物の魚でさえ、逆境に行動ではなく受け身で対処する選択ができる。二〇一九年、小さなゼブラフィッシュの脳全体で細胞が研究された[13]（同じ脊椎動物という点では私たちと類縁であり、背骨があって、脳の基本設計もほぼ同じだが、小さくて透き通っているので、活動中、光を使ってそのほとんどの細胞にアクセスし、すべてを見通すことができる）。小帯と縫線と呼ばれる魚の脳に見られる二つの深部構造が、一緒に作用して、難題に対する能動的対処から受動的対処への移行を導くことが観察された（受動的対処とは、魚が困難に立ち向かおうとする努力をしようとしない状態である）。

小帯のニューロンを（光遺伝学によって）活性化すると、受動的対処（困難にあるときに基本的に動かないこと）が好まれることがわかった。対照的に、縫線（脳内のセロトニンと呼ばれる神経化学物質の主要な源）の活性化は、能動的対処（問題に精力的に関与すること）を好んだ。小帯を光遺伝学的に刺激または抑制することにより、魚が課題に対応するためにエネルギーを費やす可能性を、即座に上げたり下げたりすることができたのだ。そして縫線が光遺伝学的に制御されたとき、観察された対処の効果は、小帯を操作したときに見られたものと逆だった。

何年も前に、光遺伝学などの手法によって、哺乳類で同じくふたつの構造が、同じく基本的な行動状態の切り替え（受動的か能動的か）にかかわり、構造ごとに効果の方向性がある点も同じであることが示唆されていた[14]。こうした結果が遠い親類のゼブラフィッシュで確認されたのだ。したがって、良い結果を出すことがほぼ不可能なときの行動抑制の生物学的基礎は、系統発生的に古く、保存されていて、強力であり、したがって生存にとって重要そうだと、自信をもって言うことができる。

どんな小さな動物にも、逆境に受動的に対処するために、割れ目や隠れ穴でじっと動かずにいる行動が見られる。ごく小さな線虫のシノラブディス・エレガンスでさえ、三〇二個のニューロンを駆使して、能動的に狩猟採集するのか、その場にとどまるのか、相対的価値を計算するようだ[15]。しかしもっと大きい脳は、ありえるさまざまな行動と結果を熟慮する。反芻したり心配したりしながら、形成される意思決定の系統樹は、ありえる事柄を節目として細かく枝分かれし、遠い将来にまで伸びている。ひょっとすると、思考の受動性も必要かもしれない。自分の行動の価値と自分自身の思考の価値も大きく割り引く必要があるかもしれないのだ。希望は私たちの限られた注意と感情の資源を減らすので、希望が消えたときには、闘ったりあがいたりせず、涙する労を惜しむことが最善かもしれない。

あの夜、救急外来で、私はマテオを助ける方法を考え出そうと悪戦苦闘した。病院は混んでいて、彼が使える部屋はなかった。彼には自殺願望も病院にいたいという希望もなかったので、閉鎖病棟に入院させるのは難しかったが、開放病棟は満室だった。ほかの病院に移せる可能性はあったが、マテオや彼の兄弟とあらゆる点について話し合ったあと、最終的に、通院診察と心理療法と投薬の約束をして、彼を兄弟と一緒に家に帰らせることにした。ただしその前に私が時間をとって、夜が明ける前の一時間、救急外来で心理療法を行ない、下準備をした。

精神科ではできるだけ、ほとんど本能的に、時間をやりくりしてこういうことをする。当直シフトでひどく忙しいときでも、あの夜の八号室のような窮屈で気まずい制約のなかでも。私たちを引き下がらせるのは、外科医に治療のためメスを使うことを思いとどまらせるのと同じくらい難しいだろう。私たちはみな、自力で築いた専門技能のなかで生き、動いている。

適切な基盤がなければ、精神医学では何もうまく行かない。タペストリーを織り上げるための構造を支える糸がなければ、新しい模様をつくることはできない。精神科医として、私たちの最初の本能は、その人にとって回復は何を意味するのかを知るために、生物学的、社会的、そして心理的なからみ合う糸を、つなぎ合わせ始めることだ。急がず、強く安定したものを築くのに必要な時間を意識する。私があの夜思ったように、その患者に二度と会わないかもしれなくても、そうするのだ。私はマテオを家族の世話へ、そして通院治療へと送り出そうとしていた。私は私自身の黄道上にあったその病院で、そのままあちこちを回り続けるが、マテオは天球のなかで彼の軌道を描くだろう。私たちの進路が再び交わる可能性はなかった。

それにしても時間をかけすぎていると、一時間近く経過したあとに気づいた。当直のシフトが終わり、家に向かって車を走らせながら、涙で信号の光がぼやけると思ったときにようやく、私には広い視野が開けた。そして、これは別の人間、別の患者のことでもあるのだと悟った。

私があの夜マテオに長い時間をかけたのは、彼に対する準備が、前に一度しか行ったことのないあの地獄に対する準備が、できていなかったからだ。したがって、セラピーは私自身のため、流れることになる私自身の涙のためでもあった。時間を超えたつながりが、私の心のなかで形成されていた。そして涙が流れてはじめて、私はアンディとのつながりがわかった。彼女は私を同じ場所に連れて行っていたのであり、彼女に対しても同じように私は準備ができていなかった。アンディ——何年も前に脳幹に所見のあった幼い少女——は、誰とも共有できなかった旅の途中で、とっくにいなくなっていた。

今回、私には何かができると考えていた——多くはないが、何かが。そしてそれが重要である。どういう立場であれ、呼ばれた場所で呼ばれたときに、人間らしさがひとりの人のためになりうることに気づく。できることが何もないわけではないのだ。

何年もたち、光遺伝学を用いたBNSTと不安に関する研究のあと、私にとってのアンディとマテオのさらに深いつながりが明らかになった。ふたりの患者には奇妙な共通点があった。医学にかかわった私をいちばん落ち込ませたのがこのふたりであり、そこから浮かび上がるのに、私はものすごく努力しなくてはならなかった。私が勤務していた夜に、ふたりが実際に病院に運ばれた原因は、神経系のほぼ同じ深部の線維の機能不全だった。このスポットは脳橋にある脳の基礎であり根幹であり、そこで眼の動きと涙と呼吸が制御されるのだが、私の患者では隣どうしの組織が途絶していた。六番目と七番目の細い索が調和を失っていたのだ。

しかしこのことにもし意味があっても、私はそれを定義できない。私にわかるのは、その場所が深くて古いということだけだ。

ナチュラリストのローレン・アイズリーは、象徴は「ひとたび定義されると、象徴に対する人間のニーズを満足させることをやめる」と書いている。アイズリーは、自然界からの観察結果を集めて、こうした象徴としてのイメージによって呼び覚まされたアイデアを記録している。たとえば、屋外照明の電球という人工的な熱源によって冬の死を生き延び、巣を張る季節はずれのクモだ。「無目的に働く冬の強い力に逆らう冒険も、温かい光の球を占拠したことも、やがて無に帰し、希望はない」ことをほぼ確信していたにもかかわらず、彼はこのイメージに心を動かされた。「ここには、喪失感との凍りつくような最後の戦いに挑む人たちに、……凍える日々に小さなひなたを探す人たちに、伝えられるべき何かがあった」。避けられない寒さに直面して闘う複雑な生命に象徴される希望は、アイズリーの心を動かし、同様に科学者と芸術家の心を動かす。私たちの涙を誘うものの核心に近い。

妻と赤ん坊が消えてしまって、マテオには泣くための希望が残されていなかった。涙が出ないのは、将来が見えないことでもあった。しかし、いずれは何らかのかたちで、彼は再び人を愛せることが私にはわかっていた、というか、わかっているつもりだった。希望は死んでいなかったので私は涙を流したが、マテオにはそのことがわかっていなかったので、彼は泣けなかった。

希望の真の終焉が現われるのは絶滅するときだけ、感覚をもつ種の最後の成員がただの泥になるときだけである。私たちの系統の歴史上、この最終段階が何度も現実になったのだろう。大きな系統樹で途絶えている細い枝がそれを示している。最後の日々の最後の痕跡では、ネアンデルタール人などは希望の終焉というその悲劇を生きていたのであり、ほかはすべてその暗喩だ。

絶滅は自然なことである。どの哺乳類の種も、平均すると、およそ一〇〇万年続くようだ。[16]危機一髪が数回あって、最終的に危機が起こる。いまのところ、現生人類はこの間隔の約五分の一しか生きていないが、すでに何回か不可解な危機を生き延びており、そのことはヒトゲノムから推測できる。世界中の有効な生殖人口規模が、数千人に急減したかもしれない時期があるのだ。[17]

そのような人口学的事象だけでも、明確な価値がほとんどない奇妙な形質の広まりを説明するのに役立つ。つまり（泣くことのように）なんとなく未熟な行動が、控えめな利益のためだけに、中途半端に集団に獲得されている理由がわかるのだ。種のごくわずかな成員だけが生き延びたり移住したりして、集団規模のボトルネックを通り抜けるとき、偶然の生存者（または移住者）に見られる形質は何であれ、それが生存にとって非常に重要かどうかにかかわらず、しばらくのあいだ急激に広まる。これが感情的に泣くことの実情だったのかもしれない。そして、そのような形質がその動物固有のものであるように見える説明になる。

その一方で、涙という真実を伝えるこの経路を、私たちはほかの近縁種よりも必要としていたのかもしれない。時間をかけて、より大きく複雑な社会構造を築くためだ。泣くことは当初、単純な経路まちがいの脳幹投射として出現したのかもしれないが、原因となる遺伝子変異は、現生人類の系統が生じたとき、東アフリカの交じり合う集団に勢力拡大の足がかりを見つけた可能性がある。当時、人類は指と脳を使って次々と家を建て、多大な犠牲を払って永続的なコミュニティを築いていた。ひょっとすると、でっち上げがうまくなりすぎたあと、つまりしかめ面や悲嘆の叫びという決定的な信号を操作するのが得意になりすぎたあとには、涙が必要だったのかもしれない。建設業者には安定した地盤が必要であり、社会を構築する者には基礎になる真実が必要だ。

ネアンデルタール人は、脳が大きく、攻撃的で、現生人類に近く、死者を儀式で手厚く埋葬した私たちの系統樹から枝分かれした最後の成員であり、その最後のひとりが死んだのはほんのちょっと前のことだ。アイズリーの言う「最初の弓使い、偉大な芸術家、じっとしていることのない、自分と血のつながった恐ろしい生きもの」から隠れて最終的に退却し、現在のジブラルタル海岸近くの洞穴を最後まで離れなかった。彼らは結婚式や出産で涙を流したかもしれない。しかし、最後の飢えたネアンデルタール人が最後の赤ん坊を何としても育てようと見守ったとき、肌と肌を合わせても、管内の液が欠乏していて、……不確かな希望は残されていなかったし、問うべき将来、不安に思う将来は残されていなかった。そのとき、答えのない月明かりのもと、涙はなかった——しょっぱい海から後退した乾いた川床があるだけだった。

第2章　初発

――躁病、双極性障害

女神は水をかけた頭に長寿の鹿の角《つの》を生やし、
首の長さを増す。耳の先を尖らせ、
手を足に、腕を長い脚に
入れ替え、体を斑点のある毛皮で被う。
おまけに臆病さも与えた。アウトノエーの子なる英雄は逃げる。
走りながら、なんて速く走れるのかと驚く。
しかし、顔と角を水面に映して見たとき、
「なんてことだ」と言おうとして、出せる声がなかった。
彼は呻いた。それが彼の声だった。頬をつたって涙が
流れたが、変わり果てた頬だ。心だけは以前のままだった。
どうすればいいのか。わが家へ、王宮へ戻るか、それとも、
森に隠れるか。隠れるのは恥ずかしく、戻るのは怖くてできない。

迷ううちに犬たちに見つけられた。最初に、メランプースと
鋭敏なイクノバテースが吠えて合図した。
イクノバテースはクレータ犬、メランプースはスパルタ種だ。
次いで、他の犬たちが疾風にも負けない速さで押し寄せる。
パンパゴス、ドルケウス、オレイバソスというアルカディア犬、
頑健なネブロポノス、ライラプス、獰猛なテーローン、
駿足のプテレラース、鼻が利くアーグレー、
気が荒く、このあいだ猪に突かれたヒューライオス、
狼と混血のナペー、家畜番を務めた
ポイメニス、二匹の仔を連れたハルピューイア、
引き締まった下腹のシキュオーン犬ラドーン、
ドロマス、カナケー、スティクテー、ティグリス、アルケー、
雪白の毛のレウコーン、黒毛のアスボロス、
力自慢のラコーン、走りが強みのアエッロー、
トオス、兄弟のキュプリオスとともども韋駄天のリュキスケー、
黒い額《ひたい》の真ん中に白斑一つが目を引く
ハルパロス、メラネウス、むく毛のラクネー、
クレータ犬の父、スパルタ犬の母から生まれた

ラブロスとアルギオドス、声の鋭いヒュラクトールなど、
数え上げればきりがない。この大群が獲物に飢えて
断崖、懸崖、近づく道筋のない岩場を越え、
険阻であろうと、通れるところがなかろうと、追いかける。
彼は自分が以前に何度も獲物を追いかけた場所を越えて逃げる。
ああ、自分の飼い犬から逃げるなんて。叫びたいと思った。
「僕はアクタイオーンだ。分かってくれ。おまえたちの主人だ」。
だが、言葉が思いにともなわない。吠える声だけが空にこだました。

――オウィディウス『変身物語』第3巻
(『変身物語Ⅰ』高橋宏幸訳、京都大学学術出版会)

イメージは根を張って成長することができる。ここでは、ボーイング767に乗った二歳の娘と若い父親のものだ。[1] 機はゆっくり港のほうへ傾き、燃えている鋼鉄の高層ビルに近づく。彼がとうとうありえない真実を知った瞬間のひとこまだ。彼の脈はドクドクと激しく打っていたが、娘は混乱のなかでも落ち着いている。パパがモンスターはいないと言ったからだ。彼は娘の顔を自分の顔のほうにしっかり向けた。無限の冷たさのなかで、彼女だけがはかなくも温もりを発している。昇華前、ふたりの心が静かに通いあう瞬間だった。

少女と父親が互いのために神の加護を求めているあいだに、飛行機は轟音を立てて二棟目の

ビルに突っ込んだ。この言葉にならないイメージは、遠く離れたキクラデス諸島を航行していた、アレクサンダーという男性の肥沃な心に植えつけられた。想像上の光景が、命を与えられ、成長し始め、形になった――彼の思考の土壌すべてをつぎ込み、貪欲なまでに彼の土壌の水分すべてを集めて。

アレクサンダーの人生の基本ルールは、九月になる直前にすでに書き換えられていたので、外界が変容したとき、彼の――何十年も休閑していた――脳は準備ができていたのかもしれない。二〇〇一年、晩夏の短くなっていく日が、ひんやりした午後と紅葉をサンフランシスコ半島にもたらしたころ、六七歳のアレクサンダーは、何十年も働いてきた保険会社から引退した。かなり有能な所長代理だったが、シリコンバレーの次々に変化する社会階層に対応できるほど、機敏ではなくなっていた。いまや彼の領土は、パシフィカの海岸近くのアカスギ林に囲まれた家だけである。二〇年前、霧が立ちこめる谷あいに彼と妻が建てた、背の高い垂木組みの家だ。三人の息子とたぶん数人の孫が暮らすにも十分な大きさがある。彼はしだいに落ち着きつつある、少しだけ腰の曲がった、堂々とした男性だった。

九月一一日の六週間後、私が救急外来で会うまで、彼の人生に警告音は鳴っていなかったし、彼の家族が話せる説明もなかった。しかしそのときすでに彼の全世界はバラバラになっていた――爆発するジェット燃料によってではなく、猛烈で、熱狂的な、止めようのない躁病によって。それまでの彼らの生活からはかけ離れていた。それが初発だった。つまりストレスの暴風、トラウマの大鎌、その他未知のきっかけに反応して、現実とのつながりがポキンと折れる瞬間だったのであり、そのとき人間は初めて解放される。初発は、躁病や統合失調症の人が病気によって自由の身になり、空高く飛び出すときだが、それには大きな危険がともなう。

九月、激しい潮流が起こり始めたとき、アレクサンダーは引退を表明していただけで、妻とエーゲ海を航海し、遺跡を旅していた。ところが二カ月とたたないうちに、帰国した彼は変貌し、警察と家族によって私のいた救急外来に運ばれた。私が最初に見たのは病院の手順でざっと集められた情報だったが、そこに明らかな欠陥はなかった。彼を知らなかった私が目にしたのは、ストレッチャーのそばで脚を組み、一心不乱に新聞に目を通している、キビキビと抜け目のない男性にすぎなかった。

続いたのは、精神科医にとってとらえどころのない多様な謎だ。この人にとって何が、なぜ変わったのか、それを知る必要がある。診断を導く脳スキャンは存在しない。症状を数値化するための評価尺度を使うことはできるが、そうした数字でさえ、言葉が形を変えたものにすぎない。だからこそ私たちは言葉を組み立てるのであり、それが私たちにあるものだ。表現がまとめられ、物語の形になる。

かかわりのある人たちが話をした。患者本人、廊下にいる警官、待合室にいる家族、組み合わせはさまざまだが、全員が正しい枠組みを探している。彼の知人や家族で躁病でない人にとっては、なぜ彼なのか、なぜいまなのか？　彼はあの日を、自国の中心への攻撃を、ほかの誰よりも強烈に経験していた。

亡くなった人への感情移入によって彼が感じていた痛みそのものさえ、こんな異常な結果には値しない。死は意識ある存在にとって残念なことであり、つねにそうだった。思いもよらないことは誰にでも起こるが、躁病はそうではない。それでも、それがアレクサンダーに訪れた――少し遅れて。

九月一一日からの一週間、アレクサンダーは少しだけ冷静な側にいて、周囲の人びとが受けた衝撃と心痛についての一般的な考えをオウム返しにするだけだった。彼はテロ被害者の話を読んで、そのあと、そのうちのふたりに注目するようになった。それが例の父と娘だった。その組み合わせを彼は個人的に経験したことがなかった。光景が現われ、どんどん細かくなっていき、彼は家族に、父娘の最期の瞬間を想像すると話した。彼の脳のなかで、ひそかに嵐が吹き荒れ始めていたのだ。どうしてなのかはいまだ謎に包まれているが、新しいシナプスが形成され、古い連絡は取り除かれた。台本が書き換えられると、電気パターンが変わる。一週間、彼の生体は静かに新しい言葉を学び、そしてそれが伸びてきて、ついに表出した。

最初の兆候は身体的なものだった。ほとんど眠らなくなり、ぎらぎらしていて、一日二四時間、生気がみなぎった。以前はけっしておしゃべりではなかったのに、いまのアレクサンダーは、最初は理路整然としていたものの、とにかくほとばしり出てくる――荒れ狂い、投げつけるような――大量の言葉を抑えられなくなっていった。話の内容も変わった。辛辣で、カリスマ的で、人を鼓舞し、啓蒙する。言葉のほかに、全身も影響を受けた。いまや新たな若さに輝き、突然、食欲旺盛で性欲過剰になった。放牧された年老いた雄牛ではなく、反応し、人と話すあらたな傾向を有する有機体だ。彼の皮膚表面は刺激を感じ、反応できた。生活は競走のようで、感動的で、魅力的だ。

次に来たのは計画と目標である。どちらも大胆で、数多く、少しワクワク感があり、危険をともなうゾクゾク感がある。彼は頑丈なトレーラー連結装置と延長運転台を装備した新しいダッジのピックアップトラックを買った。ひと晩中走り、一日中本を読み、戦争の理論を勉強し、軍隊と予備軍の動きについて文章を書いた。自己犠牲というテーマが現われ、強くなっていく。彼は海軍入隊志願の手紙を何通も書き、ある晩、軍事訓練として霧のなかでアメリカスギの幹を降下しているのが見かけられた。生まれたときからのさなぎを脱して、あらたに大型のチョウへと変身したのだ。

その変身にもある程度は魅力があったが、そのあと彼は善、悪、死、そして贖罪を考えるようになった。彼はこの出来事までは、穏やかで、多少は心を強くしてくれる、ルター主義のようなものにとどまっており、現世主義のほかの部分とのつながりは最小限だった。ところがいまや彼は神と話すようになった——最初は穏やかに、そのあと必死に、そして金切り声で。そうした祈りの合間に他人に説教をするのだが、そこで彼は激しやすくなる。強い高揚感と号泣のあいだを揺れ動くのだ。

入院前の真夜中近く、彼は猟銃を手に家から走り出て、庭で彼を止めようとする息子たちに、木の枝や皮を投げつけた。二時間後に警察が、乾いた川床近くの茂みに追い詰められ、悪臭を放つ草を攻撃しようとしていた彼を発見した。そして彼をつかまえ、ありふれた医療と法律の決まり文句でおとなしくさせた。それでも全エネルギーが、彼の目の奥に涙のようにあふれそうになっていた。

そのあと病院での数時間のあいだに、激しい怒りは対外的には弱まっていた。私が彼と話すころには、檻の中を歩きまわるライオンのような、周期的な運動パターンが見られるだけだった。例外は発声で、何度も繰り返していた。「どうしてもわからない」。はっきりと、彼は自分自身のやり方と役割に自信をもっていて、家族の反応を理解できなかったのだ。自分の行動はすべて、みんながしたがうべき手本なのに、なぜ彼らには当然至極に思えないのか。

強固さは驚くほどで、そして純粋だった。アレクサンダーの初発は、精神病や薬物による混乱した複合的な症状をともなわない、完全な別離だ。彼は追放された。破門された。

この新たな戦士のために、次に何ができるのか？　ひょっとすると、ドーパミン受容体拮抗薬？　彼は助けを求めず、私たちの処置の必要性を認めず、治療を拒否した。追い詰められた彼の閉鎖系の論理には、純粋な明晰さがあり、爆発の危険があった。自分の心のなかで大きくなっていったイメージを説明する彼の前で、優柔不断なメッセンジャーである私の心は揺れ動いた。それは機上の少女のイメージで、一緒にいる父親が彼女の頭をやさしく、しっかりと押さえ、最期まで娘が自分のことだけを見ていられるように、顔を見合わせていた。

私には映像が見えた。強烈な連想だ。精神医学は言葉を使う科学、表現を使う医学であり、それを基盤に最も効果的な治療が構築されている。その精神医学独特の抽象化のおかげで、私は毎日を言葉とイメージに浸って過ごすことができる。そして歴史、神経科学、芸術、そして私自身の経験と対話するうちに、たとえそうすることが無駄でも、物語の先の寓話まで進む。ここで、最初に私の心に浮かんだ物語について話そう。彼の変貌と、おそらくギリシアの島々を航行しているアレクサンダーのイメージから思い起こされたのは、オウィディウスの描いた牛飼いの息子で狩人のアクタイオーンだった。彼は女神アルテミスが泉で水浴びをしているのをこっそりのぞいているのを見つかって、女神の逆鱗に触れ、罰としてシカの姿に変えられてしまう。彼は強い角《つの》と速く走る蹄《ひづめ》を与えられて、新しい強さ、新しいスピード、新しい姿を手に入れたのだが、タイミングが悪く、状況は最悪だ。アクタイオーンは自分の猟犬——イクノバテースやメランプース、パンパゴスやドルケウス——にねらわれることになり、そして八つ裂きにされてしまう。ひょっとすると私の目の前にいるのは、アクタイオーンかもしれない。彼は月の女神によって変身させられたのであり、警官と私はアクタイオーンのクレータ犬、スパルタ犬、アルカディア犬だ。この大群が獲物に飢えて、断崖、懸崖、近づく道筋のない岩場を越えて追いかける。

しかしその一方で……シカという新しい姿に価値がなかったアクタイオーンの場合とちがって、アレクサンダーにとって、与えられた新しい姿には断固として適切な効用があった。この犠牲的行為という意味で、彼はどちらかというとジャンヌ・ダルクだったのかもしれない。彼女もアレクサンダーと同様、生まれは軍隊生活とはほど遠かった。彼女の場合、神秘が語りかけ始めたのは、ロレーヌ地方の小さな農場でのことだった。歴史上の人物を診断することは、精神科医にとってつねにそそられるものの、たいていは軽率なことなので、そうするつもりはない。しかし、彼女の変化がどうしてたまたま彼女にとって功を奏したのかを想像せずにはいられなかった。彼女がたった一七歳だったとき、フランスがイギリス軍の前で勢いを失い始めると、彼女に新たな生き方が現われた。統合失調症のようなでたらめの状態ではなく、目標に向かって、大陸政策と軍事戦略に集中していた。彼女は王太子の陣営に、確固たる信念をもって、自分は必要不可欠な存在だとみずから告げ、その強い宗教性によって、その戦争を神聖なものととらえる精神を吹き込んだ。そして剣ではなく旗をたずさえ、石弓の矢が飛び交う混乱のなかを生き延び、自分自身の血によって王太子の戴冠まで突き進んだ。

アレクサンダーの変化も、危機に瀕した国の田園の静けさのなかで起こった。まさにその危機によって生じた変化であり、新しい姿は危機に適していた。その姿は現代文化の方向性に合っていないなど、細かいところは不完全で、まちがっていたが、それでも、戦略や政治の教育を受けていない一七歳の農民より、彼のほうが不適任だと言えるのか？　ジャンヌはイギリス軍にとらえられて火刑に処せられるまでに、すでに国を救い、戦争に勝利していた。ところがここで私たちは、アレクサンダーを治そうとしている。この病気を焼灼し、魂を焼き払おうとしている。田舎者の精神科医である私は、古くさい道具をたずさえて待機していたのだ。

そしてそこで、その先行きの不確かな瞬間、私たちふたりは小さな個人的逆流にとらえられ、広大な地球の大気のなかに消えた。その大気は何カ月ものあいだ、焼ける肉体と空飛ぶけだものが残した乱流によって損なわれていた。だがその瞬間、記憶の、というか私自身の物語の、細くて切れやすい巻きひげが表面に這い出てきた。

ボストンの地下鉄の地上駅ホームを囲む金網のフェンスに、私は寄りかかっていた。肌寒い一〇月の晩、真夜中近かった。研究室での長い一日と実験の失敗に消耗し、疲れていら立っていた。あたりはほとんど人けがなく、薄明かりに照らされたホームの向こう端で、ふたりの男性が低い声で話しているだけだ。一対のシルエットの一方は背が高く、もう一方は低い。しばしの平穏を求めて、私は目を閉じ、うつむき加減で、電車を待った。

電車が来たかと目を開けたとき、見えたのは刃渡り二〇センチのナイフだった。地下鉄のライトに照らされてギラリと光り、その細い先端は、私のシャツに触れそうになったとき、私の一部になりかけたとき、柔らかいとさえ思えた。私はただその美しい刃を信じられないほどつぶさにながめ、ほかはすべて消え去った。私はのみ込まれ、世界にはほかに何もなくて、その瞬間、自分をここに配置したあらゆる出来事、あらゆる相互作用、あらゆる段階への意識を感じた。この運命は私のために気配りと愛情をもって準備されていたことがわかったように思えた。私はいるべき場所に来たのであって、奇妙な平穏が、優美さが、私を包んだ。

私は自分のバックパックを渡し、背の高い影がその中身を出すのをおとなしく待ちながら、もう一人が握っているナイフにじっと視線を注ぎ続けた。中世のオルレアンやアジャンクールでの戦いの直後に、死にかけた者を送り出すために使われた、慈悲の短剣、情けの細い刃が私に向けられている。地下鉄のホームの非現実的な光のなかで、鋼鉄が脈打っているように見える。私の体のあらゆる細胞が、そのリズムに閉じ込められている。

バックパックの中身——発生生物学の雑誌と地下鉄料金の七五セントだけだと私は知っていた——がぶちまけられ、それからの記憶は断片化している。怒りの言葉が爆発し、ナイフが意図はよくわからないがピクリと動いたように見え、そのとき突然、私はおとなしくするのをやめた。左腕を振り回し、右に逃げるわずかな隙間をつくったことを覚えている。意識にある次の記憶では、どこかはわからないが数ブロック離れたところにいて、星降る寒い夜を独りで走っていた。

その後の数週間、私はテンションが高かった。内側で怒りと強い高揚感が泡立ち、胸のなかの感情は噴き出そうとかまえている間欠泉のようだった。そのあとその感覚は弱まり、一、二週間、軽いプレッシャーを感じたあと、すべてが蒸留され穏やかに透明になった。そして最終的に……何もなくなった。すべてが消え、二度ともどらなかった。それはちょっとした脱線であり、一回の乗車、一回の日帰り旅であり、私のなかで現実だが希薄で、二度と現われることはない。

アレクサンダーのことを考えたとき、彼の脳は、私の脳とちがって、準備ができていたにちがいないと思われた。ほんとうは肥沃で、種が蒔かれるのを待っている、休閑中の土壌だったのだ。それでも、九月一一日がなければ、彼は躁病を逃れていたかもしれない。躁病の代償は大きい。彼の脳は高い閾値を設定していたが、集団の存亡にかかわりそうな脅威に対して、このようにしか反応しないように調整されていた。そして侵入者が降下してきて、彼のコミュニティ全体が危険にさらされているように見えた。人の役に立つことと善良であることをぼんやり求める旅は、燃えている高層ビルでようやく終わり、始まった彼の変貌は迅速かつ確実で、第二の思春期であるかのように、もう一度彼を設計し直した。青虫に流れる幼若ホルモンのように、ステロイドというストレスホルモンが彼の脳を流れ、身もだえする絶望的な平時の段階を押し流した。古い幼生のニューロンは自死し、非情に、正確に、慎重に、消えていく。そして躁病におちいり、心に翅《はね》が生える。変態だ。

私には十分に生まれ変わるための遺伝子が、気質が、心の風景が、欠けていたのかもしれない。あるいは、私の状況がアレクサンダーとはちがっていたのかもしれない。私は独りきりで、襲撃はコミュニティではなく私だけに直接行なわれた。そして私は走ることができたので、脅威に対処するのに、つまりエレガントに調整された闘争か逃走かの反応をするのに、必要だったのは二分間の完璧なアドレナリン関連神経化学物質の分泌のみだった。数週間から数カ月続く着実な行動の変化は、意味をなさなかった。躁病は、少なくとも（アレクサンダーのときのように）症状と脅威が合っているケースでは、社会への冷めない憤怒に思えるだろう。躁病は計画的または偶然に、目標指向行動でコミュニティを守ろうとして長期化するが、それは新しい生き方、高揚した状態が、必要な場合にかぎられる。気分の高揚は社会構築に活力をもたらすことができる。[2] 戦争のうわさが流れるなか防衛の土塁を築いたり、旱魃《かんばつ》に襲われた一族を何週間も不眠で水場に向かって移動させたり、イナゴの大群が発生する前に冬小麦をすべて収穫したりするのに必要な時間、エネルギーを保つことができる。そして前向きに進もうとする勢いのおかげで感じられる充足感や張り合いは、既存の優先順位を一時的に逆転させ、危機に対処するべく人の内面の価値観全体を調整するのに必要なのだ。

しかし私たちの世界では、躁病は危険をともなう。患者にとって有害であり、コミュニティにとって犠牲が大きい。その行動が適切に見えるのは、例外であって通例ではない。現代の環境では複雑な因習と厳しいルールによって妨げられて、孵化《ふか》が不完全な大型のチョウは、ひびの入った硬くなったケースに閉じ込められる。新しい翅はとらえられ、外に出ようと荒れ狂って格闘するうちに破れ始める。

アレクサンダーと話をしながら、私は部屋がこの閉じ込められたエネルギーで満たされるのを感じることができた。彼はいら立ち、動揺するうちに知らず知らず、彼の人生を表わす心象風景の種を、私の心のなかに植えつけていた。それが彼にとっての飛行機の光景のように、私のなかに根を張った。言葉にされないが、妙にはっきりしていて詳しい。その光景が成長するにまかせると、一〇月に多難な長旅から帰宅した彼が、自分の居間で目を見開くのが見えた。視線の先にいるのは敷物の上の去勢されたイヌで、膨張した腹をいら立たしいくらいさらけ出し、ぜいぜいと息を切らしている。ほこりだらけのステレオからパッヘルベルの曲が流れている。そのイヌは過去三〇年のアレクサンダーだった。弱く、生殖能力がなく、同調しない。それを見た彼のなかでは、行動するためにすばやく立ち上がり、突き進む欲求がわき上がっただろう。

海岸の入り江までのハイキングを提案したのは彼の妻だった。優雅な地元のアオサギに囲まれて静かな時間を過ごすためだったが、アレクサンダーにとって重要だったのは、アフガニスタンのマザーリシャリーフ上空を飛ぶ無人偵察機《プレデター》だ。任務を果たすように召集され、カンダハールの時代が再来していた――マケドニア王国から東へ、もう一度行進する。彼はわき上がる憤怒の渦を感じただろう。いや、リビドーの渦だ。体内の管がありとあらゆる液で満たされているように感じただろう。管の平滑筋が、何十年も彼がため込んできたものに逆らって、緊張している。彼がもっているもの、与えなくてはならないものを締めつける。ジェット燃料のように強く。

出産を止めるのと同様、この新しい存在の誕生を止める自然な方法はなかった。そして躁病はそれ自体、数週間以上続く可能性もある。しかし病院でなら、どんな出産も一時的に遅らせたり止めたりすることができる。アレクサンダーが救急外来を出たいと要求したとき、家族は必死に懇願することになり、私の治療下で彼の自由は奪われ、人権は一時的に剝奪された。そうして彼は拘束され、躁病の誘惑をさえぎるためにドーパミンとセロトニンを調節するオランザピンを与えられ、一週間以内に、いわゆる常態に復しつつあった。

しかし、その結果は手放しで喜べない感じがあった。彼を常態にすることは、まぎれもない勝利ではなかったのだ。臨床チームが回診でうれしい解釈をやりとりすることはなかった。代わりに病棟のスタッフルームでは、躁病の意味について、さらに介入の倫理について、ためらいがちで断片的な会話があっただけである。

躁病はささいなものだと考えることも、理想化して表現することもできない。その状態がいくら興味深くても――そして患者が有頂天で、可能と思えることへの伝染性の信念によって、少なくとも一時的には周囲の人全員に希望を与えるとしても――躁病は破壊的だ。傷つきやすい人、双極性障害にかかりやすい人たちにとって、躁病は脅威がきっかけで起こるのではないことが多く、何の役にも立たない[3]。むしろ発症は予測不能であり、精神病、思考停止、自殺性鬱病のような悲劇的結末、そして死をともなうこともある。

現在、躁病についての評価は一貫していないが、活力増進の状態にあることは一貫している。文化や国を超えて人類に共通する。ただしこの状態のすべてが、同じ枠組みにぴったり当てはまるわけではない。その異形として、マレーシアのアモックが挙げられる。強いふさぎ込み状態のあとに、被害妄想や逆上しての行動が続く。あるいは、西アフリカとハイチのブフェ・デリラントは、いきなりのいら立った行動、興奮、被害妄想が起こる状態だ[4]。どちらも、そして世界中で見られる躁病そのものも、もっとはるかに広くて複雑な多次元構造、つまり一連のありえる行動や変性状態の、断面にすぎないのかもしれない。そしてこうした状態を表現するのに使う切り口は、文化によってそれぞれ異なる。

持続的に気分を高揚させる単一の戦略または理想的な戦略が、もしあるとしても、ヒトの進化はまだそこにたどり着いていない。そして双極性障害にはさまざまな遺伝子が関係している。ヒトの進化における過去の奮闘のことを話せば、私たちのゲノムには、まだ改良を必要とする応急処置がたくさんある。精神医学以外の多くの現代医学ではすでに、なぜ遺伝性疾患がありふれた病気になるのか、問うことだけでなく答えることもできるようになった。たとえば、血液疾患の鎌状赤血球貧血のしつこさを説明するには、微生物寄生体のマラリア原虫との共生について話せばいい。これは私たちとともに進化した原虫で、何百万年にもわたって、じれったいような要求と応答を展開するうちに、人間の血球と免疫系の適応を推進してきた。

鎌状赤血球疾患と、関連するサラセミア（地中海性貧血）と呼ばれる疾患は、マラリア原虫とその媒介である蚊が繁殖している赤道周辺に共通の遺伝的ルーツがある、多くの現生人類が負っている重荷である。この重荷は、ヘモグロビンの変異という形をとっている。ヘモグロビンは赤血球内のタンパク質で、酸素をミトコンドリアに運ぶ（マラリア原虫がかつて移入微生物だったように、人間のミトコンドリアはいまや人間が生存するための完全な共生パートナーである）。マラリア原虫は人間の赤血球内に入り込むことができればそこで生きるのだが、この宿敵にとって、鎌状赤血球というヘモグロビンの変異は不利に働く。血液中のマラリア原虫の広がりを阻止し、マラリアを抑制するのだ。しかしこの変異は、痛みや感染症、卒中といった症状を引き起こす、赤血球奇形のリスクもともなう。

嚢胞性線維症の場合と同じで、変異遺伝子を一個だけもつ保因者の人間はだいたい症状がなく、鎌状赤血球疾患の状態が生じるのは、二個の変異遺伝子が一緒になったときだけである。しかし、嚢胞性線維症遺伝子を一個だけもっている人たちとちがって、（少なくとも現在理解されている範囲内では）鎌状赤血球の保因者（変異遺伝子が一個だけで発病していない人）には、マラリアへの耐性という確かな利益がある。そこには厳しい進化の駆け引きがさらけ出されている。コピーが一個だけで発症しない他人が享受する利益の法外な代償を払うのは、変異遺伝子のコピーを二個もつ人だけである。いわばこの変異は雑な処置、急場しのぎであり、自然選択というじれったいほど進行の遅い競技場で、いまだに競走が展開しているようなものなのだ。

鎌状赤血球から学べるのは、この病気と患者は、より広い人類とその進化という枠組みで考えてはじめて、ともに意味をなすということだ。科学者にとって、こうした視点を見つけるのが容易とはかぎらないが、説明が可能であるという単純な事実は重要であり、私たちを神秘主義と謂われのない非難から解放してくれる。しかし精神医学は、そのような洞察なしに続いてきた。世界中で生じている果てしない死、身体障害、そして苦しみの観点からいうと、ほかの種類の病気より重要な心の病気は、いまだに本質的にこのような説明がなされていないし、決定的な説明はいまのところ不可能だ。

それでも、神経科学は転換点に到達した。こうした病気が生物学的に何であるかに関する科学的説明が、初めて射程圏内に入ったようである。そして鎌状赤血球と同様、人間のあらゆる健康と病気と同様、精神疾患の罹患にも、進化の考察による知見を取り入れるべきだ。一九七三年にテオドシウス・ドブジャンスキーが書いたように、生物学においては、進化の光を当てずに意味をなすものはない。

しかし生存と生殖のトレードオフについて考えることは、問われる疑問が単純または中途半端な場合、誤解を招きかねない。たとえば、患者に対する精神疾患の害は明らかに思えるが、こうした形質の存続を容認し、進化による利益を享受する人は、もしいるとしたら、いったい誰なのだろう？　鎌状赤血球の場合、利益を享受する人は、それに苦しむ人と同じではない。精神疾患についてもそれが言えるのか？　近親者のためだけの利益があるのか？　あるいはそうではなく、精神疾患が直接当人を利することがありうるのか――いつか、何かの形で？

　現代世界は何の答えも出せないと認めなくてはならない。進化はゆっくりなのに、文化の変化は速く、社会は安定状態にはほど遠い。結果として、世界に対する人の適応は不完全かもしれない。しかし、理解できるという望みはある。私たちにありえるこうした形質や状態は、現在までではないにしても、ごく最近まで生存にとって重要だったのだ。生存にとって重要でないものはすぐに消えて、残るのは痕跡だけ、ゲノムのしめった砂についた足跡だけで、それは世代の波間に消えていく。哺乳類の系統では、乳が進化するとすぐに卵黄の遺伝子が消えた（ただし、私たち自身のゲノム内にもいまだに、卵黄遺伝子の破片が残っている）[5]。日の差さないコロニーで地表世界から遮断されている、洞窟魚やサンショウウオは、暗闇での生活が何世代も続いたあと眼を失い[6]、ずっと前に必要なくなった感覚の遺物である頭蓋骨内のへこみを覆うように、皮膚が伸びている。

　サンショウウオが自分の構造の奇妙さを理解したいのなら、自分には発想できないこと、すなわち祖先が住んでいた明るい世界と、頭蓋骨にある二つのくぼみの価値を、知る必要がある。そのくぼみは、光があった祖先の世界では情報を伝える経路だったが、現代世界では脆弱性にすぎない。同様に、私たちにしかない不可解な感情の深さや独自の弱さも、現代世界ではほとんど説明がつかない現在の形態にいたるまでの長い道のりに照らしたほうが、よく理解できるかもしれない。しかし注意は必要だ。私たちにはデータが足りないだけでなく、私たちの想像力そのものも主観的であり、視野は限られていてバイアスがかかっている。壊れているものと壊れていないものを分ける境界は、私たちが近づくにつれて移動したり、ぼやけたり、さらには消えてしまうかもしれない。

現在、精神疾患における進化の役割について断定するのは不可能だ。しかし人間の起源と進化は、精神医学について考えるにあたって、イメージの一部でなくてはならない――何世代ものあいだに生まれ、試された、闘争と妥協を示す生物学のあらゆるものと同じように。一万年以上前の純粋な狩猟採集民は、躁病の長期にわたる強さを必要とせず、単純に損失をあきらめて、脅威や闘争から逃げることのほうが有益だっただろう。水平線の向こうの新しい世界へと進めばいい。しかし現代人のように、家や農場、コミュニティ、拡大家族、あるいは文化などを構築した場合、存亡にかかわる脅威には、たとえ持続できなくても、躁病のような高揚した状態で対処するのが最善かもしれない。

神経科学は、躁病や双極性障害症候群の理解について、ほとんど進歩していない。後者の重症度スペクトルには、躁病に似た状態が含まれる。躁病は〇か一かではなく、軽躁病（入院を必要としない、持続的な気分高揚状態）から再発性自発性躁病（発作ごとに重症度が増し、猟奇的にさえなり、現実の認知まで崩壊して、治療を受けなければ最終的に認知症のような状態になる）まで、範囲が広い。

躁病に関心のある神経科学者たちは、中核症状と関係する特定の種類の脳細胞を探っている。

たとえば、動機づけと報酬探索をつかさどるドーパミンニューロンの既知の役割が、注目を集めた。[7] この役割が躁病では明らかに過剰で、「目標指向行動の増加」と呼ばれる顕著な症状に現われ、アレクサンダーの変貌に見られたたくさんの計画、投資、段取り、そして活力に例示されている。概日リズムの回路も探究されている。なぜなら、躁病の診断にも用いられ、アレクサンダーで顕著だった、とくに目立つ特徴のひとつが、睡眠欲求の深刻な低下だからである。この症状はとくに興味深い。なにしろ、躁病は睡眠不足そのものを（さらには倦怠感や傾眠のような不眠症の睡眠不足にともなう問題を）引き起こすのではない。アレクサンダーが経験したように、躁病では睡眠欲求がほんとうに低下し、それでも長期間にわたって脳と体の高い機能が維持され、本人はほとんど休息をとらない、または求めない。

それなら、こうしたドーパミンや概日リズム回路の手がかりは、躁病という謎に通じる道筋を具体化しているのか？　二〇一五年、ドーパミンと概日性という要素が、光遺伝学によって引き合わされた。[8]「クロック」と呼ばれる遺伝子の概日リズム機構に変異があるマウスは、極端に高い活動レベルが長期化するという点で、躁病のようだと解釈できる行動を示すことがわかった。しかもこの状態は、ドーパミンニューロンの活動が多いフェーズと同時に起こることも判明した。ドーパミン上昇が原因で、マウスをとんでもない運動レベルに追い込んでいるのか？　チームは光遺伝学を使って、ドーパミンニューロンの活動を増やすことが、実際、躁病に似た行動を誘発しうることを発見した。さらに、ドーパミンニューロンを抑制すると、クロックが変異したマウスの躁病のような状態を治すことができた。躁病の深い理解にはほど遠いが、光遺伝学は、仮定されたおもな回路メカニズムのうちのふたつを統合する役に立っている。いずれは、ドーパミンニューロン集団は一枚岩ではなく、哺乳類の脳発生の早い段階で別々に特定できる、たくさんの異なるタイプで構成されていると考えることが[9]、役に立つかもしれない。将来の研究で、行動と行動計画の生成にかかわる脳領域に投射する特定のドーパミンニューロンのような、躁病に関連する具体的なサブタイプを標的にすることができるかもしれない。

人間には、ほかにどんな躁病に関係する遺伝子があるのか？　双極性障害は遺伝性で、家族内に連綿と続くが、単独で障害の発生を決定できる単一の遺伝子はほとんどない。実際には、身長のように小さな影響をおよぼす遺伝子はたくさんあるかもしれない。こうした遺伝子のいくつかは、双極Ｉ型の研究でヒトゲノム全体をスキャンすると、かなり一貫して現われる。双極Ｉ型は、最も強く遺伝する精神疾患のなかでも、特発性の深刻な躁病をともなうものだ。そういう遺伝子のひとつがＡＮＫ３であり、アンキリン３（またの名をアンキリンＧ）と呼ばれるタンパク質の生成を指示する。このタンパク質は、各脳細胞を脳のあちこちにある受信体すべてとつなぐ、電気的情報の伝送路である軸索の起始部——糸のような出力配線の最初の部分——の電気基盤を構成する。[10]

一部の人びとに双極性障害を引き起こす一因となるＡＮＫ３の変異は、アンキリン３生成の不足につながる可能性がある。二〇一七年、「ノックアウト」された——不十分な——アンキリン３をもつマウスの系統がつくられた。[11]興味深いことに、ノックアウト・マウスでは軸索の起始部が、実際にうまく組織化されていなかった。通常、軸索のその重要なスポットで塊になり、過励磁を防ぐ緩衝器の役割を果たす抑制性シナプスが、消えてしまったのだ。そしてマウスは、躁病に似た特性を示した。一般的運動と、とくにストレスになる難題克服に向かう動き――つまり目標指向行動――の両方の意味で、はるかに高い身体活動レベルを示したのだ。驚いたことに、マウスに見られたこのパターンは、人間の双極性障害にきわめて有効なリチウムなどの投薬によって阻止することができた。

精神科医と神経科学者にとってＡＮＫ３は興味深いが、人間では、その変異だけですべての躁病を説明できず、双極性障害一般の理解にはほど遠い。さらに、躁病と鬱病――双極の反対の「極」――の関連も理解されていない。躁病はしばしば深い鬱病で終わり、多くの患者は上向き状態から下向き状態へと循環する。躁から鬱へ、鬱から軽躁へ、そしてまた鬱へ――しかしその理由は誰にもわからず、ＡＮＫ３の研究からも答えは出ていない。躁病で消費され、鬱状態への落ち込みにつながる、なんらかの神経系の資源があるのか？ あるいは、脅威が過ぎ去ったときに躁病のスイッチをオフにするシステムからの過剰修正があり、行き過ぎることがあるのか？ これは実際に不正確で大ざっぱな処置であり、過去には、それを抱えて生きている人たちには耐えがたかったにしても、人類全体では容認されていたのかもしれない。

文明の進化は生体の進化よりはるかに速い。いまや個人が時空を超越して世界中に力をおよぼすことができるので、軽躁病と躁病はより危険で、より破壊的だ。一部の歴史上の重要人物は、アレクサンダーと同様、まちがいなくこの障害かそれに似たものを負っていて、みんな当時の難題に対処しようとした。そしてつかの間、気力に満ちた、楽観的、カリスマ的状態に向かっていた。それは見方によっては、人間はこんなふうになれるという誇らしげな表現である。しかしそういう人物の多くに災難が降りかかった。そして生まれた時代と場所が悪かったアレクサンダーには、変身をなし遂げ、その使命を果たす安全な機会はなかった。

どの患者も、病院という変容した世界から退院するとき、『オズの魔法使い』のオズの国を離れるときのように、何らかの形で別れのプレゼントを受け取るようだ。外科では、新しい心臓をもらう患者もいる。病院で、というか精神科で言われるように、ほとんどの患者はドロシーだ。とにかく家に帰れるようになる。これがアレクサンダーにとって唯一の道だった。強制的な治療を受け、常態に復し、解放されてコミュニティにもどる。それが彼を気づかう人全員の足並みそろった目標だったのだ。

一年後の経過観察で、アレクサンダーの妻は彼を「前よりいい」と説明した。彼の病気の影は、ジョイスの『ユリシーズ』の「光のなかに輝いている闇」だった。これは「光には理解できない闇」だった。もはや躁病ではなかったが、彼はいまだに自分がおちいっていた状態も、その状態での自分の行動も、否定する気にはなれなかった。周囲の人びとがとった行動の理由を、いまだに理解していなかった。彼はそうしたことすべてにがっかりしているのだと私は思ったが、最終的に彼は妻と再び生き、方向転換も大義もない隠退生活になじみ、サギの繁殖地をハイキングする道を与えられたのである。

第3章 情報保持能力
――自殺願望、自閉スペクトラム症

口調という意味で、個人の声は方言です。独自のアクセントがあり、独自の語彙と抑揚があります。言語の支配的概念は関係ありません。オジマンディアスの言語、図書館や辞書の言語、法廷や批評家の言語、大学の言語、政治的ドグマの言語、制度的な言葉遣いなど、すべて無視しています。

――デレク・ウォルコット
『アンティル諸島――壮大な記憶の断片（一九九二年ノーベル賞講演）』

「パリで奇形腫をわずらいました」とアイヌールは言った。「卵巣のなかの卵子から始まり、生えた歯と生きているニューロンと髪の塊すべてが絡まり合い、私のおなかのなかで成長していきました。フランスの医者が腫瘍を摘出しましたが、手術後は歩くことも、体を曲げることも、背筋を伸ばしてすわることもできません。独り暮らしでしたから、何もかも、とてもゆっくりやらなくてはなりませんでした。

その状態のときに、母からおかしな手紙をもらったのです。故郷の写真が一二枚、説明もなく同封されています。足下に気をつけながら屋根裏部屋を横切って、朝食のテーブルに写真を広げたのを覚えています。

私は家の暖かさのようなものを感じました。母が遠くヨーロッパとアジアを隔てたところから、手をさし伸べて私の体に触れているようです。写真にはなじみの通りが写っていました。道沿いに立ち並ぶ建物には、丸窓と錬鉄のバルコニーがあり、人びとが秋の灰色の空を背景に、染料のしぶきのように鮮やかに浮かび上がっています。

私たちの服の色といったら、そんな光景はパロアルトでは見られません。濃い赤、深いインディゴ、とても明るい黄色、すべてが自然の染料です。クルミの表皮の暗褐色、タマリスクの木から採ったあの柔らかい紫色。こうした染料を、先生も私たちのシルクで見たことがあるかもしれません。優雅なシルクを意味する『アトラス』と呼ばれる、ウイグル族の織物です。柔らかいのに強くて、女性の衣装やリボンや壁掛けに使われます。私たちのことについてほかには何も知らなくても、シルクのことは世界中が知っていると思います。そして私たちの日常の仕事着にも、既製のジャケットにも、同じような色づかいがあります。中心都市ウルムチからトラックで運ばれる大量生産の衣類も、明るい紫、桃色、オレンジ色、金色――すべて同じ精神、私たちのセンス、強い色のコントラストです。

でも問題がありました。その写真とメモを見れば見るほど、何かおかしなことが起こっている気がします。母の短い手紙にはなんの説明もなく、写真そのものについてのコメントもありません。そして母が実際に書いた言葉は、私自身の最後の短信に対するそっけない返事でした。

私は母に、自分の卒業研究について最新情報をメールしていました。そしてウイグルにいる夫から二週間も連絡がなかったので、一度家に帰るべきかどうかを訊いていたのです。私は母の手紙を見返し、彼女の言葉をもう一度読みました。『帰ってこないほうがいいわ。こっちはまだすごく暑くて、あなたはもう暑さに慣れていない。長いあいだフランスにいるんだから、そのままそこにいるべきね』。でも実際には、熱波に襲われていたのはフランスのほうで、私はすでにそのことを母にこぼしていました。その年の夏中、フランスはかつてないほど暑くて、いずれにしても、その写真から、故郷の小さい男の子も女の子も、もう秋のコートを着ているのがわかります。

しばらくして、ほかのことに気づきました。通りに若い男性がいないのです。大勢の子どもたち、女性たち、そしてスクーター。でも、夫の年齢の男性はみんな通りから消えています。どの写真でも。

覚えているのは、そのあと、営業中のインターネットカフェを探すために急いで外に出て、雨の降る通りに続く狭い階段を落ちそうになったこと。手術跡の刺すような痛みが目覚め始めていたときに、私はアパートの玄関に到着したのですが、通りに下りてはじめて、体の状況がどんなに悪いかを理解しました。もどれないし、歩くことさえできません。

パリの通りで、自分の内側がどれだけ深く傷ついているかがわかりました。暗くて、敷石は濡れています。家族が危険にさらされていて、私は独りです。そしてそこで、自分は歩けないのに走れることに気づきました」

話している内容の暗さや、しだいに強くなる心身の痛みと不釣り合いなほど、アイヌールは快活で、元気に満ちあふれていて、ときどき満面の笑みを浮かべた。私は心のなかで、脳内のどんな自然の作用が、苦痛を自覚するタイミングを設定するのかと考え始めた。同時に、並行する思考の流れのなかで、私はひそかに彼女の描写に畏敬の念を覚えた。予想外で、とても巧みで、彼女の話はほとばしり出てきていて、速さも力強さも増していた。

内面の感情――または意識――を含めて、どんなものの自覚も、スイッチで制御されているかのように単純についたり消えたりするものではない。痛みの自覚でさえ、しだいに蓄積し、時がたつにつれて運動時に、一瞬一瞬に描かれる軌道に沿って現われるようだ。

それぞれの感情は、脳活動が増加し、頂点に達し、減少していく現象と、密にからみ合っている。というか、まさにそのものなのかもしれない。その現象の時間尺度は、ある意味では数百ミリ秒、別の意味では何百万年である。感情は人と同じように、時間を通り抜ける道である。

人間の主観性の要素、つまり私たちみんなが意識のある心で何をいつ感じるかは、そうした感情が以前、遠い過去に、生き延びるために必要な行動を引き起こした場合にかぎり、現代世界に存在しているのかもしれない。そのため、故国が地球のほぼ反対側にある、アイヌールと私に共通の感情は重要であり、何千年も前にはどう感じられたのかも重要だろう。このつながりを認識することは、冷たく広がる時間の向こうで、いなくなって久しい私たちの祖先への感謝の祈りのようなものであり、さらに現在においては慰めでもあるように、私には思えた。それは人類という家族の親交において相手全員を認めることであり、感情を外界から心への論理的な情報の注入としてではなく、地球上のあちこちに散らばり、記録されていない長い歴史をもつ人類の、互いのつながりとして考えることである。

生物学における時間尺度の対極を考えると、アイヌールが心の底からの痛みの出現を経験したときのように、個々の動物として人に内在する経験は、コンマ一秒の展開も特徴だ。意識に上る経験はどれも、この時間尺度では動態である。現われ、頂点に達し、あとに残る——もとになった刺激とは切り離されて、独自のペースを守る。

意識が加わって融合するには、この長い時間が必要である。単独の脳細胞が発する電気信号のスピードより一〇〇倍遅い。二ミリ秒ではなく二〇〇ミリ秒の話だ。世界が針のひと刺し、予想外の音、軽い接触など、新しいビットを送ってくるたびに、意識が強烈な光を放つまでに、ほぼ四分の一秒が経過する。反射作用のような無意識のプロセスはもっとはるかに速くすむが、意識はどういうわけか時間をかける。

そのときの——自覚する瞬間の——個別の主観的経験は、進化と神経生物学両方の観点から、外界からのデータの山を表わすだけではないと理解できる。外部感覚という海の潮《うしお》は、深く染み込むだけでなく、ジェラード・マンリー・ホプキンズが神の威光について書いているように、「集まって大きなものになる」——脳の奥の湿地と水路を通って不可解に渦巻き、最終的に完全に現われる。特別なことが起こっているのだ。

神経科学者は、哺乳類の意識にまつわるこの奇妙な事実を、さまざまな実験から知るようになった。そのほとんどが、脳内で起きる電気活動の直接測定にもとづいている。ピンという音や、予想外の声や光に対する反応は、大脳皮質内でピークに達する前に二〜三〇〇ミリ秒が経過する[1]。大脳皮質とは、あらゆる哺乳類の脳をショールのように包んでいる、細胞でできた薄くてしわの寄った覆いである。

二〜三〇〇ミリ秒は、私のような（シナプスや軸索の端から端までたった二、三ミリ秒という、もっと短い時間尺度で考えることに慣れている）細胞生理学者にとって、無限に長い沈黙に思える。それだけでなく、この長い遅延は科学者でない人にとっても驚きである。ネコが獲物を追いかけたり、ボクサーがのけぞってジャブをかわしたり、ただふたりの人間が活発な会話を交わしたりするのを、観察したことのある人なら誰でも驚く。すべてがはるかに短い時間尺度で展開する。熟練のボクサーは、意識が必要ならかかるはずの時間をかけることなく、特定の脅威の軌道に反応し、ありえないほどすばやくかわしているように見える。これとくらべると人間の社会的相互作用の遅さといったら、ありえないように思える。発話された情報の新しいビットに反応するのに、四分の一秒近く――実際に熟慮が必要ならさらに長く――待つとは、なんて無様に遅いのか、なんて人間らしくないのか。

しかもいまのは会話についてだけである。もっと不可解なのは、大量のデータストリームをともなう社会的相互作用の豊かさである。アイコンタクトや手振り、姿勢などを伝える、情報量の多い視覚入力の統合はどうなのか？　はにかんだ唇の角度や、体の向きの変化など、適切な反応を生み出すのに必要不可欠な、あらゆる視覚刺激の識別はどうなのか？　こうしたいくつもの情報の流れが意味をなすには、互いが互いを必要とする。人びとが何かを伝えるためには、互いが必要なのと同じだ。そして、チームや集会のような、もっと大きい交流ではどうだろう？　人間の集団は葛藤する欲望、丁重なうそや悪意あるうそで満ちあふれていて、構図は変わり続ける。それぞれの情報の流れは、同時に展開しているだけでなく、意味を生み出すためにほかの流れを取り込み、継続的な再解釈と共解釈を必要とする。その一方、話し手――およびカ世界や互いのモデル――もすべて、時間とともに変化する。

より深い洞察に長い時間がかかるのは当然であり、ずっとあとに来ることもある。すべての情報が入ってきたあと、白い繭に覆われたカイコのように、織り合わされた軸索のシルクに包まれて、数週間、数カ月の孵化期間を過ごしたあと、ある日、新しい認識が完成形になり、解き放たれて現われるのだ。

アイヌールは語った。「それからさらに三カ月間、夫と連絡が取れませんでした。とても不安でした。両親も不安だったのですが、とても慎重でした。ようやくビデオチャットでつながったときでさえ、彼らは何も言いません。夫が生きているかどうか、私は知ることができませんでした。両親はもし何か知っていても、言わなかったのです。同封されていた写真について直接尋ねることもはばかられました。それを送ることが禁じられていたのか、誰かが聞いているおそれがあるのか、私にはわかりませんでした。でも、妻は夫について尋ねると予想されるはずですよね。尋ねないほうがおかしいでしょう。いずれにせよ、私が両親に夫のことで何を尋ねるかは関係ありませんでした。彼らは何に対しても『わからない』と言い、それだけでした。

何もわかりませんでした。それから二カ月後、私は眠れなくなりました。ただわからないだけではありません。それについてできることが何もなかったのです。私は愛する人たちを助けられませんでした。無力でした。生きたまま内側から食べられていくのです。そんなふうなこと、先生には理解できません。何でも思いどおりにできるいまの先生の生活とは、すべてが逆でした。

何かが私のなかにもぐり込んできて、私の背骨をかじって、私を内側からくりぬき始めていました。私の内側には知識も、力も、何も残っていませんでした。できることは何もなくて、話す相手は誰もいません。そしてそのとき、私は初めて自殺について考えるようになったのです。

でも、そこにたどり着くのはゆっくりでした。一歩ずつだったと思います。まず、現実の恐怖、具体的な苦痛の種に向き合うほうが、どれだけましかということに気づきました。わかっている敵に対処することは、たとえ決まったタイミングの死だとしても、くらべれば楽園のように思えます。その死を夢見るようになり、秋になると昼も夜も、そして冬が深くなっても、思い描きました。そのあと、その死を強引にコントロールして、誰にも邪魔できない最終段階の正確な日時を設定できる者になって、自分自身の支配権を取りもどすことを考えました。そしてひとたび思いつくと、どうしてもそうしたいと願いました。

自分が鬱状態だったかどうかはわかりません。それは自殺について耳にするとき、使われる単語にすぎないと思います。精神科では、というか西側では、西洋では、好んで使われることを知っています。それに、別にかまいません。鬱病と呼びたければ呼んでいいのです。もちろん、私は幸せではありませんでした。でも、別の見方を話させてください。

私の故郷、私たちの国の西部、つまり新疆《しんきょう》と呼ばれる地区のワタ畑では、農家はアブラムシに悩まされていて、学校で生物学に興味のある――私のような――生徒は、政府がアブラムシを駆除するために導入しつつあったハチについて学びました。生物学に興味のある多くのウイグルの子どもたちは、その分野に導かれました。党は私たちの民族のために現代的な職種を探していたのですが、それは子どもたちを気づかってのことではなく、実際には急進化を防ぐためでした。

このハチ作戦は理にかなっています。ハチが標的とする種は、ハチの種類によって固有で限られているので、新しい問題を引き起こすリスクがほとんどありません。メスのハチは、自分がつかまえたアブラムシに卵を注入します。卵は産卵管と呼ばれるものを通過しますが、この管は毒針になるものです。麻痺性の物質も注入されることがあります。そのあと卵は孵《かえ》り、幼虫はアブラムシのなかで生き、成長し、アブラムシの中身を部分的に食いつくすのですが、そのあいだも慎重に、アブラムシの重要臓器は傷つけないようにします。

そのあとハチの幼虫はアブラムシのおなかから抜けだしますが、やはりけっして殺さないようにして、そのすぐ下にとどまって、動けないアブラムシを生きた盾にして、繭をつくります。アブラムシは麻痺状態ですが、何かがそばに来れば単純な動きだけはできるので、そうやって自分を侵略して殺す者を守るのです。最終的に、新しいハチの成虫が繭から現われ、そうなってようやくアブラムシは死ぬことを許されます。

では、質問させてください。そのアブラムシが自覚できたなら、自分の状況を理解して、先に死を選ぶことができたなら、そうするでしょうか？　もちろん、そうするでしょう。もしアブラムシがゆっくり意識をもつようになって、人間と同じように、自分の状況の強烈な苦悩を感じて、死を考えたら、先生はアブラムシが鬱状態だと言いますか？　言うかもしれませんが、意味はないでしょう――たとえ内面の感情を変えることができても、どんな投薬も、考えられるどんな治療も、やりがいはありませんから。

どうでもいいことです。ただの言葉です。私は死を望んでいて、死を計画しました。それが問題なのです」

この時点で私は、この人間と出会って彼女の物語と向き合うという、自分に与えられた責任と特権に気づき始めた。私はその特権に、つまり彼女の話の聞き手になるに値しなかったが、運命が、この時空のこの瞬間に、歴史的、医学的、感情的な糸の驚くべき交差をつくり出している。そのため予定時間が過ぎても、私は面接を切り上げることはできなかった。彼女の話をすべて展開させると、彼女のイメージが私のなかで形になり、彼女の経験が私の科学と医学の知識とつながった。

　最初に会った瞬間から、アイヌールは完全にくつろいでいて、豊富な身の上話をせずにはいられないようだった。その接し方は、どちらかというと学校の同窓会で会った昔のクラスメートどうしにふさわしい。そのこと自体、患者にとってもセラピストにとっても、そしてそのつき合い方から見ても、危険信号かもしれなかったが、精神科医がそのようなケースで探しそうなものは、最終的に彼女にも私自身にも、まったくなかった。たとえば、私が彼女に思い出させる可能性のある、彼女が乗り越えてきた人間関係のパターン、たとえば成長期の教師、兄、地元の医師などが特定されることはなかったし、彼女のせいで私が私自身の人生から思い起こしそうなパターンも、私はまったく意識しなかった。これはつねにリスクである。患者と精神科医が役割にしっくり収まり、過去の経験から感情を呼び起こすことは、治療関係において問題になることが多いが、解決策になることもある。

　アイヌールには、人格障害や気分障害の兆しもなかった。原則として、境界性および演技性人格の特徴が、気分障害スペクトラム患者で着実に精神状態を高揚させる軽躁病とあわせて、候補リストの上位に来るのだが、それを裏づけるものはなかった。アイヌールはただ、きわめて個人的な話を、自然な友情の枠組みで語っただけだ。私がそれまで見たり想像したりしてきたのと同じように、純粋で熱心な社交的状態にあり、秘密をちりばめた生き生きした話を、まだ来てから一年もたたない国で、あまりよく知らない言語で語っている。

　私にはアイヌールが、進化によって人類が到達した社交性の典型に見えた。そして私は聞きながら、発生するコスト――そのような状態になるために、毎日支払われる代謝のコストや各個人のなかで割り当てられる脳資源――について、さらには私たちの祖先、おそらく初期霊長類の群れにいた社会性哺乳類にとって、こうしたことすべてがどこで始まったのかについて考えた。そのコストは相当なものだっただろう。なぜなら、社会的相互作用ほど不確かで、ひいては計算が難しいものは、生物学にはほかにないからだ。予測不能な獲物の狩猟もおよばない。ネコはネズミがどちらの方向に曲がるのか予測しないが、人間の相互作用ほどたくさんの可能性があるわけではない。そして隠された意図もない。ネズミはただ生きのびたいだけだ。だが会話の相手はいったい何を望むだろう？　そしてもちろんネズミはだいたい、生きたいという欲求を二次元でしか表現できない。つまり平面の地面を走るしかない。同様にボクサーにとって、心配すべきなのは左手と右手、そしてそれぞれの順序と軌道だけである。

しかし社会的な脳には新しい機能モードが必要だ。迅速さを求めながら、膨大な数の次元でも作動する。そして、ほんの少しの新しい情報――ひょっとすると二、三個の細胞だけにとらえられてコード化されるような、現行モデルからのずれ――で、観察者が相手についてのモデルを改良し、時系列をうまく予測する相互作用を起こせなくてはならない体制で動いている。とはいえ、観察者の脳は過度に興奮してはならず、それどころか、不正確なモデルへの切り替えを引き起こしかねないシステムのノイズには、抵抗しなくてはならない。神経発火のランダムな火花から起こりかねない、誤った認識や有害な見方の自動的な発火を抑えることが重要である。

生物学のつねだが、そのようなプロセスの重要性は、それが欠如していることの影響によって評価できる。アイコンタクトが一瞬でも短すぎるときに生じる壁を、きずなの不足や距離と不信感を、私たちは知っている。ところが、アイコンタクトがほんの一瞬長すぎても、誠意を示す社会的信号と対でなければ、恐ろしい効果が生じる。やはり生物学のつねだが、社会的相互作用にとってもタイミングの正確さが必須であることは明らかだ。そして、意識の奇妙なよたよたと遅いペース、つまり例の二〇〇ミリ秒という遅延の責任を負っている回路に、厳しいプレッシャーをかける。

この妥協プロセスを加速させるために考えられるひとつの解決策は、先行モデリング、つまり脳内で前もって無意識に出来事を操作することだろう。この芸当は、社会性動物が世界——およびつき合う相手——についてのモデルをたくさんもっていれば可能だ。そのモデルが水面下で一度に作動して、他者の行動と感情を将来にわたって予測する。

哺乳類の大脳皮質の主要な役割、というかひょっとすると最も重要な役割は、この予測問題を解決し、現在と将来のモデルを実行することであり、モデルに入力するための概念情報を、世界からできるだけたくさん集めることかもしれない。同時に、大脳皮質系は予想外のことを高感度で検知する必要がある。なぜならそれは小さくても、別のモデルに移行する必要性を知らせる現行モデルからのずれだからだ。こうした無数のモデルを並行して実行することで、ちょっとした新しい情報それぞれについて、意識が新しい時系列全体を計算して取り込む必要はなくなる。社会的頭脳が行なう条件つきハイパーチェスでは、たくさんの時間ステップを通して、各モデルが行動、応答、将来的な岐路――つまり指し手と反撃の指し手――を示し、指示するからだ。

こうした無意識の予測モデルを持続的に実行するために、脳内で必要とされる計算エネルギーは膨大である。ここで消費されるものは、内向的な人、つまり長期の社会的相互作用で疲れる人たち――ほとんどの人たち――では、すぐに使い果たされる神経回路レベルの資源だ。その一方で、この脳状態のために深く埋もれた資源をもつ人は、真に外向的な人であり、持続的な人とのつき合いを生きがいにしている。アイヌールもそのひとりで、予定していた時間の最初に行なった、手短で平凡な精神鑑定とされるもので明らかになっていた。それは、ヨーロッパにいたあいだに短期的に現われた自殺傾向をふまえて行なわれることになった、患者の登録手続きのようなものだ。彼女との面接は、私がそれまで経験したことのないものだった――その人生のトラウマとなるような状況だけでなく、彼女の強い社交的傾向という意味でも。そしてそのすべての中心にあったのは、死にたかった人間である。

「そうするのに選びそうな方法がふたつあります」とアイヌールは言った。「私の故郷では、飛び降りて確実に死ねるほど高い建物はありませんでしたが、カシュガルのような大きな町ならできるし、パリなら確実です。もうひとつの方法は、そう、アトラスシルクはとても強いのです。私はサッシュをたくさんもっていて、部屋の梁の下とか、庭の蔓棚の下に、蹴り飛ばせるレンガや本を積み上げるのは簡単です。

なぜそうしなかったのでしょう？　母だと思います。科学者としての夢をすべて失うしかなくて、残りの人生で一日に一枚のパンしか手に入らなくても、私は母と一緒にいられさえすれば、それを受け入れるでしょう。

パリジャンは、自分たちはアメリカ人より社交的だと言いますし、ある意味でそのとおりです。家族や友人とはるかに多くの時間を過ごします。でも、ウイグル族とは全然ちがいます。先生は笑うでしょうが、私は結婚後も何カ月も、生まれたときからずっとやってきたように、両親のベッドで川の字に寝ていました。こんなことは、先生たちの西側では考えられませんよね——人の妻らしくないか、もっと悪いでしょう。でも、そこまで私たちは親密なのです。私が人生をおしまいにできなかったのは家族のため、親しい人たちを傷つけられなかったからです。そういう人間関係を自分自身の手で抹殺することができなかったのです。

だから私は内側からむしばまれながら、ひとりパリで生き続けました。そして三カ月後、冬のどん底でどうにか生きていたとき、夫は解放され、私に連絡することができました。故国のあらゆる若者と同様、彼も強制収容所に送られていたのです。英語には別の言葉があるかもしれませんが、私は知りません。送られた人たちは、現実に殺されてはいません。

解放されて、彼は電話をかけてきました。ビデオチャットをしたのです。ものすごくやせてしまっていて、頭を剃られ、声はとても弱々しかったです。彼が拷問されたかはわかりませんでしたが、私よりはるかに無口で、私よりも空っぽでした。そして何が起きたかを話そうとしませんでした。彼の話では、新疆の外に移されて、海岸に近い都市で働いていたそうです。彼にはそれしか言えませんでした。東に移動させられ、私たちが再会できるかどうかわかりませんでした。いまはそれだけで、彼は貝のように殻に閉じこもって生きています。

そこでだいたい状況は止まっています。これは去年のこと、研究をパリからここに移す前のことです。当時、政府はそういう収容所の存在を否定していました。今年、その存在を認めましたが、教育センターと呼んでいます。忠誠の誓いを中国語で覚えて話すことができていないから、そこに送られるというのです。あるいは、彼らによれば不誠実だから、すべての言葉を正しく言っているが、どうも行動に正しい熱意や国に対する深い献身が示されていないから、送られるそうです。

しかも彼らは若者たちが収容所にいるあいだに、町のモスクをブルドーザーで取り壊したのです」

その日の午前は、アイヌールの診察が最後の予約だったので、別の患者を診察するためにやめる必要はなく、自分の昼休みを犠牲にすればいいだけだった――楽な決断だ。私の評価はずっと前にはっきりしていて、完了していた。彼女は過去に、異常にストレスの多い出来事による不安症状と適応障害という問題があっただけで、いまは精神医学的な診断はない。社会性以外の領域に認知的困難があって（アイヌールにはなく、彼女は進化生物学の修士課程に取り組んでいた）、顔に一定の特徴がある患者なら、私はウィリアムズ症候群という染色体欠失障害と考えただろう。不安と認知機能障害があっても、ウィリアムズ症候群の患者は極端に社交上手に見えるかもしれない。[2] 開けっぴろげで内容の豊かな話を語り、見知らぬ人にさえも、すぐに（深さは不確かだが）個人的なきずなをつくろうとする。

ウィリアムズ症候群はいまだに謎であり、それでも魅力的だ。しかし、私が臨床で専門としていたのは、自閉症スペクトラムで対極にある社交スキル――社会的相互作用をしたがらず、あまり得意としない脳の状態にある人たち――の治療だった。これは私が情熱を燃やすふたつの臨床分野のうちのひとつだ（もうひとつは鬱病の治療）。精神科の研修を終えて、専門医として仕事を始めたばかりのころから、外来の受付スタッフは、自閉スペクトラム症（ＡＳＤ）と診断されるかどうか評価する必要のある患者を、私の担当に回すよう指示されていた。さらに私は受付チームに、ＡＳＤとわかっている難しい患者も私に送るよう依頼した。そのスペクトラムにあるとすでに診断されているが、なんらかの理由でこじれていて、外部の医師から紹介されて来る患者だ（鬱病の症例が私のところにもち込まれるのと同じプロセスである）。このようにして基礎疾患の謎を追いかけているうちに、気づけば私は薬物治療がほぼ不可能なふたつの障害、すなわちＡＳＤと治療抵抗性鬱病を専門とする医師になりつつあった。

ＡＳＤそのものに効く薬物療法は存在しないと知りながら、私は十分な医療を受けていない大人数の集団を、何とかして助けようとしていた。もう小児科医の治療を受けていない成人のＡＳＤ患者だ。この患者たちはほとんどつねに、ＡＳＤにともなう治療可能な病気、つまり不安などのいわゆる併存障害に苦しんでいる。そういう患者を担当しようとするにあたって、私が最初に考えたのは、こうした障害はたいていＡＳＤそのものに深く影響され、必ずその枠内にあるので、社会的機能の変容を専門とする医師ならうまく治療できる可能性がある、ということだった。

重度の自閉症は、言語を部分的または全面的に使えないことによって定義される。しかしスペクトラムの「高い」端にある障害、つまり言語スキルはすぐれているが、社会性についてはアイヌールと逆の状態も、独自の難題をともなう。こうしたＡＳＤ患者は社会に対する理解が不十分なので、生活を送るなかで困難な問題に直面するおそれがあるのだ。言語能力と知力はだいたい正常で、仕事の能力は普通（あるいは現代世界では非凡）なので、より広いコミュニティとの交流が進展する。ところがこの交流が混乱を招き、強い不安を呼び起こし、場合によっては深刻な新しい症状につながるおそれがある。

こうした患者にとって、社交の領域や社会全般は不可思議なものである。そこは実際には気まぐれな人間行動によって支配されている領域だ。あの人はあのとき何を言うべきか、どうやって知ったのだろう？　一体全体どうやって集団のコンセンサスは得られるのだろう？　この人が話しているとき、私はどこを見ていたらいいのか？　こうした患者にとって、地獄とは――サルトルが言ったように――じつは他人のことなのかもしれない。

世間は複雑なシステムだが、複雑なシステムそのものは患者にとって問題ではなく、時とともに変化する複雑なシステムでさえ問題ではない――その変化の型が予測できるかぎりは。何行ものコード、時刻表どおりに一次元または二次元の線路に沿って動く列車、都市の連結している街路構造、こうしたものは複雑だが、とくにＡＳＤとともに生きている人びとにとっては、予測可能なおかげで好ましい場合もある。その一方、社会との交流に代表される予測不可能なものは、とくにＡＳＤ患者にとっては、ひどくいやなものになりうる。

社会との交流でいやな気持ちになる感覚を理解することは、基礎的な神経科学にとっても、自閉スペクトラム（ウィリアムズ症候群やアイヌールとは社交能力が対極にある全スペクトラム）とともに生きる人たちを助けることにとっても、重要になると思う。ＡＳＤの社交回避は、計算やエネルギーなどの資源が使い果たされるからではなく、むしろ、不確実なことや他人への不安から生じるのか？　あるいは、そこには何かもっと微妙な、言葉で表わしにくいものがあるのかもしれない。私にとって、この後者の可能性がＡＳＤの課題の重大さを浮き彫りにしている。私たちでさえそれを言葉にできないのなら、またはもっと悪いことに、いずれにせよ表わす言葉がじつは存在しないのなら、すでに言語表現が限られている患者がどうやって内面で起きていることを話せるというのか？

私は長いあいだ、機会をとらえて、すぐれた言語スキルをもつ高機能自閉症患者と話をしてきた。数カ月にわたる外来診療で治療同盟を築き、彼らの併存障害を（できるだけ）治療したあと、経過観察の来院で、内的経験がどういうものかを尋ねたものである。でも、どこから始める？　患者に自閉症を説明してくれと単純に頼むことはできない。代わりに、私は簡潔かつ具体的に始めた――患者にあるひとつの身体症状の経験について尋ねたのだ。ＡＳＤのあらゆる行動特性のうち、アイコンタクトの回避が私には最も印象的であり、おそらくとくに明快かもしれない。一瞬だけ目を合わせてから、恥じらう女の子のように、視線が床へ、横へと、落ち着きなく泳ぐ。

チャールズという名の患者が、この症状について最も明確な答えを教えてくれた。若いＩＴスペシャリストの彼は、自閉スペクトラム症に分類されるが、言語スキルはすぐれているアスペルガー症候群と呼ばれていたものにかかっていて、極端にあからさまにアイコンタクトを避けた。外来診療室で私は彼の不安の治療に二年を費やしていた（パニック発作や職場不安に苦しまなくなったという意味では成功した）。しかし同時に、アイコンタクトのパターンを含めて、自閉症の症状には変化の兆しがまったくなかった。私はある朝彼に尋ねた。「ちょっとだけ人と目を合わせるとき、どう感じますか？　不安になったり、恐ろしくなったりしますか？」

「いいえ」と彼は言った。「怖くありません」

「圧倒される？」

「はい」とチャールズはためらうことなく言った。

「それについて話してください、チャールズ、できれば」

「そうですね、先生のことを見て話しているとき、先生の顔が変わると、それが何を意味するのかとか、それにどう反応するべきなのか、言っていることを変えるべきなのか、考えなくてはなりません」

「それで、それから？」と私はやさしく促した。「一体なぜ目をそらすのでしょう？」

「えっと、そのあとオーバーロードになるんです。残りの私がオーバーロードになります」

「つまり、情報が多すぎるみたいで、それがいやな感じなのですか？」

「そうです」と彼は即答した。「目をそらしたほうが楽です」

神経科学者であり精神科医である私にとって、これは超越の瞬間だった。目の前にすわっているのは、明らかに不安におちいりやすく、深刻なアイコンタクト回避をする患者だったが、ほとんどの科学者が知りえないことを、幸運にも私は聞くことができたのだ。アイコンタクトの問題は不安のせいではない。この結論は、私の治療でふたつの症状（不安とアイコンタクト）がまったく別の結果になることで強く裏づけられた――一方は治り、もう一方はまったく影響されない。少なくともこの患者にとって、不安とアイコンタクトのこの区別は、彼自身の説明によっても直接確認された。強い症状を示すほどまさに自閉症スペクトラム上に位置づけられているのに、意外にも自分の内的経験を話せるほど言語表現が豊かな人間の言葉だった。ある意味で、この瞬間は私にとって、私がしてきたキャリアアップすべてが正しかったことの証明だった。医学士と博士号両方の研修を積んだ余分な年月すべてが、研修期間の苦労と個人的問題すべてが、さみしがる息子を心配するシングルファーザーとして勤務した当直の夜すべてが、この瞬間だけで十分報われた。

不安や恐怖ではなく、もっとはるかに興味深く、繊細なプロセスが進行しているようだ。チャールズの脳は、社交に関するデータの流れに自分がついていけないことに気づいていた。その一方で、自分はそれについていくべきであって、これはデータの処理が不可欠な状況だと認識している。それだけではない。彼の脳は、その情報にまつわる難題から主観的にネガティブな内的状態へ、つまりいやな気分の状態へのつながりを生成していた。

例によって謎は残った。たとえば、そのネガティブな気持ちは生来のものか、それとも経験によって得られたのか？　速い情報速度からいやな気分へのつながりは、人生から教えられ、繰り返される精神的につらい社会との交流の失敗によって、徐々に条件づけられたのかもしれない。それとも、この嫌悪感は人生の最初から経験なしにあったのか？　いやな気分は、人がデータの激流をかわすのに役立つ進化のメカニズムであり、他人がデータへの正しい反応を期待するような状況への全面参加から、ひいては社会的に重大で害にさえなりかねない失敗から、撤退するように導いているのか？　それならいやな気分は、入ってくるデータの流れが予測不可能だから起きるものであり、本質的に、情報そのものの高いビット速度に対する反応なのか？

この考えは重要かもしれない。アイヌールの対極に生まれたが、それでも自分のことを話せるだけの言語能力がある、理想の患者から授かった洞察だった。

「ひどく不公平です」とアイヌールは続けた。「私たちは親切な民族です。自分の家族と親密なだけではありません。家に招いた客は、夕食のテーブルで上座にすわらせます。どんな客でも、誰であっても、この名誉ある位置にすわるのです。そんなことは、ここカリフォルニアではありえません――フランスでも。みなさんの様子を見るとおかしいです。お客に家を奪われることを恐れているみたいです。

ほんとうにそれを心配しているのですか？　あなたの家ですよ。誰も奪おうとはしません。

お客が来れば、私たちはひと晩中、最高の席にすわってもらいます。それが強いきずなをつくります。その意思表示にはとても強い力があって、費用はかからないのに、永遠に続く深いつながりを生みます。

私たちの文化のこの部分は、弱さと解釈されるのでしょうか。でも、ウイグル族だけではなく、すべてのコミュニティがそうします。大陸の中央部――私たちはシルクロードと呼びますが、ここでもそう呼ぶのでしたね――のあちこちにある、たくさんのコミュニティがそうしますが、私が思うに、そうすることで社会性のある文化になるので、それが私たちの生き延び方なのです。それに私たちはほかにもいろんな意味で強いです。社会的きずなだけではありません。私は一三歳のとき、ひとりで七人の漢民族の女の子とけんかしました。

寮にいたとき、彼女たちはおしゃべりしていました。自分たちの言っていることを私は理解できないと思っていると、私にはわかっていました。私はどんな言語でも、人が想像するよりはるかにうまく理解できるのです――標準中国語、フランス語、英語を、それぞれたった数週間で、ただ聞いて見ているだけで覚えました。そしてその子たちは、誰かが食器を共有スペースに置きっぱなしにしたと文句を言っていて、それを私のせいにしていました。そしてそのとき、洗面台の鏡の前に立ち、髪にブラシをかけていたひとりが、私の家族についてひどいことを言いました。彼女が会ったこともない、私の愛する人について、私の母がどんなにおいがするかについて言ったのです。私は寝台から飛び降り、その子の髪をつかんで、浴室から引きずり出しました。ほかの子たちみんなが私に飛びかかったのですが、驚いたことに、私にとっても意外にも、私は彼女たち全員を合わせたより強かったのです。その瞬間まで、自分の脚にそんなに力があると知りませんでした。私にぶつかってくる彼女たちは雨粒のようで、嵐はすぐに通りすぎました。その年、失礼な言葉を二度と聞くことはありませんでした。

いまとなっては、あの子たちに悪いことをしたと感じています。先に手を出したのは私です。家族を守らなくてはならない気がしたのですが、いま、二倍の年齢になって、彼女たちは子どもだったのだとわかります。そして私は状況を悪くしたかもしれません。私の文化に対する彼女たちの認識を損ねたかもしれません。漢民族も親切な民族であり、私は政府のせいで彼らを非難しません。でも、彼らにとって、彼らの国にとって、新たな方向に向かうため、そのような体制の一部にはならないための、道筋があるのでしょうか。彼らはちがう方向に進めるのでしょうか、それとも逃れようのない何かに、はまり込んでしまったのでしょうか？

私は修士課程を始めたあと、アブラムシの生物学についてもっと勉強し、ハチの歴史を知りました。信じられないくらい勝ち組の動物で、地球上のほかのどの目《もく》の動物よりも、たくさんの種が出現しています。この成功はどこから来たのでしょう？　アリ、ミツバチ、カリバチ、スズメバチはすべて、恐竜の時代に、同じハチの祖先から始まったことを知っていましたか？一匹のハバチに似た小さな草食のハエが、奇妙な変異をもって生まれたおかげで、その卵が針のような産卵管を通して、動物の体内に産みつけられるようになったのです。そしてその瞬間から、一匹の祖先から、信じられない動物の放射が起こりました。とても強くて、クモ、アブラムシ、別のハチなど、どんな生きものにも卵を産みつけられたからです。

髪の毛くらい細いハチの胴のくびれは、体の一部を別の部位とつなげる小さな連結部ですが、偶然の変異でつくられました。[3] そのあと自然選択が引き継いで、ハチの種の拡充、つまりハチらしさの広がりを、加速させました。その胴のくびれを使って体をねじることができるおかげで、しだいに長くなっていった産卵管を適切な場所に導いて、木の奥深くにいる甲虫の幼虫や、大きな芋虫の奥深くの体腔に、挿入できるようになったのです。

　でも、この話の最も意外な結末は、ここが重要なのですが、ハチ目のいくつかの枝、たとえばアリ、スズメバチ、ミツバチなど、すべて社会性のある集団はのちに、この生活環から逆もどりして、捕食寄生者としてほかの生物の体内に卵を産みつけることを、完全にやめてしまったことです。[4] それがその昆虫の姿をつくり出したのにもかかわらず。複雑な体の部位は、必要なければ進化で容易に消えてしまい、再びもどることはありません。かつて寄生性だった生物、かつて極端に切り詰めた体の構造に進化した生物が、その進化のわなから抜け出すのはまれです。でも、先ほどの例では、ちょっと変わった方法、つまり社会性をもつことによって、互いに依存することによって、実際に抜け出したのです。一緒に生活する方法を発見したのです。そしてこの社会様式への傾倒によって自由になりました。

　もうそれほど細い必要はないのに、ハチにはいまだに大幅に切り詰めた胴のくびれが残っています。アリにもありますし、このへんにいるスズメバチにもはっきり見られます。ハチの胴のくびれは祖先の痕跡ですが、産卵管は家族を守るための毒針に変わり、彼らは強力な社会構造ときずなを利用して幼虫を世話するので、別の生きものの内部に子どもを挿入する必要はなくなりました。

ハチが集団で、もっと言えば家族集団で、生きる方法を見つけ出すのに、五〇〇〇万年もかかったことを知っていますか？　社会的行動は難しいものです。その前、ハチの胴のくびれができあがるのに費やされたのは一七〇〇万年、産卵管を毒針に変えるのにさらに三〇〇〇万年必要でした（ところで、だからこそほとんどのハチはメスなのです。毒針はメスの生殖器官である産卵管からできたので、メスだけが家族を守ることができるのです）。ところがそれでもまだ、社会性の難題は解決されていませんでした。

寄生相手を毒で麻痺させ、どこであれその動物がたまたま倒れた場所で、その内部か近くに卵を産む行動を進化させたあと、五〇〇〇万年をかけて、より高度な展開が起こりました。つまり、麻痺状態の寄生相手を安全な隠れた場所に運んで、子どもが育つための巣をつくり、栄養源を花粉や葉のような、より多くの仕事を必要とするようなものにまで拡張し、最終的には集団として、家族として、巣を守るようになったのです。

社会的行動はまれで、それがうまくいくには、いろんなことが集結する必要があります。手始めは長期にわたる子育てですが、そのあと成功するかどうかは、ほかの多くの要因にかかっていて、何とかしてすべてが一緒に満たされなくてはなりません。いつでも社会的集団の大きな投資を守ることができる、毒針をもつことも一つの要因です。そしてすべてが整い、うまくいっていれば、世界が、というか全世界が開けます」

ここでアイヌールは口をつぐんだ。彼女には珍しいことだ。私は組んでいた脚をほどき、少し背筋を伸ばしてすわり直し、両手を膝の上で重ね合わせた。
「私は赤ちゃんについてつらい夢を見ました」と彼女はついに言った。「カリフォルニアに来たあとです」。彼女は記憶と格闘しているように見えた。

彼女の話の流れを少しでも邪魔したくなくて、私は彼女に時間を与えた。待っているあいだ、昆虫の専門家ではない私は、哺乳類について思いをめぐらした。私たちの系統でも、親と子孫の親密な相互作用が、社会的行動の創出を導く役割を果たしたのかもしれない。同じ二〇一八年、マウスの子育てを研究する研究者が、光遺伝学を利用して、この複雑な相互作用を分析し、そのサブ機能を制御する個別のニューロン連絡を発見していた。[5] たとえば、脳全体に見られる、子どもを世話する実際的な行為を導く投射に対して、子どもを必死に探して見つける動機を与える投射もある。それぞれの行動は、固定点から脳全体に放射状に広がる異なる連絡によって、しっかり制御されている。五年前に不安の多様な特性で発見されたものと似ている。

昔からある子育ての強い二者関係が、こうした神経回路の基盤をつくり出していた。それが新しい種類の社会的交流に再び使われたかもしれない。幼虫を世話できる昆虫は、同じ神経回路を別の目的で使うことによって、巣の仲間を世話できる昆虫になりやすいかもしれない。同じ考えはマウスや初期霊長類に当てはまるだろう。そしてこうした子どもの世話のやり方、すぐれた子育て方法そのものも、まず、回路の流用によって生まれた可能性がある（そのようなリサイクルが進化のかなりの部分を説明するように思える）。ここでは、子孫というほかの個体を、自分自身の欲求と動機づけの構造に組み込んで、自己の内部プロセスを使って他者のニーズをすばやくモデル化し推論する策として、内部に残るシミュレーションをつくり出したのだ。

とはいえ、家族と関係のない社会的行動は、根本的にもっと複雑に思える。家族なら世話をする側と子どもの側、どちらの動機も――ほぼ――確実で不変である。対照的に、家族とは関係のない真の社会的交流の最も興味深い難題は、目的がきわめて不確かな別の個体の行動を予測するために、目まぐるしく数百ミリ秒ごとに変化する内部モデルを維持することだ。そして多くの哺乳類は実際に家族と関係ない社会的行動を示すが、その仕組みは脆弱である。ライオンからミーアキャット、そしてマウスまで、社会性哺乳類はたいてい、いつ互いに殺し合ってもおかしくない。

「夢のなかで私は自分自身でした」とついにアイヌールは話を続けた。「先生のような普通の人間です。私は親でもありましたが、これは妙です。現実の世界では、私が身ごもったのは奇形腫だけです。でも夢のなかでは赤ちゃんも変でした。親指より小さく生まれて、松の実みたいで、とても小さくて、ほとんど毛がなくて、有袋類の赤ちゃんみたいなのです。有袋類の赤ちゃんは、最初に出てくるときは、前足のついたピンク色の小さなしずくのようで、母親のおなかの毛皮にくっついて、ミルクを見つけて生き延びようとするだけの器用さをもって生まれるのです。

夢のなかでは、人間の赤ちゃんがみんなそんなふうだったのですが、もっと無力でした。現実世界の人間の親には、もちろん袋はなく、おなかに毛皮もありません。もし赤ちゃんを産んだら、とにかく自分の両手に抱いていなくてはならないということに思えました。

赤ちゃんはとても小さくて、みんな似たように見えました。胎児と同じようにね。でも、もし自分が産んだのなら、自分の赤ちゃんはまちがいなくわかります。なぜなら、自分の赤ちゃんを寝かせることができないので、いつも一緒にいて、抱えて旅をしているからです。人肌の小さなしずくを抱えて、湖岸沿いであれ、針葉樹林のなかであれ、どこでも自分の道を縫うように進みます。

夢で私は赤ちゃんを森で失いました。いつ、どうしていなくなったのかはわかりません。自分が通った道を探そうとしたのですが、地面は晩秋の枯れ葉で覆われています。私は必死に落ちた針葉や樹皮の敷物を入念に調べるのですが、絶望的でした。探す空間は膨大で、私の赤ちゃんはとても小さかったのです。

私の子は無防備で、凍えていて、私から離れた地面のどこかで死にかけていました。探しながら私は、私たちをつなぐ細い糸を感じることができました。赤ちゃんは私、私の一部であり、どこかで私を必要としているのに、外界のどこにその糸が突き出ているのか、私にはわかりません。でも私のなかでは、その喪失には限定された場所、私が感じられる空間における位置がありました。それは私の胸のなか、乳房の内側、腕を振るための深部筋肉のなかでした。子を失った内面の感情が、どういうわけかそこにマッピングされていました——そこは進化がこの感情を植えつけた場所で、これは私がやるべきことをやるために、感じるべきことだったのです。それが落ち葉をかき分ける私を痛めつけ、長いあいだ抱いていた自分の心の一部を探せと私の腕を駆り立てました。それは渇望、激しい渇望でした。だから私はかき分けたのです」

アイヌールが見せた複雑なものを楽に扱う様子は、社交の領域だけではなかった。彼女は利用できるあらゆる情報の流れを総合しているようだった。夢、記憶、科学など、種類は問わない。何もかもが関係していて、すべてが重要で、彼女は難なくすべてを織り込んでいた。対極だがおそらく同類のパターンで、チャールズにとっていやな種類の情報は、圧倒されると感じた社交に関係する情報の流れだけではなかった。自閉症スペクトラム上にいる多くの人たちと同様に、彼はもっと広い範囲で、予測できない出来事に苦労していた（たとえば突然の音や接触を、気が散るし苦痛だとさえ感じる度合が、一般的な人たちよりも強かった）。そのため、この自閉症スペクトラムにさまざまな人を位置づけることは、社交に関係するものだけでなく、あらゆる種類の情報の処理に帰着する。社交の領域では、ほかにないほど情報の流れが速いせいで、症状が最もはっきり出るだけなのかもしれない。

このように、社交の情報だけでなくあらゆる情報の速度がＡＳＤ患者にとって難題なのだと考えることで、ＡＳＤにおける重要な問題としての予測不可能性も、効果的に説明できる。それにしても、予測不能なデータだけが実際には情報なのであり、もし人がシステムについて、正確にすべてを予測できるまで理解しているなら、その人にそのシステムに関する情報をさらに与えることは不可能である。ということは、ＡＳＤの問題は、情報そのものの速度にまつわるものに思えた。

チャールズとアイヌールのどちらを治療しているときも、情報がどうやって脳内で表象されるのか、正確にはわかっていなかったし、いまでもわかっていない。少なくとも、どうやって遺伝情報が（最も基本的レベルで）ＤＮＡにコードされているかがわかっているのと同じ暗号解読の確実さでは、わかっていない。しかし、ニューロンの情報を伝えるのは、刺激細胞内を移動する電気信号であり、その細胞間を移動する化学信号であることは、確実にわかっている。そしてＡＳＤと関係する遺伝子の多くは、こうした電気的・化学的興奮性のプロセス、つまり電気的・化学的信号を生成し、送り、導き、受け取る、タンパク質のコード化と関連している。[6]

したがって、少なくとも私にわかっていた遺伝学的証拠は、ＡＳＤでは情報処理が変容するという考えと一致していた。その考えだけでは、診断や治療を導くのに役立つほど具体的ではないが、数多くのほかの信号や標識が、ＡＳＤで情報の流れが変容することを示している。人口全体で平均すると、ＡＳＤ患者は脳の興奮性増大、つまり引き金になる電気活動の兆候を示す。抑制されない興奮が発作の形をとるてんかんは、その一例だ。そして脳波計（ＥＥＧ、ヒトの大脳皮質にある多くのニューロンの同期活動を記録できる外部電極）で脳波を測定すると、ガンマ波と呼ばれる高周波の脳のリズム——毎秒三〇〜八〇回生じる振動——が、ＡＳＤの症状がある人では強さが増す。[7]

この証拠から、ＡＳＤにおける統一テーマは、ニューロンの興奮の力が抑制のような拮抗する力と比較して増すことかもしれないと、広く考えられていた。[8] この仮説は多くのこの分野の研究者にとって、明瞭かつ魅力的であり、その魅力のひとつが柔軟性だった。なぜなら、神経化学物質の変容から、シナプス、細胞、回路、さらには脳構造全体まで、多様なメカニズムが、そのような興奮と抑制のバランスの変化を実現できるからだ。たとえば、脳にはほかのニューロンを刺激して活動を増やす興奮性細胞と、ほかのニューロンを遮断する抑制性細胞の両方があるので、この仮説は、ASDの症状は興奮性細胞と抑制性細胞そのもののアンバランスから、厳密には興奮性細胞が多くなることから、生じる可能性があると表現することもできる。

しかし、そのような興奮抑制バランスの仮説は、どうしたら検証できるのだろう？　発作や不安を治療する薬物療法のような、脳の活動全体を衰えさせるための臨床戦略は利用できるが、こうした薬物（たとえばベンゾジアゼピンと呼ばれるもの）は、興奮性細胞だけでなく、すべてのニューロンの活動を抑えてしまう。

したがって興奮抑制バランスの仮説から予測されるように、ベンゾジアゼピンは一般にASDの中核症状に効果的ではない。ASDがただの脳の活動増大ではないことは明らかだ。たとえば、私は不安に苦しむチャールズに何年もベンゾジアゼピンを処方していたが、この治療は——私の予想どおり——彼の不安を取り除いたが、ASD症状にはまったく効かなかった。

興奮抑制バランスの仮説を細胞レベルで定式化することは、長いあいだ検証不可能なことだったが、光遺伝学の出現でようやく手が届くようになった。少なくともある種のASDに関連するアンバランスに、興奮性と抑制性の細胞型が関与するなら、光遺伝学はこの考えを検証するのに理想的と言える。チャネルロドプシンと呼ばれる微生物の光活性化イオンチャネル遺伝子と、レーザー光を届ける光ファイバーを使って、高度な認知を扱う前頭前皮質のような標的となる脳領域で、興奮性または抑制性の細胞型の興奮を高めたり抑えたりすることができるのだ。

マウスは人間と同様、血縁や交配と関係のない相手とでも、一緒にいることを好むのがふつうで、孤立するより、別の（威嚇的でない）マウスがいる環境を選ぶのが一般的だ。さらにマウスは、持続的に何度も社会的な接触と探索をすることで、現実に互いへの興味を表現するように思える。そしてヒトでＡＳＤを引き起こすことが知られている変異を、遺伝子技術を使ってマウスで再現すると、そのマウスの社会性を崩壊させる可能性がある。

二〇〇九年までに、光遺伝学の一般的な成功によって、この技術が哺乳類の社会的行動を解き明かすために使えることが明らかになった。二〇一一年、私たちは実際に前頭前皮質の興奮性細胞の活動を高める光遺伝学が、おとなのマウスで社会的行動に大幅な欠損を生じさせることを発見した。[9] 重要なことだが、この介入は、動いていない（したがってきわめて予測可能な）対象の探索のような、社会的でない行動には影響しなかった。

したがって影響は特異的であり、細胞型バランスの仮説によって予測されたとおりの（したがってそれを裏づける）方向だった。さらに興味深く、そして仮説にも合うことなのだが、同じ遺伝子操作されたマウスで、細胞のバランスを回復するために抑制性細胞の活動を光遺伝学によって高めることで、社会性の欠如が治った。

この実験に不可欠だったのは、既知の青色光駆動のチャネルロドプシンを補うために、赤色光駆動のチャネルロドプシンを初めて生成したことだった。この進歩のおかげで私たちは二〇一一年、同じ動物内で一方の細胞集団（興奮性）の活動を青い光、別の集団（抑制性）を赤い光によって、操作することができるようになった。その実験は、興奮性細胞の活動を高めることが、健康なおとなの哺乳類で社会性の欠損を引き起こしかねないこと、そしてこの影響は、同時に抑制性細胞の活動を高めてシステムのバランスを回復させることで改善できることを示した。

二〇一七年（私がチャールズを治療したあとだが、アイヌールに会う前の短い期間に）、私たちはこのアプローチを典型的でないマウス、ヒトのＡＳＤ多発家系に見られるものと一致する変異を遺伝子に誘発させたマウスに導入した。[10]この（Ｃｎｔｎａｐ２と呼ばれる単一の遺伝子を変えられた）マウスは、変異のないマウスとくらべて、生まれつき社会的行動に欠損があった。そしてＡＳＤ関連の社会性欠如は、二〇一一年に社会性欠如を引き起こすために行なったことと論理的に逆の光遺伝学的介入によって、治すことができるとわかっていた。[11]前頭前皮質における抑制性細胞の活動増加か、または興奮性細胞の活動減少（どちらの介入も細胞のバランスを自然なレベルにもどすと予測される）が、ＡＳＤに関連する社会的行動の欠損を治したのだ。

細胞バランス仮説の因果を検証するこの原理の証明以上に、こうした社会性欠如の原因と治療の両方が、成人期にも当てはまると実証することに、私たちは興味をそそられた。これはけっして明白ではなく、結果がちがうと判明する可能性があるのもたしかだった。問題のアンバランスは、成人してからではどうしようもない、幼少期の不可逆の段階でしか起こらないのかもしれない。もしそうなら、その洞察はやはり貴重だが、治療的介入を構想するのははるかに難しくなる。私たちの発見は、原因が出生前にある可能性を排除しなかったが、成人期の処置でも、社会性欠如の原因究明と治療の両方にとって十分かもしれないことを示した例が、少なくともいくつかはあった。

興奮性細胞と抑制性細胞のバランスを変えることにより、社会的行動を促したり抑えたりできるというこの結果は、科学的発見の本質的価値を超えて、特定の種類の科学的プロセスがもつ、より広い価値も例証した。ここでは、精神医学が神経科学の基礎実験を導く助けになり、その実験が今度は、人のふつうでない心のなかで起きている可能性のあるプロセスを、精神科の外来診療室で解明する助けになっていた。一周回って、アイヌールの真に迫る語りのように感情的に複雑で、知的に深い、臨床治療の時間に光を投じていたのだ。

「予定の時間を一時間もすぎてしまいましたね」とアイヌールに言われてようやく、私は話が中断していたことに気づいた。「お昼休みをつぶしてしまったのならごめんなさい。聞いてくださってありがとうございます。とにかく説明したかったんです。フランスの医者はここでの私の経過観察をしたがったのですが、いま私に自殺願望はありません。一時的に心が弱くなっただけ、それだけです。

このことについて大げさに言うつもりはないのですが、ただこう言いたいのです。またあんなふうに弱くなるかもしれません。いま、私には家族が必要で、彼らなしに生きられないとわかっています。そうしたきずなのおかげで、人間らしい生き方が生まれ、ひょっとすると私たちは生き延びることができたのかもしれませんが、傷つきやすさが残ったのかもしれません。私たちみんなが同じように反応すると言うつもりはありませんが、その弱さをこの三カ月ほど強く感じたことはないとわかっていますし、食とも住とも生殖とさえも関係のない何かによって、壊されかけました。私は死にかけていました。たとえ西側世界で、新しい友人や新しいパートナーと一緒にとどまる方法を容易に見つけられたにしても。

まだ見つけられますよ。私のことを見てくる男性は数人いました。私のほうからも注目した男性がひとりいました。

私たちはある晩、スタジアムのそばのカフェで会って話をしました。爆発しそうな状況に思えました。どう表現したらいいのでしょう？　噴出しそうと言いたいのですが、それでいいのかわかりません。あふれそう？　たくさんの可能性があります。六カ月以上前のそのとき、英語では考えていませんでした。それはどうでもいいのです。私が知っているどの言語にも適した言葉がありません。

いずれにしろ、何も起こりませんでした。ただ、不格好な紫色のカップでコーヒーを飲んだだけです。そしてあとで歩き去ったときに、私たちの社会的きずなは、すでに築いていた強さを補強するだけなのだと気づきました。

一緒にコーヒーを飲んだその男性が知らなかったことを、私は知っていました。社会構造というのは、有毒な針ができてはじめて生まれるのです。進化生物学者は、ハチの社会的行動が進化するには、そのような針が不可欠だったと考えます。そんな小さくて弱い動物だったものにとって、驚くべきレベルの防御手段になったわけです。私も同意見です。自分の巣と子どもを守るための強い武器があってはじめて、みんな社会性をもつことができるのです。その強さのおかげで、危険な他者から自由になれます。他人と結びつくのに必要なのは強さであって、弱さではありません」

アイヌールのような外向的な人や、ほぼ無尽蔵の社交性をもつ根っからの政治家は、会話からエネルギーを引き出し、孤独になることを避ける。ASD患者の価値観とは逆だ。そしてアイヌールやチャールズのように、極端な社会性を示す人たちの多くは、正反対の人たちに強制的に接触させられることを不快に思うことがありえる。夜行性の哺乳類が日中の太陽の下に引きずり出されるのに似ている。

夜行性哺乳類が日光をいやだと思うのには、進化がひと役買っている。なぜならこのネガティブな感情が、正しい行動を起こさせるからだ。つまり光から引きこもることで、動物の構造に合っていて、危険が少なく報酬の大きい状況を待つのである。同様に、社会性のある、またはない脳の状態は、環境条件が合わなければ害をおよぼすおそれがある。そのため、(長時間にわたる進化によって) 合わない条件が嫌悪やネガティブな感情と結びつくようになったのかもしれない。

夜行性と昼行性とではふさわしい生存戦略が異なるように、情報処理の速度によって、根本的に異なる脳のモードがあるのかもしれない。どのモードも有用だが、（少なくとも同時には）互換性がない。動的で予測不能なシステム（たとえば社会的相互作用）に対処するモードは、ほかのときに必要な別のモードと互換性がないか、少なくとも緊張関係にあるだろう。この別のモードとは、私たちが変化しないシステムを静かに評価するときの状態だ。単純な道具、法典の一ページ、アルゴリズム、カレンダー、時刻表、校正刷りなど、静的で予測可能などんなものも、理解するための最善の戦略は、一度調べてから次に調べるまで変わらないという自信をもって、時間をかけてさまざまな角度から体系を見ることである。このふたつの異なる状況それぞれに合う脳のモードは、刻一刻、オンオフされる必要があるのかもしれない（何万年にわたる進化によってモードの相対的選好が調整され、それぞれのモードの強さと安定性は個体によって異なる）。

　私たちの光遺伝学による興奮と抑制の結果は、のちに別のマウスの系統で再現されたが、重要な疑問は残った。マウスで社会性欠如の原因であることが示されたこの細胞のアンバランスと、チャールズ（およびほかのＡＳＤ患者）が経験した情報危機のあいだには、つながりがあるのだろうか？　光遺伝学は、このつながりがどう作用するかについての考えを明らかにする役に立った。私たちが二〇一一年に発表した最初の興奮抑制の論文では、前頭前皮質の興奮性細胞に強い興奮を引き起こす操作（社会性欠如を引き起こす介入）は、実際に、細胞そのものの情報保持力を減じ、それを毎秒何ビットという単位で正確に測ることができたと報告している[12]。したがって、社会的相互作用を途絶させるのとまったく同じ種類の興奮抑制バランスの変容は、脳細胞がデータを速い情報速度で伝達することを困難にしていたのだ。チャールズが説明で、アイコンタクトから入ってくる情報で残りの自分がオーバーロードになると表現したものを裏づけている。

もうひとつ残っている疑問は、情報過多をいやだと感じる原因だった。チャールズやASD患者は、それをひどく不快なものとして経験する。社交にまつわる情報についていけないことは、こういう人たちにはいやなものに感じられるが、その理由は明らかではない。情報過多は、必ずしも何らかの感情を誘発するわけではないし、ポジティブになる可能性さえあるかもしれない。ついていけないと気づいたときの解放感と、結果的に孤立したときの安堵と一種の静けさだ。しかし私は患者の話に耳を傾けたおかげもあって、自分が日常的に行なっているより高度に社交を洞察することをつねに他人から期待されながら生き抜くのが、いかに難しいかを理解している。したがって人は、生まれてからの多少気疲れする人づきあいから、壊滅的なひどい誤解から、その中間のあらゆる経験から、嫌悪を学び、社会的に条件づけられたのかもしれない。

しかし、この嫌悪を学ぶ必要はなくて、過剰な情報そのものが、人の保持能力を超えたときには本質的にいやなものなのでは？　たしかに、典型的に社交的な人から、ただ内気な人、そしてASD患者まで誰もが、延々と続く人づきあいのあとに、社会性の回路がある程度疲弊したとき、嫌悪を感じるのかもしれない。人類のような昔から社会性のある種に、生来の嫌悪メカニズムが発達したことは、進化の観点からすると筋が通っているのではないか。システムが疲弊して、理解や信頼を誤り始めそうなとき、重要な社会的相互作用から撤退する動機を与えるのだ。

ふたり一緒に立ち上がると、「もうひとつ」とアイヌールは言った。さすがに午後の仕事に備える必要があるので、私が先に動きだしたと思ったが、彼女がすぐにぴったり反応し、ふたりがまったく同時に動いたので、どちらが先に動きだしたのかわからなかった。「私が先生に診察を受けるのは一回きりにしてほしいと思われているのはわかっていますから、先生とはもうお会いしないかもしれません。でも、先生は先ほど、私の家族について話しているとき、どうやってシルクにそうした色をつけるのか質問なさいましたが、その話にもどりませんでした。

この部分はじつに面白いのです。小さいころ、薄いピンクのタマリスクシルクが大好きだったことを覚えています。花の咲いている木をじかに見ているような気持ちになりました。その色はとても繊細に見えますが、シルクは強くて、木と同じように強いのです。先生は見たことがあるかどうかわかりません。タマリスクはとても生命力が強いのです。砂漠のモミで、常緑ですが色彩豊かでもあります。

ところで、タマリスクの木に卵を産むハチがいます。そして卵の周囲には、新しい種類の木質部が形成されます。膨らみ、こぶ、実と根のねじれた球です。奇形腫のようですが、タマリスクに害はおよぼしません。木はそれと闘う必要がないのです。

先日読んだのですが、いまタマリスクはこの国では侵入種です。ソルト・シーダーと呼ばれていますが、私はその名前が気に入っています。最初は観賞用としてアジアからこちらにもち込まれ、いまやアメリカ西部のあちこちを乗っ取っています。この木は塩分のある土地で繁殖しますし、さらに土壌に塩分を加えます。[13] だからヤナギやハコヤナギより有利なのです。

この辺の一部地域では、在来種の植物と動物を守るために、ハイカーはソルト・シーダーの芽を見かけたら必ず引き抜くように言われているようです。鳥たちは住み慣れた木を失いつつありますが、ハトはタマリスクに巣を作るのもいとわないようです――ハチドリも。闘うのをあきらめて、ただ放っておくことにした地域もあります。そのため、西部の砂漠のあちこちに、ソルト・シーダーの色があふれています。私は写真を見ました――先生にもぜひ見てほしいです。私が見せられたらよかったのですが。

とにかく、私たちがシルクのためにやることとして、私に話せるのは、母から教わった伝統的なやり方、どうやって手作業でゆっくりやるか、だけです。大量生産でどうやっているのかは知りません。まず繭をえり分け、色がついて形の悪いものは、ぐつぐつ煮なくてはなりません。湯のなかではみな同じ色合いに変わります。

それから棒でかき混ぜ、糸を引き出し、その糸をより合わせてストランドにします。強いストランドをつくるには、二、三〇本の糸が必要です。着色のために、束ねたストランドそれぞれをさまざまな染料に浸します。一度にひとつのストランドを染めます。すべてがとてもゆっくりだったと記憶しています。とくにあの透き通るようなピンクと紫、タマリスクの薄くて明るい色に染めるときは」

あらゆる人的交流において、自然な社交情報がもつ濃く鮮やかな色彩に欠けている部分が、ますます増えているようだ。人びとは社交の豊かな多次元性を抑えることによって、その精神的重荷を軽くする（ただし一度捨てたこの重荷を懐かしく思い、切望さえするようになることもあるのだが）。電話では情報の視覚的流れが取り除かれ、メールや投稿メッセージでは社交に関するデータの流れ全体が簡略化される。やり取り一回当たりのデータを減らすためのこうした手法は、絶縁体のような役割を果たし、望まれるなら（誤解の頻度は高くなるが）個々の社会的交流をスピードアップできる。

交流相手や社会的接触が増え、接触ごとに伝達されるデータが減る傾向は、すでに実質的な限界に達していて、（人が好むかどうかにかかわらず）やり取り一回当たり一ビットのモードに近づいているのかもしれない。それでもその残っている一ビットには大変な強烈さがあって、注意力を要求し、熱意と興味を駆り立てる可能性がある。そのビットには社会的な状況と私たちの想像が詰まっているからだ。大脳皮質内にすぐにでも実行できる既成のモデルがある。いまやほんの少しの単語や文字だけ、さらにはスイッチのオンオフだけで、可能になる人間関係もある。そういう形であるなら、社会が複雑で予測不能であることの重圧を、一部でも未然に防ぐことができる。

ことによると現在、情報が高速でやり取りされる直接的な社会的相互作用だけにもとづいて、健全または最適な社交性を定義する区分を、（ちょっと時代遅れだとして）緩められるのかもしれない。ＡＳＤの人たち（少なくとも高機能自閉症の人たち）は、交流がリアルタイムからメールのような低ビットレートに移行すれば、社交的に見える可能性がある。どんな交流スタイルにもまちがいや誤解のリスクはあるが、時間の恵みを与えられれば、改善するように思われるかもしれない。

伝達するべきビットをゆっくりと用意し、準備ができたらタップひとつで送り出すことができる。すぐに返事をする必要はない。こうしたビットはその後、受け取った人が――数分、数時間、または数日かけて――異なる角度から評価するべく、もっと広い文脈のなかでとらえる可能性がある。ありえる返事を考察することができ、シナリオをチェスのように二手ないし二〇手にわたって、時計を気にせずに進められる。そして返事は準備ができたときに一回か二回のタップで送られる。いわば現代人のためのモールス符号だ。

そうであれば、ＡＳＤを完全に「心の理論」の課題として考える必要はない。心の理論はよく知られた有益な考えであり、ＡＳＤ患者は他人の心を概念化することにさえも根本的な問題があるとしている。（光遺伝学が解明にひと役買った）ビットレート限界の考えのほうが、多くの患者の経験によく合うかもしれない。患者には自分の情報保持力に合うようにモデルを実行する能力が十分にあるが、時間を必要とするのだ。

精神科と内科はだいたい対人コミュニケーションを中心に構築されてはいるが、伝統的な対面式面接で得られるよりはるかに少ない情報でも、うまくやっていくことができる。私が初めてこのことを理解するようになったのは、地元の退役軍人病院のレジデントだったときだ。そこで私は（夜間当直シフトの過酷なプレッシャーの下で）、精神科に必要な独特の人間関係は、時間をかければ細い音声チャンネルで、つまり電話という低次元の投射路で、先に形成できることを知ったのだ。

その後、二〇二〇年の世界的な新型コロナウイルスのパンデミック中、専門医としてやはり必要に迫られて、自力でこのことを再発見した。何度も繰り返し思ったのは、そのたびに何だか驚きだったのだが、精神科救急医療はたった一本の回線を使う電話でも、正確に実行できるということだ。

退役軍人病院は、大学近くの草深い丘陵地帯に蜃気楼のように建っている。退役軍人局が運営するこの機関は矛盾を抱えている。精神病院で行なわれていた非人道的な治療への批判がこめられたケン・キージーの小説『カッコーの巣の上で』が書かれるきっかけになったが、現在の主要スタッフは、各分野の最先端にいる大学関連の学究的な医師である。そのため今日にいたるまで退役軍人病院は、精神医学の近代科学以前の問題ある過去と、神経科学主導の近未来の有望さ、両方を同時に思わせる。

退役軍人病院の当直精神科医は、NPODと呼ばれる。病院全体でレジデントひとりが夜通し務めるNPODのおもな仕事は、救急患者の入院許可を取得し、入院病棟からの相談に答え、閉鎖病棟の精神科入院患者に気を配ることだ。しかし重要な片手間仕事として、通院患者からの電話をさばくことがあった。この基幹病院の広大な通院区域にある自宅から電話をかけられる退役軍人全員、とくにPTSD（心的外傷後ストレス障害、薬物治療が効かないことの多い一般的だが命にかかわる病気[14]に苦しんでいる人たちが対象だ。

「NPODを呼びだそう」。ほかがすべて失敗したときの呪文である。ほかの救急患者に囲まれているとき、NPODは病院の外にいる退役軍人からの転送電話を受ける。誰でもいいから理解してくれそうな人に話すことだけを必要とし、いら立ち、罪の意識を抱えた、無力な人間からの連絡だ。こうした電話に対処するには、一時間では足りない場合もあることを、私は知った。直接会っていればもっと少ない時間ですむかもしれないが、純粋に音声だけの会話では、異なるモードが必要だった。差し迫る自殺という陰鬱な不安がつきまとう会話は、慎重を要し、生死にかかわるものだったのだ。

電話が入ってくるのは、いつも午前三時近くに思えた。入院病棟から救急外来へとばたばた急いでいる最中や、病棟医の殺風景な当直室で数分だけでも仮眠しようとしているときで、研修の初期には、怒りの気持ちを抑えるのが難しかった。とくにその電話には、少なくとも戦闘経験者が型どおりに説明することのできる、具体的なゴールがなかったからだ。患者に必要だったのはただ話すこと。そこで私は、有能な医師から、ただの根気強い話し相手に変身することを学んだ。患者としての退役軍人とNPODとしての私自身の両方が、異なる方法で新しい闘いをしているのだと、私は理解するようになった。どちらも過去の個人的なトラウマからの気持ちを現在にもち込まないようにしているのであり、推測や非難を文脈から別の文脈に移さないようにしていたのだ。

こうした呼び出しには、よく当直室で対応したものだった。閉鎖病棟の患者が胸の痛みを訴えたり、拘束が必要になったりしたときの緊急呼び出しに備えて、手術着を着たまま、ありえないくらい硬くて狭いビニールのマットの上で、何時間も丸くなっているのだが、骨身にしみる夜明け前の絶望を防ごうと、病院の薄い毛布の下にもぐりこんで、電話を頬と肩の間にはさむ。深い関係に好都合な状況ではないが、それでもどうにか電話の最後には、患者と私はたいていどちらも前に進むことができた――次の交流へ、次の挑戦へ、あるいはひょっとすると断片的な浅い睡眠へ。そのとき一種の安らぎを感じる。電話を通じて続いた真の社会的交流のあとには、人からの温もりを感じる。

退役軍人病院勤務から何年もたって、世界を圧倒しているコロナウイルスのせいで、この物語を新しい意味で語り直さざるをえなくなった。都心から田舎までさまざまな地域の住民が、感染を抑えるために意図的に寸断されたので、多くの人的交流が、少し距離を置いて行なわれるか、あるいはただ消滅するしかなくなった。当初、従来の精神医学のやり方は感染リスクが高いように思われた。そしてビデオと電話による面接が（危機のあいだ来院に代わるものとしてどうしても必要とされ）、初めて広く認められ、予定が組まれた。この精神科のバーチャル診察はずっと前から標準化可能だったが、否定できない欠点のために、既存の臨床機関からの抵抗があった。対面でのコミュニケーションほど十分な情報速度が出ないのだ。

若い患者たちはすぐに、インターネット経由のビデオ診察を気楽にするようになった。このやり取りをほかと同じくらい自然だと（そして好ましいとさえ）思ったのだ。しかし年配の患者のなかには、そのアイデアに不安を覚え、電話を好む人もいた。何年も前から知っていた八〇代半ばの男性、スティーヴンス氏に対して、こうした音声だけの診察をしたときに、私は自分のなかでものすごい集中力と強い感情がすぐ再燃したことに驚いた。語られる言葉にすべてを集中させる。その純粋に音声だけの情報の流れ、時間とともに変化する頼りない音声は、研修医時代の当直シフト中、必要に迫られて、私の精神科医としてのケアを導いたものだった。

スティーヴンス氏は四週間前（COVID‐19パンデミックがカリフォルニアを襲う前）に、鬱病をぶり返していた。そのとき私はある薬の量を増やしていた。そして電話を始めた時点で（自殺のリスクがあるなら、間に合うように彼と対面で会うことはないだろうと知りながらも、病気の症状を話し合う前に時間をとって）あいさつを交わしたとき、自分が退役軍人病院で退役軍人と話して学んだ、あの覚えのある必死の集中力で、彼の声色や口調、間《ま》やリズムをとらえているのだと気づいた。そして、彼の精神状態について知る必要のあることはすべて、すでに知っている、と。彼がようやく症状と気持ちについて実際に説明するころには、私にとってすでに数量的かつ確実に明らかになっていることを、ふたりで確かめているだけだとわかった。彼の鬱病は約二〇パーセント解消していたのだ。

最高に社交上手な人は、つねにそういうことをしている。彼らの能力は私より上で、努力や訓練や先延ばしをすることなく、大量の社会的データを正しい角度から洞察し、その瞬間の意味を的確に見つける。しかしよく考えてみれば、私たちのあらゆる部分に私たちの全体が凝縮されている。情報保持能力がほとんどなくても、時間をかければつながりは生まれる。

「もっと先生にお話ししたい気持ちです」。診療室の戸口に立ったとき、アイヌールは言った。廊下は静かで、カーペットはくすんで暗く見えた。「またお話ができたらいいのですが、それは二度とないとわかっています。残念です。時間がないのはわかっていますが、もうひとつだけ。先生が知っておくべき最後の瞬間が私にはあるのです。ヨーロッパを離れようとしていた朝です。私は男性ではなく、少女を見ていました。

朝の六時に、小さな屋根裏の窓から外を見ていました。紅茶を飲み干しながら、空港に出発する支度をしていたのですが、ちょっとだけ休んで思い返したのです――言ってみれば、敬意を払うために。実際には町の景色はなくて、路地の向こうに灰色のアパートがあるだけでしたが、それでもこれがパリとのお別れだと感じていて、静かな敬意の瞬間でした。私はたくさん学び、変わりました。そしてフランスの医者が私の命を救ってくれたのかもしれません。外の薄い朝霧を通して、道の向こうのアパートに目をやると、ヒジャーブをまとった一〇歳か一一歳くらいの少女が、ひとりで狭いバルコニーに出てきました。

彼女と彼女の家族を、通りすがりにときどきちらりと見かけたことがありました。彼女には妹がいるようで、ふたりと一緒に暮らしている母親と父親は伝統的な衣装を着ていました。典型的なフランスのスタイルではなくて、どこの国かはわかりません。でも、これまで彼女を見かけたことがないくらい早い時間でしたし、彼女はひとりでした。彼女は東のほうを見たあと、暗いアパートのほうをちらりと振り返りました。その顔はこわばっていて真剣でした。彼女は日の出を楽しむためにそこにいるのではありません。

そして彼女はバルコニーに移り、端に移動して、太陽を背にして西を向きました。私は固唾をのみました――彼女のために。自分がこんなふうに飛び降りるところを、何度も思い描いたことがあります――この同じ窓から外を見ながら。

彼女は携帯電話を取りだし、しばらく前かがみになって、それから体を起こし、携帯を自分の前に掲げました。一瞬で、彼女の外見のすべてが変わりました。彼女は映画スターのようになり、その顔はすばらしい魅力に輝いています。ただの自撮りだったのです。

それから彼女は携帯の上にかがむ姿勢にもどり、画像を見ていました。一分近くそんな状態で、それから少し開けておいた家に通じるガラスの引き戸にぱっと目をやりました。万事順調なようです。部屋のなかは暗いままです。

それから一〇分間、彼女がふたつの姿勢を行ったり来たりするのを、私は夢中になって見ていました。次の自撮りはまた楽しそうなもので、それからおかしなアヒルの顔、そのあとはピースサインを顎の下で振って、舌を突き出していました。それぞれを撮影したあと、彼女は急にかがんで、じっと真剣に確認するのです。彼女の集中力、熱心さは感動的でした。まれにしかないチャンスに、こっそりやっているように見えました。おそらく母親がシャワー中で、いつ出てきてもおかしくないのでしょう。かがんだり立ち上がったり、何度も繰り返し、姿勢を変える常同行動が、なんだか操り人形のようです。私はいつも彼女を見ては、人形を抱いた小さな子どもと思っていましたが、そこにいる彼女は、ほかの何かによって前に後ろに引っ張られているのです。それは新しい衝動で、彼女は子どもっぽくない欲求に駆り立てられていました。

やがて彼女は満足し、こっそり家のなかにもどり、消えました。

私は深い悲しみと、喜びと、嫉妬を、同時に感じました。それを表わす英語の言葉はあるのでしょうか？　私は前にも感じたことがあります。この三つを一緒に。言葉があるはずです。感情の三つの基本層すべて、上下左右に、すべてごちゃ混ぜのまま、きっちりくるまれて小さな球になっているのです。

嫉妬──彼女と私は信仰と、性別と、若さを共有していましたが……私たちの文化はやはりまったくちがいました。彼女は幸運で、恵まれていて、私がけっしてできない旅を始めることができます。私は私自身の文化に閉じ込められ、いまや迫害されている自国の同胞に、きつく縛られていました。

私の喜びは、これが彼女の旅の始まりだとわかったことから生まれました。彼女は家族の祖国から飛び出しつつあり、自分の文化を新しく織る準備をしていて、自立につながる彼女自身の道を旅しようとしていることがわかったのです。

もちろん、このような瞬間は一日に何千回も、毎日、世界中で起こっているにちがいありませんが、私の悲しみは、彼女の両親がこのバルコニーで起こったことを、赤の他人の私が知ったようには、決して知ることがないと気づいたことから、生まれたのかもしれません。これは少女を母親の手から引き離す、心の痛む秘密の瞬間でした。その出来事が話されることはないでしょう。さらに悲しみは、私自身の身勝手からも生まれたのかもしれません。いろんな意味でこの少女とつながっていると感じているのに、彼女を深く知ることは決してないと気づいたからです。私はまだ弱さを、あるいはむなしさを感じていました――奇形腫のせいで。何ものせいで。

私は彼女を見つけると同時に失いました。彼女にとって私は存在しませんでしたし、これからも存在しません。そして彼女は結局、私の人生で――一瞬を示す――緯糸のようなものにすぎませんでした。ただし強くて丈夫な糸、この国で見かける、畝《うね》と溝が交互になっていて凸凹した、グログランと呼ばれるリボンの経糸より太い緯糸みたいです。

こんなことを言うのは妙ですが、彼女という一本の糸の太さは、周囲にほかの何ものも近づけない溝を形成していました。たった二、三分しかかからなかったとはいえ、私は彼女を深く知るようになり、いまや彼女を失ったように感じられます。どうすればいいかはわかりませんが、彼女のところにもどる道を見つける必要があるかもしれません」

第4章　傷ついた皮膚

――境界性人格障害

相手に苦痛を与えると同時に自分も苦痛を感じたいと思い、相手を喜ばせると同時に自分も喜びたいと思っていたため、いわば実験的な生活を送っていた――母親の言葉を聞いて、あの階段を駆けあがったとき以来、また、川の土手の上で、真中が閉じてしまった水面がもとになって、責任にたいするひとつの主な感情が追放されて以来、ずっとそうだった。最初の経験が彼女に、当てにできるような人間はほかに誰もいないことを教え、二番目の経験が、当てにできる自分もないことを教えた。彼女には中心がなく、成長していく上の核となる点もなかった。

――トニ・モリスン『スーラ』（大社淑子訳、早川書房）

一九歳のヘンリーは、路線バスの床に裸で転がっているところを発見された。救急隊員が到着したとき、彼は人を食べている場面を想像していて、自分が肉を平らげ、血を浴びている幻が見えると話した。しかし警察によってすぐに私たちの救急外来に搬送されたあと、彼を診断するように呼び出された当直精神科医だった私に、ヘンリーはもっと普遍的なテーマについて話をした。自分を絶望に、バスの床に、自殺願望に、そして私のところに追い込んだ、失恋について語ったのだ。

彼がどういう状態なのか、可能性のあることが多すぎたので、まだ診断をしようとさえせずに、私は心のおもむくままに、ヘンリーが説明する三カ月前に始まった恋の、うっとりするような最初の瞬間を思い描いた。毛皮の裏地のついたショートコートを着たシェリーは、教会の遠足に行くバスの破れたビニールシートに膝をつき、体を寄せてきて、彼にキスをした——林冠と霧の間から思いがけず日の光が差し込んだようだった。海岸沿いのアカスギ林に広がる早春の冷気に慣れていた彼は、窓ガラスを通して差し込む日の光によって、突然皮膚に感じた温もりに驚き、夢中になった。シェリー自身の温もり、彼女の飢えた赤い唇から沸き立つ熱が、彼のなかに太陽と一緒に彼女を運んできた。彼女は彼をあらゆるものに結びつけ、彼のなかのあらゆるものに結びつけていた。

しかしいま、三カ月とたたないうちに、すべてが再び消えた。真夏の太陽がどういうわけか凍えるほど冷たくなった。ヘンリーは二日前、彼と別れるために来ていたダイナーの駐車場から車で走り去る彼女を見ないように、両手の指を組み合わせて目を覆ったことを、手振りで私に示した。彼女が別の人を見つけるために彼から去ったときの、まぶしい赤いテールランプのイメージから、自分自身を守っていたのだ。ヘンリーには何も残っていなかった——彼女とのつながりも、ほかの誰とのつながりもないように思えた。

彼女が去る光景を遮断するのは、おとなの男性より幼児に似合う、妙に未熟な防衛に思える、と私は考えた。彼はここ八号室でそれを再演していた。そして自分の手ではなく私をじっと見て、私の反応をまじまじと追っている。私が見ていると、彼は腕をさらに高く上げ、ゆったりしたスウェットシャツの袖が肘まで下がり、新しいかみそり傷が交差している前腕があらわになった。真っ赤で、生々しく、残酷な平行四辺形だ。それは苦悶とむなしさの露呈であり、意図的に刻まれたものに思えた。ずたずたになった彼自身の皮膚から、彼の不毛な中心部が見えていた。

その瞬間、私の心のなかでイメージができあがった。短い診断名のラベルがついている。それぞれは不可解な彼の症状の暗号の糸がすべて、その瞬間、互いに交わったおかげで意味をなした。他人についての血なまぐさい考え、自分自身の肉体の切りつけ、バスでの突飛な行動、さらにはシェリーが去るのを見ないために目を覆ったことさえも。

診断名は境界《ボーダーライン》性人格《パーソナリティ》障害（ＢＰＤ）（現在の精神医学におけるラベルだが、そのうちに「情動制御不全症候群」のような、症状をよく表わすものに変わるかもしれない——が、ラベルはどうであれ、一定不変のもの、人間の心の基本部分を表わす）。この一見単純そうな言葉で、私にはヘンリーの混沌が明確になり、彼の困惑するような複雑さが解明され、とくに非現実と現実、不安定と安定の境界上という、彼の心の位置の説明がついた。彼はその言葉が伝える事実の厳しさをそらすために光の道をさえぎり、むき出しの傷ついた深部を守り、皮膚という境界を越えて体内に流れ込むおそれのあるものを、不器用に止めようとしていたのだ。

どの症例も同じではないし、ヘンリーのような症状の組み合わせのある人を診たことはなかったが、さらに質問をしていくうちに、新たな細部がそのパターンにはまり始めた。彼はやがて、救急隊員に衝撃を与えた、人を食べている幻想を再び吐き出した。実際には他人を傷つけていないが、通りにいる見知らぬ人たちを、ただ人間だからというだけで憎んでいたのだ。彼は人を見るとき、その内側を見ていたのであり、人の内側は彼の内側にあった。

太陽は痛く、冷たく、強かった。そのため、シェリーが教会のバスで彼にキスしたときの最初の感情を再現するために、ヘンリーは路線バスで服を脱ぎ、太陽が同じに感じられる皮膚の部分を見つけようとしていたようだ。彼にはいたるところに血が見えていて、彼は泳ぎ、潜り、溺れていた。州の福祉施設法五一五〇条にしたがって一番近い救急外来、つまり私のところへ、警察が搬送するのに十分な理由だった。

五一五〇で来る人のなかには、入院をいやがる人もいれば、入院したがる人もいる。私の役割は、生きるのに助けが必要な人を見つけることによって、病院という境界を現実にすることである。入院患者の精神科医として、私に迫られた決断はふたつにひとつだった。ヘンリーを夜の町に解放するか、最長三日間、出る権利を与えず閉鎖病棟に法的に拘束する、つまり措置入院させるか。

頭のなかで診断を下したので、カルテを書いて、評価を完了し、計画を決めることを考えるべきタイミングだった。それはつまり、彼の最初の言葉で始めることを意味した。私は自分のカルテを見て、自分がヘンリーの人生に踏み込んだ瞬間にもどった。

最近のＩＴバブルから資金が地域に流れ込んできて、救急外来の近代化をもたらす前、狭い八号室はシリコンバレーで二〇年以上、やって来る深刻な精神科患者の表玄関として機能してきた。密に接続されたシリコンチップの世界を設計し、つくり出した個人の多くが、この隔絶された狭苦しい部屋を一度や二度は経験したことがあった。シリコンバレーは彼らの家、ここは彼らの病院、そして窓のない八号室は、精神科の救急処置への入り口として――ひいてはシリコンバレーの最も人間らしい、最も傷つきやすい心をのぞきこむ、一種の窓として――役割を果たしていた。八号室は重要だ。家のなかでは窓から見えるものが重要だからである。

しかし八号室は薄暗くて窮屈で、患者を移動させるストレッチャーが入るだけの広さしかない。外には、ブレザーを着た感じのいい警備員が立っている。部屋のなかには、精神科医用のイスがひとつだけ、できるだけドアに近いところに置かれていた。救急外来の状況は予測不能であり、救急精神科医は（ほかの救急治療専門家と同様）、やり取りがうまくいかない場合に備えて、自分のための逃げ道を確保し、その近くに身を置くよう教えられる。

ヘンリーと初めて接したとき、逃げ道を準備することは適切に思えた。野球帽をかぶってジーンズをはいたヘンリーは、私より背が高く太っていて、活発ではないが筋骨たくましく、私を見た彼の顔は憎々しげにゆがんだように見えた。私は無表情を保とうとしたが、彼の様子に反応して、腹が締めつけられ、きつく絞られるように感じた。ドアを開けたままにして、自己紹介をし、イスに腰を下ろし、なぜここに来たのかを尋ねたとき、聞き慣れた救急外来のざわめきが漏れ聞こえてきて、それを伴奏に彼の独白が始まった。その冒頭の言葉を、私が受けた医学訓練の指示では、カルテの最初に書く必要があった。

精神科医はまず救急外来と一般病棟で全身の医師を経験する。あらゆる器官系の病気を診断して、膵炎から心臓発作、がんまで、さまざまな病気を治療したあと、脳を専門にあつかうようになる。医学士学位を授与されてから一年間続く、この多目的の研修（インターン）段階では、医師の作法が確立している。指導医（症状を伝えるべき先輩医師）に期待されるとおりの順番で、患者についてのあらゆる情報を伝える流れも、その一例だ。この標準的な順序は、年齢、性別、そしてもちろん主訴、つまり主要な心配事――その日、救急外来に来た理由を患者が自分の言葉で語ったもの――の三つで始まる。「七八歳、女性、主訴は二週間続く咳の悪化」という語句は、ほかの何よりも前、病歴や健康診断と臨床検査の結果より前に、明記される。この作法は内科では筋が通っている。進行中の問題にきちんと焦点を合わせることになるので、とくに、そうしないと注意があちこちに散りかねない、多くの慢性症状がある患者には役に立つ。

しかし内科の習慣は、精神科の現実に置き換えやすいものばかりではなく、インターンに続く専門分野研修の一年目ではなおさらだ。再設定と再学習の段階にいる駆け出しのレジデントが、この内科の流れを新しい空間に移すのには少し時間がかかる。なぜなら、精神科の患者が訊かれて最初に言うことは、カルテの最初の一行として言い換えるのが難しいからだ。「二二歳、男性、主訴『あなたのエネルギーを自分のなかに感じることができる』」、「六二歳、女性、主訴『セラピーで泣くのにザナックスが必要』」、「四四歳、男性、主訴『こいつらが私をコントロールしようとしている。あんたは死んでいる私を追いかけられないだろう。くたばれ』」。それでもとにかく書き留める。

私はヘンリーの主訴を平凡な出だしの言葉で引き出した。なぜこの救急外来に来たのかを尋ね、彼の返事を誠実に記録して、カルテの第一行にしたのだ。

「一九歳、男性、警察により搬送。主訴『父に「自殺するなら家ではやるな。私が母さんにとがめられる」と言われた』」

その瞬間に当面の質問をたくさん思いついたが、ヘンリーの話は途切れず、彼は流れるように続けるだけだった。言葉はさらさらと、整理されて、すばやく流れていた。そして振り返ってみると、すべてがBPDの診断に合っていた。彼は壊れた人間関係を自殺願望の根本原因として挙げていた。ほんの数カ月前に教会の遠足でのキスで始まって、サンタローザのダイナーでの別れで終わった、失われた完璧な愛のことだ。彼はそこから、この二日間にわたる、予定より短縮されたひどく苦しい長旅について語った。こっそり自傷することを覚え、結果を見せに父親の家に行き、父親の唖然とするような言葉のあと、玄関から通りへと走り出て、最初にシェリーに感じたものを感じたくて逆上し、必死にバスを探したのだという。途中、ヘンリーは自分が三歳のときに離婚した両親の話もした。仕上げは母親の膝に上って、「あの新しいパパはいやだ」と泣いた記憶だ――が、彼女の顔は冷静で、こわばり、無表情で、息子の涙を心配していなかった。愛し合っていたふたりが一夜にして憎み合うふたりになったとき、結果として分裂した家庭の混沌を、彼は説明した。人間の価値がプラスとマイナスすべて、不思議に、必然的に、逆転したこと。けっして交流することのない二軒の家で、ふたつの別々の世界を生きることを学び、一方のことを他方に話せなかったこと。生き延びるために、ふたつの異なる互換性のない現実をつくり出して維持するしかなかったこと。

そして黙り込む前、最後に、彼は救急隊員と救急外来のスタッフに説明した光景を私に打ち明けた。血の海と食人、そして他人への憎悪のイメージだ。疎遠を望むだけでなく、全人類を嫌悪している。

もっと前の医学生だったときなら、私は彼を統合失調症か心因性鬱病と誤診していたかもしれない――どちらにしても現実世界から追い出されている、と。しかしヘンリーは正気であり、彼の考えはまとまっていた。彼は現実世界との関係を完全に断っていたのではない。ＢＰＤ患者だけが、現実とゆがんだ世界を行ったり来たりして、二重市民権をもって両方の言語を話すことができる。話は完全な妄想ではなく、枠組みがまったく別なのであり、敵対的で予測できない現実をなんとかするためである。

ＢＰＤ患者の心のなかでは、自己と自己の外にあるものの両方とも、まだ十分に定義されていないように思えることもある。一定の特性と価値をもつ存在として決定されていないのだ。世界のさまざまな状況の相対的価値、さまざまなレベルの人的交流の相対的価値を、うまく比較できないようだ。それが、ありそうにない可能性についての破滅思考や、人間関係の自然なやり取りに対する極端な反応のような、デリカシーのない反応につながる。異なるカテゴリーの人間の価値が公正に比較され、そして感情と行動を慎重に導くことができるようにするための、通貨交換システムのようなものを開発する初期段階にいるかのようだ。

しかし、この極端で一見正当な理由のない反応のパターンは（ほかの状況でもありえるうえ、場合によっては誰にでも起こる可能性があり）、多くのBPD患者が苦しむ幼少期のトラウマを乗り越えて生きるための、実践的な戦略であるようにも思える。世の中には道理にかなうただひとつの、あるいは一貫した、価値体系はないという現実の反映なのだ。そして人格発達のほかの面も初期状態で凍結してしまうようだ。たとえば、毛布やぬいぐるみのような移行対象［訳注／一～三歳ごろに子どもが母親への依存を脱却する過程で不安を軽減するために愛着する物］を、おとなになっても使う。子どもはそれを抱きしめると落ち着き、不安な空間に安全な環境をもち込むことができる。立ち去るシェリーの光景からのヘンリーの自己防衛は、耐えられず受け入れられない現実に向き合うのではなく、それを遮断しているという意味で、子どもの身の守り方だった。こうした行動はすべて、友人や家族や介護者を不安にさせるかもしれない。しかし本人が経験を積み、よく考えて行動を起こすとき、それが同情をかき立てることもある。

多くのBPD患者（そして患者ではないが、こうした症状のいくつかとともに生きる人たち）は、この弱さ、すなわち慢性的な空虚感と突然の動揺を、何とか内緒にしておく。ひそかに悪態をついていることを隠す人もいる。これも静かな解放のひとつだ。自分自身の皮膚を意図的に裂いたり、腕や脚やおなかを自分の意志で切ったりする。これは人に見せる必要のない傷である――役に立つとき以外は。あのとき、皮膚の切り傷をわざとともとも思える形で見せたことで、ヘンリーにとってどんな要求がかなえられたのか？　あの状況のなかで、私の状況のなかで、というか私のなかで、何が引き起こされるかわかっていながら、彼はそれを見せたのか？　ＢＰＤ患者は感情を誘発し、自分自身のものに近い強いネガティブまたはポジティブな気持ちを、他人の内側に生み出す名人のように思えるかもしれない。このスキルは、（自殺する意図がない場合でも根本的な目標になりうる）入院許可などの望ましい結果、つまり一種の報酬をもたらすことができる。

明らかに私の反応をうかがいながらヘンリーが示した、腕を使った身振りのタイミングについて考えれば考えるほど、それはその瞬間に私を操ろうとする行動であり、権力を掌握しようという試みだったように思えた。彼は血の海の幻覚を起こしてもいなければ、人を食べたくもないのだ、と私は考えた（私の考えはその身振りに影響された）。彼が犯罪者のようでも反社会的でもないのは明らかだ。問診で明らかになったかぎりでは、ヘンリーは自分自身以外の人間を、いや動物でさえ傷つけたことはなかった。そして実際に自殺しようとしたことはなかったので、ヘンリーはおそらく、少なくともいまのところ、死にたくないのだと私は確信した。彼の痛みは現実だったが、自傷を見せることとは別の問題である。気遣いや人とのつながりを見つけるために、境界を通り抜けて現実と非現実を必死につかもうとしている。自分自身の皮膚を越えて他人に手を伸ばし、いつ冷たくなるかもしれない人的交流の暖かい毛布の下に潜り込み、それに必死にしがみつき、二度と来ない深いきずなを求める。皮膚と皮膚を重ねる。しかし母親の顔はこわばって無表情だ。

私は進行中の急を要する診療の問題を抱えていた――精神科医として助言を求められている患者もいれば、外部の病院からの転院患者もいるうえ、閉鎖病棟の患者が消化管出血を起こすおそれもある。私の対応能力は無限ではない。ヘンリーはひょっとするとそれをうすうす感じ、うまくやれば、私が彼をその夜ひとりで寒いパロアルトに送り出せないとわかって、戦略的に話をしていたのかもしれない。彼はただ私から何かがほしかった。計り知れないほど貴重な何か、それは私、私の時間とエネルギーだ。

この認識に達したとき、私は背中をうずきが上ってくるのを感じた。個人の境界を侵害されたとき皮膚に感じる、あの防御的な激しい怒りの感覚だ。彼の痛みは現実だとわかっていたが、その時点で私の同情は分析的で知的なものにすぎなかった。祖先から伝わる深い共通の状態がいま、私のなかで起こった。私の深い同情などどうでもいい。哺乳類が昔から経験してきた怒りのせいで、首をすぎて頭皮まで毛が逆立っている。それは私たちの皮膚、壁、そして自己を定義する感情だった。

情動にはそれぞれ身体的性質がある。たとえば、恋に落ちるときの胸が浮き立つような感覚だ。縄張りの侵害への怒りは、身体的な境界、つまり皮膚で感じられる。私たちの祖先では、この感覚は体の姿勢に現われたかもしれない。見かけの大きさを増すために、毛を逆立てて見せるのだ。しかし現在、私たちのようにほぼ無毛の人間にとって、この感覚は個人的に感じる目に見えない遺産として、自分の内面だけで役目を果たす。そしてヘンリーはその感覚を私のなかに呼び起こした。私の内部にまで手を伸ばし、逆立てる毛があった一万年前に祖先が感じたのと同じ感覚を引き出したのだ。首に沿う皮膚器官が毛穴を締めつけると、毛が逆立ち、体が大きくなり、世界に示される姿が拡大する。これは私だ。私はもっと大きいのだと、あなたは知るべきだ。私はもっと重要だ。私はもっと大きい。

その名前のない、普遍的で、抑えきれない感情は、ポジティブとネガティブがからみ合った内面状態であり、喜びと怒りの強烈なうずきだ。大きくなった私の視野は広がり、私自身も立ち上がるのを感じる――毛が逆立つときの感情の高まりである。私は意気盛んで、いまや危険を求めている。リスクがすべてだ。この瞬間、私は結果を正視し、どこであろうと連れて行かれるところまで耐えることができる。境界はその感情であり、その感情は境界だ。そのあと首と背中の毛がゆっくり寝ていく。私は医師免許をもち、節度があり、文明的な惑星の白衣を着る専門家である。原始を支配した感情は引いていく。

これを以前にもBPD患者で感じたことがあったが、ヘンリーは自分がいまそれを生み出しているとは知りえなかっただろう。赤ん坊も両親に強い感情を引き起こすが、教えられてそうするわけではない。ヘンリーは若く、無教育で、赤ん坊のBPD患者だ。彼は壊れた巣穴――三歳のときに壊れ、そのあと境界になった巣穴――から出た人間という哺乳類であり、やがて凍りつき、子どもっぽい自己防衛をするが、いつでも使える道具をもっていて、私の境界を破り、私の領土に侵入し、私の皮膚の下に潜り込み、私の最も深く、最も古い内面状態にある、私の資源を利用することができる。

皮膚は境界であり番兵でもある。皮膚は胎生期の外胚葉から生まれる。[1]外胚葉は最初の境界であり、細胞の表面層であり、自己と非自己の最も根本的な境界をつくっている。私たちの皮膚感覚、つまり自己と世界の境界に立つ物見やぐらは、外胚葉から皮膚にはめ込まれる接触、震動、温度、圧力、痛みを感知する器官によって構築される。そして脳そのものもいまは内部器官だが、外胚葉から構築される。したがって、その層は最終的に身体的だけでなく心理的にも、個体のすべての境界を設けるのだ。

毛と毛皮も皮膚からつくられ、最初はひげから、つまり最古の穴居性祖先にあった触覚のための鼻口部の繊維から、生まれた可能性がある。その祖先は四〇〇〇万年にわたって地表に住む恐竜から隠れていたが、六五〇〇万年前にようやく、隕石衝突がすべてをひっくり返し、ほかの生命の大半を絶滅に追いやったので、哺乳類は誰もいなくなった地表へと這い出してきた。[2]こうした最古の毛は暗闇でも巣穴の形を、というか頭が通る道の寸法を、感知していた。自己が暖かさや避難場所を求めて入れるかどうかを査定し、地中の居心地の良さを測るためのものだったのだ。

暗い穴を進んでいくときの感覚をしだいに鋭くするために、ひげが太く濃くなるにつれ、私たちは思いがけず境界を築く新たな方法に遭遇した。毛による断熱が発見され、そのあとやみくもな力を発揮する自然選択によって体中に移植された。そして、感覚のあるひげが生まれつき濃い穴居性哺乳類は、寒い夜にエネルギーを急速燃焼する高コストの温血生活様式をうまく確立し、生命力も強かったので、日光が遮断されたときの突然の寒さを乗り切ったのである。

こうしたあらかじめ設計された感覚皮膚器官はそのあと、何百万年もかけて全身に広がり、さらなる用途が発見された。[3] 毛は脅威に遭遇したとき首と背中にそって逆立ち、ガラガラヘビの威嚇のような役割を果たす。初めのころの皮膚器官は国境の番兵のように侵入に対して、外界の概念として、縄張りの侵害として、新しい地勢として、反応するようになった。そして逆立った毛は、他者に警告を発して遠ざけるための外界への信号だったが、私たち（内面の感情を表現できる哺乳類）が誕生したころには、この目に見える信号が、何かほかのものを内部に隠しもつようになっていた。内部感覚はその状態の一部であり、自己にとって有益な信号になる。個人の縄張り保全は身体的なものだけでなく精神的なものでもあり、それについて脳から遠い単なる末梢の皮膚器官である体毛が報告し、世界と自分の両方に対する侵入の信号を送っていたのだ。

　私たちは（人類として）やがて、体毛のほとんどを再び失うことになるが、感情そのものは残った。脅威と侵入に対する激しい非難――たぶん初の哺乳類独特の内面状態であり、真に原始的で、はるか昔に暗い巣穴で生まれた感覚だ。

　私たちは皮膚で自分自身の境界を感じ、定義する。皮膚は境界であり、番兵であり、色素であり、信号である。皮膚は私たちが傷つきやすい場所、私たちの熱が失われる場所、そして生きて交配するために接触を行なわなくてはならない場所だ。皮膚は多くの役割を果たし、そのため独自の多様性と矛盾を抱えている。正中線に沿って喉から腹、そして骨盤への柔らかい腹側――四本脚の爬虫類や初期哺乳類で地面と向き合っている側に由来する人間の前面――では、接触させ、機能させ、つがわせるため、紅潮と膨張を起こそうと血液が表面に向かって流れる。しかし毛が逆立ち、うずき、境界を侵害されたという怒りに満ちた感情は背部で、背中に沿って感じられ、表出される。そちらは人間にとって見えにくい側であり、逆説的だが対面している相手とは反対を向いている。私たちが二本脚で立つように進化する前には、もっと相手の注意を引く体の上側だったのであり、ネコやオオカミの首周りや背中と同様、自分の存在を大きく見せるように毛が逆立つ場合もあった。

　縄張りの保全が失われることに反応して怒りで毛が逆立つとき、自分自身のなかのその感情に気づき、それを利用して、ＢＰＤのような人格障害の診断に役立てる精神科医もいる。この臨床技術は承認されることはまれだが、真の科学ではないにしても、精神医学の技である。自己に耳を傾け、患者によって呼び起こされるネガティブな感情に気づき、その感情は患者の人生にかかわるほかの人たちと共通の反応だと思われることを自覚し、その洞察を治療に利用するのだ。このように、意外かもしれないが進化の痕跡は診断のツールにもなりえる。邪道であることを含めて注意事項は想像できるものの、賢明な医師は、患者が他人にもその自己防衛的な感情を呼び起こす可能性があるという事実だけに注目する。その事実が患者の生きにくさの原因であり、ひいては役立つ治療のテーマになりうるのだ。

　この転移はポジティブな感情でも機能する。善し悪しは別にして、患者または精神科医が、相手の人生において過去に誰かほかの人によって演じられ、果たされていた役割に、当てはまるかもしれない[4]。偶然にせよ望んでにせよ、気づけばぴったりはまっていることがあり、その役割がポジティブなものであれば――転移を確認し、監視し、診療過程がゆがめられないようにするかぎりは――治療関係が強化されうる。そして実際、振り返ればほぼ必然なのだが、面接の終盤にヘンリーは私が彼と通じるのに役立つひと言を漏らした。うっかりかもしれないし、私を完璧にだましたのかもしれない。面接を終わらせようと考え始めたとき、その夜は彼が自傷するリスクはほとんどないという確信は強かったが、それでも入院させるか帰らせるか、私は決めかねていた。そんなとき、彼が言った。「私はただ両親に一緒にいてほしいだけです」

そこで、まさにそこで、たくらみとだましの渦中で、そのひと言は少なくとも真実だった。それは重要なことのひとつだ。すり減った縁をつなぎ、壊れた自己を修復する望みが隠れている。シングルファーザーである私は息子の声を聞いた。そしてしばらくのあいだ、彼が二歳だったときに起きた私たちの家庭の崩壊を感じた。

転移に気づき、私にできることはほとんどないし、私はあまり理解していないと自覚しながら、五一五〇にもとづくヘンリーの入院を認め、書類を仕上げ、病棟に電話をしてから、彼に暖を取らせるために連れて行った。

投薬治療にはほとんど反応しないＢＰＤは、互いに関係ないように思われる、やっかいな症状が混ざり合っている。見捨てられることへのすさまじい恐怖、激しい気分の変動、どうしようもない虚無感、人前でのとっぴな表現、病的な幻覚。ＢＰＤではほかのどの精神障害よりも自殺が多く見られ[5]、自殺ではないが意図的に肉体を切りつけるような自傷も強烈になる。それで満足感を得られるようになって、患者が必死に求めることとさえある。これは十分に理解できるとはっきり主張できる人がほとんどいない行為だが、自傷は珍しいことではないので、私たち人類について、何らかの意味があるはずだ。

ほかの精神疾患――たとえば奇妙な症状のせいで隔離が必要となり、他人が近づかないので患者が孤立する統合失調症――とはちがって、ＢＰＤの症状は少なくとも一時的には、他人を巻き込み、からませ、引き込む。ヘンリーの場合のような自傷行動は、このように実際に他人を巻き込む可能性があるが、患者の内面にとっても目的を果たすように思える。すでに別の異なる種類の痛みがあって、自傷はこの深い、重度の苦痛に立ち向かうためなのかもしれない。

こういう人間の多くは、不当な重荷を背負っていることがわかっている。[6] 幼少期の精神的またはは身体的トラウマは、保護者に起因する場合もある。アカスギ林の冷気の奥深くにたたずむ小さな家族の巣にあった、ヘンリーにとって唯一の温もりの源は、ただ引き裂かれただけでなく、ひっくり返されて――価値が逆転して――しまった。彼の両親に実際に何が起きたにせよ、ヘンリーの認知と解釈は明確だった。彼は幼いときにとても苦しんだのだ。しかし敵対的でやっかいな世界に適応するための現実性を計算すると、たとえ痛みをともなうにしても、世話をしてもらうことがやはり結局は生存につながる。もし私たちが信頼する人、信頼しなくてはならない人が予測不能になったり害をおよぼすようになったりして、境界が侵害されたら、もし価値観が根本的にひっくり返ったら、生きていくためには、まったく新しい論理が必要になる。生き延びるには、保護者とかかわり合っている必要があり、それで温もりも感じられるのなら、すべてが理にかなっている必要はない。破られた世界の秩序が、結果的に人生の感情面の分裂につながり、そうなると、安定しているものは何もないが、安定させなくてはならないものもなく、人間関係は矛盾する。つまり是が非でも必要なのに、徹底的に回避されるのだ。この観点からすると、自分自身と他者のなかにある別の現実に対処する能力は、ある程度意味をなすようになる。

こうした多様な症状の相関は現実であり、疫学者が数値化することもできる。BPD患者の場合、他者に依存する必要があるあいだ——何よりも温もりと世話が必要とされる幼少期——のトラウマから、のちの自殺ではない自傷が予測される。[7] そして人間の依存期間は長い。私たちは大きくて複雑な脳を構築しなくてはならず、多様な文明、つまり複雑な人間の習慣と認識を吸収しなくてはならない。それを一番うまく行なうのは、希望とスピードと受容性のある子どもの脳である。しかも私たちの脳は二〇代に入ってからも、白質を白くし、脳全体の電気通信経路を導く、絶縁体のミエリンという基本構造を構築している。[8] 霊長類として、人間として、私たちはむき出しの皮膚を——境界としての真皮であれ、脳内の神経の膜であれ——できるだけ長く、利用または悪用できるようにしておくのだ。

そのため、現生人類に向かう霊長類の進化によって、私たちの子ども時代は劇的に長くなり、弱くて依存する時間が大幅に延びた。子ども時代はいまや限界まで引き延ばされ、すでに人類に近い祖先の平均寿命より長くなり、生殖能力を獲得してからも続く。この現象が最も顕著なのは医学界そのものであり、訓練期間が果てしなく続く。教育病院の廊下では、いまだに研修中の医師のひなが群れをなしている。余裕のない脆弱な白衣の群れである。彼らはみな成人期半ばだが、いまだに学習しようとし、愛を見つけようとし、死ぬまいとしている。彼らの毛髪は、年をとっていく皮膚と自己の現われであり、権威より弱さを発している。

私たちの脆弱な期間がこれほど長くなった理由はわかっていても、細胞や回路レベルの境界性人格の生物学はまだ解明されていない。例によって、この問題に科学的にアプローチするために、厳選された問題を信頼できる測定基準に、単一の観察可能なものに、変えることによって単純化することはできる。痛みの報酬、自傷の報酬は、ＢＰＤ固有ではないが、この障害と結びついており、きわめてはっきりした測定可能なものとして役立ち、強烈な変容した人間の内面状態を語る。

どうして人間は自傷するのか？　これはすでに難しい疑問だが、さらに深いレベルに掘り下げることができる。どんな生きものも、どうして何かをするのか？　場面によって答えは反射、あるいは本能、あるいは習慣、あるいは不快感や痛みを避けるため、あるいは少しの楽しみや報酬を得るため……となるかもしれないが、そうではなく、すべての行動が痛みと痛みからの解放によって導かれる世界を仮定できる。私たちはポジティブな感情を求めて動かされることもあるが、行動の動機として、おもに内面の不快感を抑えたいからという場合もある。[9]

種や個体が楽しみなしでやっていけるなら、そして正しい行動のための動機が苦痛の一時的減少であるなら、それは生き延びるための行動をとる十分な動機になるのか？　生存や生殖を促すために適切な行動をとれば、一時的にすぎないにしても内面の痛みは和らぐだろう。もし私たちが生きものを設計する神であるなら、この戦略はうまくいくかもしれない。精神的苦痛が基準であり、すべての行動がこの苦痛を減らす、あるいは苦痛から気をそらすためである場合、その人間はどう見えて、どう行動するのか?

私たちはいつでも楽しみを先送りできるが、同じようにたやすく痛みを無視することはできない。それなら、痛みは行動を導く強い力なのかもしれない。私たちが朝に起床し、友人とつき合い、子どもを守るのは、ただ内面の痛みを和らげたり、それから気をそらしたりするためかもしれない。とはいえ、いわゆる衒奇症《げんき》は、一般の人には変に見えるだろう。苦悩していて、それを和らげるために行動している人の振る舞いのスタイルとメロディとリズムは、ずれていて、とっぴで、気まぐれに思える。しかしそのような人の存在は、少なくとも一部の人にとっては、すでに現実である。そういう人は、BPD患者とそれほどちがわないように見えるだろう。ネガティブな内面状態という過酷な重荷を背負った人は、私たちの姉妹、兄弟、息子、娘にもいるかもしれない。

そのような見識から、理解と治療への希望が生まれることもありえる。なぜなら、内面状態と価値観は変わる可能性があり、そもそも変わりやすいように設計されているかもしれないからだ。生きものが成長するにつれ、環境が変化するにつれ、種が適応し進化するにつれ、世界の要素それぞれに割り当てられる評価――たとえば何かを手にすることの価値、あるいはどこかにいることとの価値――もまた、適応しなくてはならない。そのような内部価値は「通貨」であり、成長をさまたげかねない不変の基準に固定すべきではない。何であれ生き延びるために効果的なものは、その価値をその場の判断で決められるべきであり、しかも容易に、的確に、迅速にそうされるべきである。人が生まれて以降、自己と生活の様相が変わるにつれ、存在にかかわる危険が――生命への脅威である捕食者でさえ――小さな頭痛の種になったり、美しいとされるものになったり、逆に獲物になったりする。襲ってくる不安と恐怖は弱まり、喜びになり、追いかけるべきスリルへと変身するにちがいない。

　価値の変化は、速いものは瞬時の新たなひらめき、遅いものは成長と成熟、さらに遅いものは何千年にもわたる世界と種の共進化など、どんな時間尺度でも、苦痛と報酬という競合する通貨の交換比率を調節することによって、条件の変化に適応できる。BPD患者の経験と、現代神経科学からの見識はともに、行動価――ネガティブまたはポジティブな経験、嫌悪または欲求、良いか悪いかの指標――は容易に変わるようになっていることを示している。

　神経科学者は現在、特定の細胞と脳全体の連絡を光遺伝学の標的にすることによって、こうした交換比率を設定し、動物が何かの行動をとる可能性を、正確に調整することができる。たとえば、特定の標的回路しだいで、動物の攻撃、防御、社交、セックス、空腹、渇き、眠さ、活力を、強めたり弱めたりすることができる。[10] その手段が、光遺伝学によって神経活動を引き起こす（言い換えれば、少数の明確に定められた細胞や連絡で生じるいくつかの活動スパイクを指示する）ことなのだ。

　被験動物の行動がすぐに変化し、ひとつの探求が別のものより有利に変わり、したがってひとつの価値観が別のものに切り替わるように見えるので、精神科医はついＢＰＤ患者のことを考えてしまうことがある。ＢＰＤ患者は何かの価値を見いだしたり変えたりすることで、すばやく強く反応する場合がある。[11] たとえば、新しい知人や新しい精神科医をカテゴリーの模範、つまり最も親しい友だちや最高の医師として扱う。そしてこの好意的な分類を非常に強く表現するにもかかわらず、それを一瞬で消してしまったり、ひっくり返したりすることがありえる。（世話をする人の過ちを認識したり、相棒からの注意を不適切と知覚したりしたあと）最高から最悪に、破滅的なほどのマイナス思考に移行するのだ。

人におけるこの二値的な切り替えは、巧みな芝居と他者を操る意図のせいの場合もある――が、私の（そして大勢の）見方では、こうした不安定な状態を本人はほんとうに感じているのであり、しかも圧倒的に感じている。極端な反応は全か無かの感情であり、それは不確かな人生経験に適応した主観的状態を映している。トラウマを受けた子どもの生き延びるためのスキルは、ＢＰＤ患者全員を説明するわけではないが、苦悩する大人のゆがみになり、本人は慢性的なマイナス思考で人生を送る。内面世界全体に鳴り響く精神的苦痛のしつこいサイレンから気をそらせるほど強いもの、または純粋なものの観点で、すべてを枠にはめるのだ。

こうした効果を裏づける深く強い脳構造がある。その回路と細胞のなかには、（脳幹近くのドーパミン細胞のように）影響を遠くまで広め、最も基本的な形で生存衝動を表わす比較的古い領域だけでなく、とくに統合的な意思決定や複雑な認知が起こる、最近進化した前頭部まで含めて、脳内のほぼあらゆる場所に送るものもある。ドーパミン細胞によって、平凡な部屋のような特性のない対象に、正または負の価値が容易に付与される可能性があるのだ。マウスが特性のない部屋に入るたびに、光遺伝学で閃光を当てることによって、中脳のドーパミンニューロンの電気活動を弱めると、マウスはその害のない部屋を、まるで強い苦痛の原因であるかのように避けるようになる。[12]

この実験は自然の過程にアクセスしているのかもしれない。なぜなら、異なるが相互連絡している深部脳構造の松果体《しょうかたい》の手綱《たづな》（絶望的で、どうしようもなくいやで、嘆かわしい状況のときに発火する構造であり、とても古いので魚にもある）はもともと、光遺伝学が実験で行なっているように、中脳内のドーパミンニューロンを抑制する働きをするからだ。[13] この回路が、前には何もなかったところに標識を、あるいは行動価をもたらすこともありえる。

幼少期のストレスと無力感が、手綱の活動を強める可能性があることがわかっており、[14] ＢＰＤ患者は、手綱からドーパミンニューロンへの連絡――またはほかの関係する回路――による、持続的でどうしようもないマイナス思考に閉じ込められているのかもしれない。彼らは基本的に苦痛に縛られ、苦しんで学んだ世界のありようについての教訓どおりに生きているのだろう。そんな教訓を吸収できるのは年少者だけなのだ。

自傷行為は、そのようなＢＰＤ患者の内面のマイナス思考を、さらけ出しているのかもしれない。この行為は、子ども時代からのどうしようもない（説明しがたい）感情とちがって、制御し理解できる、新しい、鋭い、生々しい痛みを取り入れて、そのマイナス思考を再調整するのだ。それで生涯にわたる苦しみが、新しく自己生成された感覚とくらべられることで、少なくとも一瞬、ほぼ何もない常態に回復する。強いマイナス思考は、主体性をともない、制御され、理由があって現われる場合にかぎっては、必死に求められていることがある。

したがって現代の神経科学によって、ヘンリーと彼のような人たちが、そのような状態にとどまるようになる経緯が、明らかになりつつあるのかもしれない。幼少期のトラウマが、若くて傷つきやすい心という耕地に、負の行動価の素因という種をまき、人間関係の評価に深い不安定さを植えつけるのだ。共通の祖先をもつ魚やマウスを研究することで、脊椎動物の脳におけるーーひいては私たちの脳におけるーー少数の特定の細胞と回路内の活動が、絶対的なものの価値をどれだけ強く、瞬間的に、評価し変更しうるかが明らかになる。

私たちそれぞれの心には、その時点までの自分の自己意識と人間関係を正当化するための物語がある。それはいわば、すぐにでも自分と他者を説明できる、描きかけのスケッチである。私たちはときどき参考にするイメージとして、そのスケッチを持ち歩き、さらに友人や家族など自分にとって大切な人のスケッチも持ち歩く。ＢＰＤ患者をとりわけ愛し、大切にする人たちにとって、そのようなイメージを描くこと、つまり愛する人の物語と苦悩を映す内部モデルを、実際につくって維持することは難しい。しかし現在、このような友人や家族や介護者も、現代の神経科学から少し助けを借りれば、そうした人生を想像し、ほぼ理解することができるようになっている。

幼少期のトラウマはどんな動物にも起こりうるが、人間の子どもは習得するものが最も多いせいで、トラウマに対して最も弱いのかもしれない。私たちの進化（および文化）の学習戦略は、子ども時代を延長し、副次的効果としてリスクを先延ばしにすることだった。別の原因で、この内面状態を外界に伝える手段も理由もなく、やはりマイナス思考を抱えて生きるようになる動物もいるかもしれないが、ＢＰＤのような症状は、人間の生活につきものの複雑な社会的ネットワークがからむと、とくに現われやすいとも考えられる。人間特有の計画実行と道具づくりで、自傷のような行為ができるとわかればなおさらだ。ヘンリーでさえ、私がのちに知ったように、自分だけで自傷という新しい考えを偶然思いついたわけではなかった。

ヘンリーは腕にたくさんの表面的な切り傷があったが、それはすぐに治るもので、複雑ではなかった。ＢＰＤ患者として、彼はまだ軽度で、自分で何とかしようとしていた。わかっている子ども時代のトラウマも、少なくとも私が知るかぎりでは、ほかの患者で見ていたものとくらべてそれほど悪くなかった。たしかに両親の離婚はつらかったが、もっとずっと悪いことも起こりうる。

とはいえ、ヘンリーの苦悩は現実だ。彼の家族は崩壊し、彼が語った経験はどれも、この根本的喪失によって、ある程度ゆがめられていた。その喪失がそっくりそのままため込まれて重荷となり、彼の内面の形を曲げ、楽観と悲観、黒と白、現実と想像の相互混乱をつくり出し、最終的に重要な唯一の相克は、彼にとってのすべての中心にあるそれになる。すなわち、結びつくことと見捨てられること、混ざらない水と油だ。

拘束してから最初の三日間、慎重な援助プロセスが実行された。どの五一五〇の患者でも行なわれるように、リズムと持続時間を整えるプロセスだ。群れに加えられた新しい子ライオンのように、拘束された新入りは温かく迎えられ、それから対処される。患者はまずベッドを与えられ、そのあと確立された安定的なやり方で、介護チームのメンバーがやって来る。準看護師、看護師、医学生、研修医、理学および作業療法士、臨床心理士、医療相談チーム、ソーシャルワーカー、主治医からの、この穏やかだがしつこい世話が数日続く。ほかの患者も一緒に拘束されているが、みんな知らない人で、そこに来た理由はそれぞれちがう。ひっくるめると、本能や直感では対応しきれないくらい、ややこしくて難しい患者の集まりだ。

閉鎖病棟の患者に費やされる時間は一般に二、三日だけで、細胞や回路を根本的に変えるのにも、セラピーによる大幅な行動変容にも十分ではないようだ。それでも閉鎖病棟の臨床チームは、毎朝、生死にかかわる判断を下さなくてはならない。私たちが五一五〇にしたがって患者を評価するとき、真に回復しつつある人と、ただ最初の訴えを撤回しているだけの人を識別するのは容易でない。こうした判断をするためにあるのは、人的交流と言葉、そして公表されている統計と蓄積された個人の臨床経験だけである。これだけでは十分でない。それでも、危険にさらされながら、私たちはリスクを評価する。なぜなら、ほかにできることはないし、もっとよくわかっている人はいないからだ。私たちは毎日、拘束を続けるか解くかを判断しなくてはならない。

さらに不安なことに、期限が迫ってくる。三日目の朝には拘束の期限が切れて、危険が続いていても——さらなる処置がとられないかぎり——患者は自動的に世間に解き放たれる。この三日以内という条件を設定するにあたって、検討されたのは数占いだけのように思える。この期間は、具体的な医療処置や精神科の処置に対応するものではないからだ。三日は旧約や新約の聖書では説得力がある。「三日三晩、大魚の腹のなか、三日三晩、地のなか」

深刻な自殺傾向が続けば、もう二週間の保護を、カリフォルニア州法で五二五〇と呼ばれる別の種類の拘束で求めることができる。しかしそのときには、医療関係者でない部外者が精神科医の領域に入ってくるという形で、真の裁定が下される。それは審査官と呼ばれる病棟にやってくる審判であり、あとに別の訪問者もやってくる。「患者支援者」は退院を推進する役目を果たすことになる。医師は（退院が安全でないかもしれないと感じていれば）保護を続ける、拘束を維持すると、悲痛な主張をすることができる。ただし反対意見に逆らって、そうすることになる。これは気詰まりな場面であり、医師は患者支援者と呼ばれる人に反論するわけだ――医師の全使命と自意識の中心は、患者が安全に回復するのを助けることなのに。それでも、医師と患者支援者は立ち上がって闘わなくてはならない。礼儀正しく丁重だが、秘密の首周りの毛を半分逆立て、首をムズムズさせながら。

種内の動物が対立するとき、古来の回路による自然なメカニズムが、ダメージを最小限にするよう働くこともある。（カバやトカゲで大きく開けた口を互いにくらべ合うように）大きさを見せつける儀式のおかげで、たいていは小さいほうが無事に逃げ、両方がエネルギーを保存することができる。この闘争回避は生死にかかわる状況でないときにうまく機能する。たとえば、チャンスがほかにもあるか、あとから巡ってくるかもしれない、多くの求愛闘争がそうである。しかし機会が少ない場合、闘争の段階的緩和は難しい。閉鎖病棟での審査では、こうした儀式による段階的緩和は不可能であり、状況は生死にかかわる。真に生きるか死ぬかだが、争っている当事者の生死ではない。結果が人生に影響する人、つまり患者は、同席することも声を出すこともなく、別の部屋で待っている。

私はそれまで、ほぼあらゆる審査に勝利しており、ヘンリーについても同じ結果を期待していた。しかしほんの数分後、きっぱりと下された審査官の裁定は、私が負けたことを告げていた。ヘンリーのための指示は退院だった。すなわち自由と危険だ。

この決定に個人的な利害関係はないので、私にとって退院させることは容易であるはずだった。しかしこの結果は私にとってつらく、ふと気づくと私は患者と審査について心のなかで何度も再現した。客観的には、審査官の決定を理解できた。ヘンリーが無事を請け合っていなかったこと、つまり自殺しようとしないと約束するのを拒否したことが心配だったが、これまでの彼の自傷はまぎれもなく致命的ではなかった。その事実は審査官にとって十分であり、私にとっても十分だったはずである。

さらに、この決定によって、個人の自主性が重んじられたことを喜ぶべきだった。なぜなら、私は自由にも重きを置いていたからだ。ひそかに自殺が計画されているなら、すぐにも着手されるおそれがあるが、このケースでは、二つのまったく異なる根本的価値を天秤にかけて、個人の自由がその小さなリスクよりも重要であるとみなされたことを、私は理解していたし、当事者全員が理解していた。その根底にあるのは、そのような審査すべての中心である、患者の自由か患者の安全かの葛藤であり、したがって、どちらの側も真の意味で患者支援者である。自主性の支援者か、安全の支援者か。これほど古く深い葛藤はなく、これほどＢＰＤ患者の鼓動する心臓に近いものはない。

私はこの裁定に苦しんだが、自分の葛藤の原因を理解していた。私は転移をわかっていないわけではなかった。私自身の人生との類似点は明らかだった――少なくとも幼少期の家庭崩壊という一面では。そして私は、ヘンリーを治療していた当時わずか五歳だった自分の息子について思わずにはいられなかった。ヘンリーの苦痛の兆しは息子にはまったく見えなかったが、私が審査の日に考えたのはその点ではなかった。ヘンリーの症状が遅れて現われたことだ。一九歳の夏に破局したあと、太陽がまだ皮膚に冷たく感じられていたとき、彼はノートパソコンで、一三歳の少女の露骨な自傷行為を見せる映画を見た。そしてその考えが強くピンときた。彼はすぐさま試そうと、コミュニティカレッジの体育館の裏で、なまくらな道具と雑なやり方でまねして腕を切りつけ、そのあと父親に見せに行ったのだ。

なぜ彼はまず父親に傷を見せに行ったのか？　ひょっとすると、ただけがをしたことを知らせて、ショックと血で気持ちが通じるのを望んだのかもしれない。しかし、なぜ母親が先ではなかったのか？　母親は彼が最初に非難したはずの人である。家族を置いていった人、巣を見捨てた人として、彼女を名指ししていたのだ。ヘンリーの主訴――「父に『自殺するなら家ではやるな。私が母さんにとがめられる』と言われた」――が重要な手がかりであり、私たちがまだ理解していなかった父親の病理を示す意味深長な徴候だったのか？

これは二、三日では明らかにできない謎であり、まだはっきりせず、ヘンリーの物語は正確に語られていなかった。私たちが深くつながるための時間はなかった。ヘンリーは病棟にいた二日半で、どういうわけか、私たちがとにかく理解できる重要なことをほとんど明らかにしていなかった。彼はたしかに表面的な進歩を示し、少しずつ症状が弱まり、しだいに暴言というか、死にたい、血の海で溺れたい、というような欲求を口にしなくなった。しかし、彼が必要に応じて、いかにたやすく話を変えられるか、私にはわかっていたので安心していなかった。彼を助ける時間がほしかった。

その審査にちがう対応をしていたら、方法が見つかったかもしれない。カリフォルニアで拘束を行なえる、あるいは延長できる理由は、自殺傾向だけでなく、他人への危害や深刻な障害もある。しかしヘンリーは激しく怒っていたにもかかわらず、他人に対して暴力的ではなかったし、そうだったこともなかった。彼の血の幻覚はそれだけだった。実際の行動と関係のない興奮した暴力的イメージである。あとは深刻な障害の証拠を見つける道しか残されていない。バスで裸になったことから、もっともらしい主張を考えられたかもしれない。衣食住という三つの基本的ニーズのうち、少なくともひとつに対処できないという主張だ。しかしヘンリーはまぎれもなく、自分のニーズすべてに対処する能力をもっており、その使い方も知っている。バスの出来事は自傷と同様、深刻だが命にかかわるものではなく、そのためヘンリーは霧の深い日曜の朝、病棟から出て行った。

私は彼がキャンバス地のバッグを肩にかけて、エスカレーターと病院の正面出口に続く廊下を歩くのを見守った。彼はまだ治っていないし、治療さえされていないが、できることはもうほとんどないのだと自分に言い聞かせた。彼の障害は投薬治療の効かないものであり、彼は入院してすぐに出たがっていたうえ、外来で専門的なグループ行動療法を受けるための紹介も拒否していた。[15] 臨床文献によれば、ヘンリーの将来には、こうした自傷のような自殺に近い行為がさらに見られるだろうと予測された。それは私が十分に理解することはない意味での報復と報酬なのだ。彼の傷は治癒し、そのあとまた現われるだろう。その行動から彼にとっての安堵が生まれ続ける。それは望まれた負傷であり、私の想像を超えた内面の苦痛に対する反撃なのだ。ヘンリーには選択肢がなかった。しばらくのあいだ、彼はこうした傷痕を求め、他人を求め続けなくてはならない。それは皮膚と皮膚でなく、自己と自己の触れ合いであり、時空を超えて人間の温もりを強要する。

長期的には、彼を待ち受けている運命は、一般にＢＰＤの症状に年齢とともに生じる円熟かもしれないが、代わりに一五パーセントの確率で、時間が自殺を、つまり自己の幕引きを、もたらすおそれもある。いかなる病気、いかなる人類の重荷にとっても、最も高い発生率である。ひとつの希望は、彼を気づかう人たちが、彼によって呼び起こされる状態を利用できるようになることだ。自己が侵害されたというあの古来の感情を、自分自身の内面にあるヘンリーの表象へと、一〇〇倍に拡大して投影する。強い共感は怒りの火花からかき立てられることもある。

私自身の怒りの炎は、あれ以来消えて久しいが、自分がいまだに彼に対して弱く、これからもずっとそうだとわかっていた。ヘンリーは私のなかに投影されていて、私の身近にあった。

筆談が紙と近い関係にあるのと同じだ。しかし私は熱心に彼の痛みを減らそうとしながら、自分が彼に感じのいいだまされやすさしか見せていなかったと感じた。そしてしばらく、ヘンリーのことを考えずには息子を見ることができなかった。彼は私自身の物語のうえに彼の物語を書いたのである。中世の修道士が、こすり落とされて再利用される羊皮紙に新しい文字を記したように。薄く伸ばされた動物の皮に審判と啓示のシンボルを刻んだように。

第5章　ファラデーケージ　――統合失調症

ヘーゲルは、すべて理性的なるものは真であり、すべて真なるものは理性的である、という有名な金言を残した。しかしながら、われわれのようにヘーゲルの主張に納得がゆかず、真なるもの、真に真なるものは非理性的であり、理性は非理性の基盤の上に立つものであることを信じ続けている者も多いのである。偉大な主義屋であったヘーゲルは、まず一つの穴を取り出してその周りに鉄を巻きつければ大砲が出来るといった、かの砲兵軍曹のように、諸諸の主義によって宇宙を再構成しようと企てたのである。

――ミゲル・デ・ウナムーノ『生の悲劇的感情』
（『ウナムーノ著作集3』神吉敬三・佐々木孝訳、法政大学出版局）

いろいろな兆しのなかで、新しい思考は季節の変化と同じくらい確実にやって来た。初秋の空気のように、最初の二、三週間で、彼女の心のプレッシャーが変化するように思えた。微風が吹いて、彼女のなかのいちばん高い葉が揺らぎ、神経系の林冠がサラサラと音を立てる。

皮膚でも変化を感じられた。微妙なうずき、初秋の冷たさだ。その感覚が一〇年以上前の記憶を呼び起こした。九月のウィスコンシン州で、兄のＡＪとネルソンと一緒に、湖岸でカナダガンを追いかけていた。ウィニーは一七歳、夏にリンパ腫の化学療法を受けていた。メトトレキサートによる治療が終わり、その秋、また屋外に出られたことが何よりも感動的に思われた。彼女の周囲も内部もすべて、彼女の肺、彼女の脳にいたるまで、その季節の霧に満ち、澄んで透明だった。寛解期に治癒が期待できると彼らは言い、その言葉は正しかった。

しかし今回、木の葉のサラサラいう音とともに、不安な兆しが現われ、同じかすかな風に乗って、高く、凧のように運ばれてきた。そして開放感と頼りなさを覚え、それは完全に好ましい状況というわけではなかった。彼女は突然、一カ月の休みを取ることに決めたが、彼女ほど仕事の担当件数の多い人には前代未聞だった。彼女の上司を含めてチームはぶうぶう言ったが、ウィニーは次々に認可を勝ち取り、ごたごたの寄せ集めから特許財産を築いて、絶大な信頼、というか一種の名声を打ち立てていた。法律と工学両方の教育を受けた知性を武器のように使いこなし、相互に関連する人工知能の知的財産に取り組む能力は、他に類を見ない。弁護士とスタッフから成る彼女のチームは、主要クライアントのために——分割と継続をすべて合わせて——昨年だけで一七〇〇件の特許を申請していた。しかしいま、彼女は一カ月の休暇を必要としている。取り組むべき差し迫った問題がある。危険が迫っているのだ。

最初の問題は、マンションの隣に住むオスカーだった。彼はテラスの屋根に衛星放送用パラボラアンテナを設置した。そして彼女の考えをダウンロードする準備をしているようだ。ウィニーとしては、誰かを彼の家にやって、アンテナをはずし、彼を拘留してもらう必要があった。管理組合の警備を呼ぶのが自然かもしれないが、彼らはおそらくオスカーの味方をするだろう。警察も同じだ。彼女はいつものように、自分で何とかする方法を見つけ、自分のことは自分でやらなくてはならない。

ひとつの策が思い浮かんだ。パラボラアンテナへの一時的な対抗措置だ。その場しのぎにすぎないが、実際にうまくいく可能性はある。彼女は厚手の黒いニット帽を取り出した。光を反射するレイダースのロゴがついているもので、大学時代に手に入れたが、卒業してからかぶったことはなかった。彼女はそれをかぶり、引き下げて耳をしっかり覆った。すぐに、すべてが前より落ち着いたように思えた。アメフトチームの銀色のロゴがついているだけで、電磁場絶縁体としてそれほどうまく機能するとは少し意外だったが、効果は疑いようがなかった。衛星の信号が入ってきて、彼女自身の考えが漏れ出す可能性は低い気がする。帽子のきつさのおかげで、空気が頭の周囲にぴったり沿い、境界をはっきりさせることができる。

この対策の頼りなさは修正可能で、もっと恒久的な解決策は工学にあった。寝室の壁に構造の変更を施すことで、その境界を建築材料で強化できる。パラボラアンテナの信号に対する遮蔽物として、真の近代的なファラデーケージ〔訳注／導体でできたかごや器で、外部の電界を遮蔽する〕を設置するのだ。[1] 彼女は壁に取りかかり、家庭用工具といえば数本の短いドライバーだけだったのがしだいに増えていき、町の反対側の金物店に専門的な品――バール、小さな金網、金属薄板、電圧計など――を買いに行くほどになった。

しかし、この奇妙な新しい季節に起こっているほかの出来事は、もっと気がかりで対処が難しい。彼女の専門知識外の生物学的な話だ。その中心にいたのはエリンだ。シニアパートナーであるラリーの助手で、ウィニーより若く、妊娠五カ月。エリンが妊娠したのは明らかに彼女をあざけるためであり、ウィニーが独りで暮らし、子どもをもたないようにさせることが目的だ。おとなげないし、ウィニーにとって情けないことであり、エリンが事務所内の権力に近いことを考えると、少し恐ろしかった。

この攻撃的行動に対処するための明確な工学的解決策はなかった。ウィニーはラリー本人に訴えなくてはならない。ラリーはエリンを罰することができる唯一の人であり、彼に情報を伝え、行動してくれるよう申し立てる必要がある。そのためウィニーは、週末に自分の勤める法律事務所の上層部、つまり上役や有力者が全員いるフロアに、侵入する計画を立てた。彼女は接近計画を地図にして、ラリーとの会話を練習したが、最初はほとんど頭のなかで行ない、コンピューターやインターネットを使わなかった。エリンが彼女のものすべてをハッキングしていて、ずっと前から彼女のメールにアクセスしていたと想定されるからだ。

彼女の計画の大部分は紙上のスケッチになった。デスクの向きとトイレの場所を、記憶から入念に再現する。しかしその後、ウィニーは落ち着きをなくし、体を動かして何か物理的なことをする必要を感じたので、数日間、パラボラアンテナへの対抗措置にもどった。乾式壁を取り去り、裏に何があるかを確認するために東向きの壁から断熱材をはがし、新しい金属の遮蔽板を配置していく。

そして季節の変化に新たなもっと暗い要素が加わり、なかには率直に恐ろしいものもあった。休暇に入ってから二回目の週末、彼女は昼が青白い気味の悪いやつに気づいた――情報吸血鬼だ。がっしりと太めで、雄牛の心臓のように強く、大きなゴミ容器の陰で待ち伏せしている。彼女の活力と思考を弱らせ始め、彼女のなかに直接入り込んでくる。これで彼女は新しいフェーズに入った。この新しい季節は、彼女の葉を揺らすただの風ではない。もはやそっとなでる穏やかな幻の指ではなく、穀粒のような彼女の細胞にとって、乱暴に攻撃的につねってくる不機嫌な指のように感じられる――彼女の頭蓋は無力なずんぐりした塩入れだ。

そしてとうとう日曜日、頭のなかから新しい声が聞こえてきた。中くらいの高さで、性別ははっきりしない。「絶縁」という言葉を断続的に繰り返している。その声はなんとなく聞き覚えがあって、その声色を一〇代から知っている気がする。当時、彼女は自分の考えをその高さの声で聞いたことがあったが、いまのほうがはるかに大きくて明瞭だ。その声は異質だが、どういうわけか彼女の奥深くにあって、左右のこめかみの間に響く叫びである。

月曜の朝、ウィニーはそれがエリンだと判断し、もう十分耐えたと考えた。覚悟を決め、マンションから出て、車に乗り込んだ。運転そのものはスムーズで、陰をつくる駐車場のゴミ容器を無事に通り過ぎたが、エルカミノレアル通りへと曲がるとき、一時停止の標識が驚くほど鮮明で、意味ありげに目立っていた。八本の辺の鋭さが目を引く。だが後ろでクラクションが鳴り響いた。びっくりして、彼女は運転を続けた。

一〇分後、ウィニーはページミルロード沿いの法律事務所のキャンパスに到着した。敷地内のあちこちにオークの木が生えている。彼女は注意深く車を降りた。駐車場のコンクリートの上、彼女の車の近くに、つぶれたネジが落ちている。それを見たとたん、彼らがそこに合図として置いたのだとわかった。彼女が来ることを知っていて、彼女をだますつもりなのだ。

急に昼の光が暗くなり、不吉な空気になったので、彼女はきびすを返して車にもどりそうになった。不安な考えが頭に浮かんだ。そのネジは彼らが彼女の計画に深くアクセスしていることを暴いている。なにしろ、彼らは彼女がそこに来ることだけでなく、もっといろいろと知っている――彼女の私生活、個人記録、医療記録さえも。そして彼女はほんの数日前に流産していた……ただし、そのことについて考えると、頭に血が上ってきた。ウィニーは自分自身の経験をしっかり把握していない気がした。流産があったことに、一〇〇パーセントの確信がもてない。その経験も何ひとつ詳しく思い描けず、突然、実際に起こったことを思い出すのが少し難しくなる……まるで、内面の風がだんだん強まって竜巻になり、彼女の木の枝をほぼ裸にしてしまい、雨を含んだ憂鬱な雲から渦を巻いて下りてくる、その青白い指をした竜巻に、彼女の記憶がほとんど奪われたかのようだ。

ウィニーは立ち止まり、震えながらネジを見下ろして、こめかみを押しながら、すべてを処理しよう、集中しよう、あらゆる関連する問題と不確定要素を考えようとした。なんとなく知っている――デニスとか何とかいう名前で、デート相手にしてもいいと考えたことのある――弁護士助手《パラリーガル》が、本館に向かって歩いていた。こちらに探るような妙な視線を送ってくる。彼女は向きを変え、サングラスをかけ直し、レイダースの帽子をしっかり引き下ろした。

「弁護士、役員、パラリーガル、誰であれ、ほかの人が事を面倒にしないうちに入らなくてはだめ」と彼女は自分に言い聞かせた。心のなかで、まるで講義をするかのように、はっきりと明瞭に言葉を話した。「引き下がって逃げてはだめ。あの小さなネジのメッセージはエリンからよ。ラリーを説得できる。ラリーはあなたの味方になる」

彼女は気を静め、悠々と館内に入ったが、できるだけ壁から離れていた。引きつった笑顔で、自分のバッジを警備員に見せたあと、エレベーターまで歩き、ラリーのいる四階まで上がった。彼女は彼のオフィスのそばを通り、アイコンタクトを慎重に避けながら、それでもデスクにいたエリンをよく見ることができた。ウィニーの最初の巧妙な任務は、完璧になし遂げられた――エリンが何を着ているか、あの不格好な黄色いドレスを確認すること。そのあと彼女はトイレに向かい、個室に入ってドアを閉め、個室のドアの隙間からエリンが入ってくるのが見える場所に身を置いて、待った。そう長くはかからないだろうとわかっていた。

一時間近く待ったが、ついに黄色がちらりと光った。ウィニーは落ち着いて立ち上がり、エリンの個室のドアが閉まるとすぐに、自分の個室のドアを開けた。まっすぐトイレの出入り口まで歩き、左に出て、帽子をしっかり引き下ろし、オフィスのほうにもどった。

彼女はラリーとは国際案件で二回一緒に仕事をしたが、一定の距離を置いていた。二人は別の種類の人間だった――外向型と内向型、口達者と分析家――が、それでも今日、彼は彼女のことを思い出すだろうし、ひとたび彼女が話し始めたら、緊急事態に気づくだろう。彼女は誰もいないエリンのデスクを通り過ぎ、閉じられたラリーのオフィスのドアをノックし、入った。

彼はノートパソコンから目を上げ、彼女の目を見返した。彼女は自信たっぷりに、デスクの前のイスにすわった。

そのあとひどい混乱が起きた。これ以上悪くなることはほぼありえず、気がつくと、彼女は人事部の雑然とした小部屋にすわっていて、救急車を待っていた。全社の警備チームにちがいないと思われるブレザーの一団が、汗をかいて、彼女を見張っている。

彼女は強引だったが、ラリーに対してとても礼儀正しく、事実に照らして状況を説明していた。エリンの妊娠が彼女に屈辱を与えるために計画された、おとなげないジェスチャーであることを説明し、ずっと起こっていたメールのハッキングの詳細を語り、ネジとそれを見るのがいかに恐ろしかったかについての話までした。それでも自分は理性的で落ち着いた口調を保っていたと、彼女は考えた。彼女は感情や身振りで彼を動揺させないように気をつけて、顔をコンクリートのように硬く、無表情に保っていたが、数分後にすべてが横滑りしていくように思われた。ラリーは電話をかけ、そのあと最初のブレザーがやって来て、がっしりした手が彼女の肘をつかんだ。彼女はエリンの前で連行され、恥ずかしさで目の前が暗くなった。それでもウィニーはつけいる隙を与えず、顔を仮面のように保ち、アイコンタクトを避けた。そして彼らは、彼女が存在さえ知らなかったこの窓のない部屋に移ったのだ。

数分後に救急車が来た。紫色のゴム手袋をした二人の男性が、書類と管やらワイヤやらを携えて現われた。彼女は彼らを見て安堵し、この小さい部屋からすぐにでも出たかった。救急救命士は二人とも、登山家のように細身で筋骨たくましい。そして礼儀正しく簡単な身体検査をして、精神科の病歴を尋ねた。彼女は真実を話した。家族に精神疾患の患者はいない。しかし兄のＡＪは変わっていて、奇妙であいまいで人の注意を引くことを言う癖があった。彼は自分の進路を見つけられなかったし、実際にチャンスをつかむこともなかった。ウィニーは救命士に、ＡＪがうだるような暑い日に、繁華街の広場のバス停近くに、独りで倒れているところを発見されたのだと話した。すでに死んでいた。

ＡＶＭ（動静脈奇形）だった。つまり動脈がまちがった方向に向かっていて、その厚い筋肉の壁が高い圧力の血液を直接、繊細な静脈へと噴射してしまう。進化は静脈を別の仕事向けに設計していた。脳から弱くにじみ出てくる使用済みの血液を集めるだけだ。医者によると、奇形はもっと大きな問題、つまり結合組織疾患の徴候だったかもしれない——が、確実なことは誰にもわからない。ただ、少なくとも一カ所のＡＶＭがずっと、脳内の奥の見えないところに隠れていて、長年にわたって、頸動脈波の猛烈でたえまない打撃に対処しようと闘っていたのだ。その透明な膜が薄く伸ばされて、最終的に破裂の瞬間が訪れた。

彼女は数日前に流産したかもしれないことも話した。いまだに確信できず、記憶が現実と非現実の間をぐらついている。救命士はその確信のなさにいらついているようで、彼女にも理解できた。彼女も困惑していた。昔のがんについては確信があった。よく知っていて、不穏で、いまでも刺すような言葉だ——「中枢神経系に転移している皮膚大型Ｔ細胞リンパ腫」。彼女は臨床経過を専門的に詳しく話した。複視と頭痛で始まり……脳脊髄液にがん細胞が発見されると、直接そこに、腰の高さの脊柱管に、メトトレキサートが注入された。そして完治し、一二年間、がんのない状態が続いている。

彼女は家で行なっている壁の取り壊しで、指関節にすり傷を負っていた、彼らが彼女のリフォームについてはあまり気にしていないようなので、そこは簡単に説明するにとどめた。彼女は救命士がしばらく、薬物についての質問にこだわったことに気づいた。あらゆる方法で質問するのは、彼女をわなにかけようとしていたのかもしれないが、出てくる答えは繰り返し同じだ。薬物はやっていないし、タバコも吸わず、ただときどきワインを一杯飲むだけ。救急車のなかで、ようやくあたりが静かになり、彼女にはすべてについて考える時間が少しできた。可能性をつなぎ合わせるパズルがもどかしい。

十中八九、彼女の思考が盗聴され、彼女の計画が拾われて、情報吸血鬼によってラリーと彼のチームにあらかじめ送られたのだろう。一方、彼女は救急隊員が電話をかけていることに気づいた――病院にだと言っているが、唇の青白い気味の悪いやつにかけている可能性が高い。「フィフティーワンフィフティー」と繰り返し言っている。五〇・一・五〇か、五〇・一五〇か、五一・五〇、どれだろう？　そのコードは重要にちがいない。ダウンロードを開始させるか、加速させるのに使われているのか？　通常、彼女はこの種のことを解読できた。ウィニーは帽子をさらにしっかり引き下ろし、すべてが始まったところまで、あの最初に吸い込んだ刺激的で新鮮な九月の空気を感じるために、ほんの二、三週間、時間をさかのぼろうとした。

そのあと救急外来で、看護師と医師は紫の手袋をした紳士たちと同じ質問をしてきた。彼女のまったく同じ返答を、さまざまなタブレットに打ち込む振りをしている。聴診器や採血の針や打診器で刺したりつついたりするあいだ、どうやらわざわざ互いに話すことをしないようだ。
彼らも彼女のリフォームを気にしなかったが、ＡＪの話にとても興味をもった。妙なことに、救急隊員よりもはるかに関心が高かった。ウィニーにとって彼のことを四回も五回も話すのがつらくなってきた。話すたびに話が短くなったが、彼女の内面では話が長くなっていく。イメージが急速に広がってくると、しだいに中断が長くなっていき、話の途中ばかりか単語の途中でも止まる。彼の最期の瞬間を想像した光景には、彼を抱く妹はいない。彼は独りきりで、混乱した頭を支えてくれる彼を愛する人はいない。

ＡＪは迷子だった。亡くなるずっと前にいなくなっていたのだ。ウィニーとネルソンには学校が完璧に合っていて、綴りは正確、論理や工学が大好きになるほどだった。しかしＡＪにとって学校は同じくらい完璧につらかった。しかし彼の場合、自動車販売店でもパン屋でも、雑用さえうまくいかない。どんな冒険も、ゴタゴタの災難や、おそまつな判断や、びっくりするような事故で終わるようだった。それでも彼はずっと優しかったが、ついにあのうだるような夏の日に倒れてしまった。彼女は葬式のために飛行機で東部に帰り、あの見慣れた彼の額のしわが、とうとう安らぎとともに消えているのを見たとき、胸が張り裂けるようなむせび泣きが、彼女自身の体からほとばしり出た。それは彼女が出したことも聞いたこともない音だった。

彼女は八号室のストレッチャーの上で、体を丸めて横向きに寝ながら、ＡＪの最期の瞬間の想像にふけり始めた。パン屋から銀行への駆け足を追体験する。彼のポケットにあった紙切れと、彼の同僚から聞いた手がかりから、彼女とネルソンが推測した駆け足だ。勢いのよいダッシュは、自立した生活を維持するための最後の必死の試みだったと判明した。医師たちはその日のストレス、駆け足、暑さ、心配事について話していた。すべてが彼の血圧を上昇させ、ついにＡＶＭが破裂したのだろう。静かに待っていた弱点、その小さな問題が、あの日、彼の人生を厳しいものにしていた状況すべてが一度に集結した打撃で、解き放たれたのだ。

　彼らはまだつついたり、採血したり、スキャンしたりできたが、ウィニーは疲れ切っていた。昼が晩になり、乾いたサンドイッチとジュースの箱が現われて消えて……そして何もない時間が続いた。


　ドアがノックされ、医師が入ってきた。茶色い髪は乱れていて、白衣の下の青い手術着にコーヒーの染みがついている。彼は自己紹介をしたが、ぼそぼそと話をする人のようだ。それとも、ただ疲れているのかもしれない。口ごもるように発音された彼の名前を、ウィニーはきちんと聞き取れなかったが、精神科という言葉は聞こえた。

　ウィニーは起き上がり、ストレッチャーの脇に脚をぶらぶらさせた。彼は握手をしてから、ドアのそばのイスにすわって言った。「救急チームからの書類をすべて見ましたし、救急科の医師とも話をしました。でも、もしよければ、あなたから、あなた自身の言葉で、どうして今日ここに来ることになったかを聞きたいのです」。ウィニーは注意深く彼の全身を見てから彼の目を凝視して、答える前に、彼のねらいと自分のねらいについて一瞬考えた。

　一日の終わりに、彼女は助けを必要としていて、まだ味方を見つけていなかった。すべてではないにしても、何かを彼に話すのが最善だ。「情報吸血鬼」と彼女は言った。彼は知る必要があった。それを書き留めて、彼女をまっすぐ見返した。「いいでしょう。それについて話してください」

そこで彼女は話した――いや、ほとんどについて。詳細すべてではなく、誰でもわかるような厳然たる事実だけを。情報吸血鬼は彼女の脳に入り込んでいて、彼女の思考を弱らせている。すべてがとてもはっきりしているので、彼女はチェックできるたくさんの証拠とともに、論理的かつ穏やかにそれを表現できる。まず、彼女の隣人が二週間前、彼女の考えにもっと近づけるように、パラボラアンテナを屋根に設置したが、彼女には遮蔽する対抗手段があって、それが進行中だ。職場の人が彼女に近づき、ハッキングし、彼女の考えや感情をデコードしようとしているので、彼女は仕事に行くのをやめた。彼女は駐車場に落ちていたネジの話もしたので、彼女の敵がどれだけ強く、なぜ彼女が引きこもって自分を守らなくてはならないか、医師は理解するだろう。

ウィニーは少しだけ、「絶縁」の声に触れた――どんなに恐ろしく、それでいて筋が通っているか。そのひと言は彼女が自分で考えたのかもしれないが、声が言っているのは彼女が欲する考えだけでなく、彼女の敵が欲することかもしれない。その言葉は音質を感じられるが、内側で聞こえるように話されたのだと説明した。誰かが、おそらくエリンが、彼女の心にアクセスしている。しかし理由はよくわからない。

しばらくすると、医師は自分の質問を始めた。そのパターンは救急隊員とも、ほかの救急科の医師ともちがう。彼女が目深にかぶっているレイダースの帽子について訊かれると、彼女は率直に言った。「私の考えを守るためです」。彼が彼女のストレッチャーを指さして、なぜ壁から離して部屋の中央まで動かしたのかと訊くと、彼女は簡潔に答えた。「向こうに何があるかわからないからです」。彼はかなり前に話題になっていた彼女のリフォームの話にもどった。ほかの医師は誰も関心を示さなかった話であり、彼女が取り壊している壁について、その理由もあわせて初めて訊かれた。

ところが質問している最中に医師のポケベルが鳴り、彼はあやまって出て行った。彼女が目の前の壁を見ながら独りで一時間過ごしたところで、彼はもどってきて、前置きもなく再開した。一分しかたっていないかのような態度だ。ウィニーはどうしたのかと尋ねた。「フロアでの緊急事態でした、すみません。話はほとんど終わりなのですが、現状をお伝えすることができます」と言って、彼はまたすわった。「検査結果が返ってくるのを待っていたのですが、最終的に、あなたの体にはどこも悪いところが見つかりません。どの検査もスキャン画像も正常に見えます。それはつまり、起きていることは精神医学的なものだと思うのです。その結果についてのいい知らせとして、あなたを助けられる治療法があります」

ウィニーは驚かなかった。救急科のスタッフは状況がその方向に向かっていると考えているようだった。ただし、それは実際には問題でなかった。この時点で、彼女は彼らが言うことなどうでもよくて、ただ家に帰りたいだけだった。救急医たちは彼女が「合法的に拘束されている」のであり、精神科医の診察を受けるまで帰れないと伝えていたが、彼女はもうみんなの診察を受けている。家でも職場でも何も解決していないので、彼女にはやるべきことがあった。実際、彼女の職場での状況は少し悪化したかもしれない。彼女は通院での経過観察にしてもらえるかと尋ねた。家に帰って診察予約の電話をするのは簡単だ。

「わかりました。そのことについて話しましょう」と彼は言った。「私たちが現状を解明するあいだ、病院にいてもらってもかまいませんか？　もしそうでないなら、退院が可能な場合、退院したら何をしますか？」

考えるまでもない。答えは簡単、彼女はもう職場でトラブルは起こさない。あれは明らかにまちがいだった。彼女は家に帰り、休暇を再開し、東向きの壁の解体を終わらせ、天井も剝がし始める。彼女の家は最上階なので、そうしても安全で、誰にも危険はない。「入院するつもりはありません」と彼女は言った。「やることがたくさんあるのです。とにかく家に帰って、ファラデーケージを仕上げます」

彼がその言葉にうなずいたので、ウィニーはファラデーケージの原理を知っているかと尋ねた。電磁場を打ち消すための導体による囲いだ。彼は再びうなずいた。「ええ、ラボでいつも使っていますよ」と彼は言った。「基本的にメッシュの立方体で、ニューロン内の電気信号を測定するための装置の周囲に置くのです。あなたが組み立てているのと同じようなファラデーケージです。室内や壁の向こうにあるかもしれない、ほかの電源からのノイズを遮断します」。彼は彼女のストレッチャーが移動前にあった、小さな部屋の端の場所を手振りで示した。「それで、生きている動物のたった一個の脳細胞からでも、電流を検知できます」

まだ警戒しながらも、ウィニーはこのやり取りに少し興奮せずにはいられなかった。ベンジャミン・フランクリンがこの遮蔽の原理を実験から発見し、そのあと、外部場は導電性の囲いの内部領域には近づけないという美しい法則が、電磁気学から出現したことを、彼は知っているのかしら、と彼女は思った。電磁場は導体上に補償的な電荷分布をつくり出し、それがまさに電磁場そのものを打ち消す。場はそもそもの性質上、対消滅を生み出す。テーゼが真にアンチテーゼをつくり出す。「情報の自殺です」と彼女は言った。

その言葉に彼は落ち着きを失ったように見えて、イスの上で姿勢を変えた。「そして、私たちが心配していることがいくつかあります」と彼は言った。「あなたは私にもみんなにも、自分を、それにほかの誰も、傷つけたくないと言いました。私はあなたを信じます。でも、あなたは自分の家を壊していて、計画ではそれを続けるつもりです。パラボラアンテナによってあなたの考えをダウンロードしているという、隣人についての心配のせいです。だからあなたは実際に自分の家を解体しているのです……」

ウィニーには何が起きているのかわかった。彼らはここで彼女をわなにかけようとしているのだ。彼女は話すときの彼の唇を探り、彼もコントロールされている兆しを探した。実際に自分の家を壊している？　それは事実ではない、まったく。彼女は家を救うためにできる唯一のことをしているのだ。

「ここにあなたの書類があります。これは、あなたがいわゆる法的拘束で今夜、入院させられるということです。深刻な障害を理由に、私たちはそれができるし、しなくてはならないのです」と彼は言った。「私たちがそうしなくてはならないのは、現実の問題を引き起こしている精神医学的症状が、あなたにはあるからです。それは精神病と呼ばれ、現実との断絶を意味します。あなたは頭のなかの声を聞いていて、物理的に現実ではないものを恐れています。そのせいであなたは自分の家を壊し、自分自身の安全を危険にさらしているのです」

彼女は世界が狭まり、灰色になっていくのを感じた。彼の顔を囲むゆがんだ光の狭いトンネルは例外だ。

「何がこんなことを引き起こしているのかを解明する努力をすることが、いまの私たちの義務です」と彼は言った。「考えられる原因はいろいろとあります。そしてできれば、あなたを助けられる投薬治療を試したいのです」。言葉が自然に彼女の心に浮かび、彼女はそれを彼の唇の動きに合わせようとした。「石鹼の泡、ウェートレスなし、マチルダ」

医師はもうしばらく話し続けたあと立ち上がり、彼女は彼が発する音の意味に再び集中した。彼はその週は日中、閉鎖病棟でも仕事をしているので、翌日彼女を診察すると言って、たくさんの単語と数字の書かれた一枚の紙を残していった。「重篤な障害」と「五一五〇」が見えた。救急車でも聞いたコードだ。重篤。つかまってしまった。彼女はまだ顔を化石のままにして、目の前の古ぼけた黄色い壁を、その向こうに何があるか、あえて思い描こうとせずに、まっすぐ見つめている。

その最初の夜、スタッフに新しい薬を投与され、その情報を記した紙も渡された。彼女は研究するためにそれをしまった。「非定型抗精神病薬」とあり、それについて何かに署名するよう言われた。ほかに何をしたのか、何をしなかったのかにかかわらず、その小さな白い錠剤は確実に彼女の意識を失わせ、彼女は一四時間眠った。

目覚めたとき、ウィニーは上の階にいた。閉鎖病棟と呼ばれている場所だ。周囲には旅の仲間が大勢いる。みんなそれぞれ異なる種類の嵐で、同じ海岸に打ち上げられた避難者だ。その朝、ウィニーはただ聞くだけで話をしなかったが、彼らから学ぶことができた。彼女自身の嵐は上陸したような感じで、最初の朝までにすでに自らのエネルギーをある程度失っていた。まだ「絶縁」の声は聞こえるが、前ほどわずらわしくなく、もう叫びではない。そして彼女は前より落ち着いて人びとに集中し、会話を追うことができた。

彼女は歯磨き粉のチューブで腕を切りつける方法を学んだ。実際にはやらなかったし、やりたくもなかったが、とにかく学んだ。以前に別々の理由でやったことのある患者ふたりが、朝食の場所で話をしていて、レシピのようにやり方をくらべていたのだ。ひとりはノラという名の若い女性で、ちょっとだけ自分を傷つけ、ただ痛みを感じて血を確認し、痕を残してそれを見せたかっただけのようだ。もうひとりのクラウディアは、一〇代後半の子どもたちがいると思われる大柄な女性で、現実の自殺のことばかり考えていた。動脈を切って、血をすべて出すことだ。クラウディアは深刻な鬱病のために電気ショック療法を受けることになっていた。医師はそれが助けになると考えたのだが、クラウディアにはほかの計画があった。彼女は自分の人生を終わらせることに全力を傾けている。彼女の感情と思考すべてがそこにつながり、いくつもの流れが合わさった洪水を、壁や水門で減速させたり、かわしたりすることはできない。

　しかし病棟スタッフは一歩先を行っているらしく、歯磨き粉のチューブさえも手に入らない。看護師たちには不思議な力があるようで、言葉や身振りだけで、変容して感情をあらわにする二〇人の男女の平和を維持することができる。病棟はウィニーがこれまで経験した何ともたとえようがない。硬くて柔らかく、絶望的で安全な、矛盾する場所だ。そしてほかの患者がいる。彼女は彼らのそれぞれ傷ついた世界について、いつまでも思いを巡らすことができた。病棟には魅力的で恐ろしい代替現実が渦巻いていた。

　ウィニーは歯磨き粉について、そのチューブの底がどうやってその役に立つのかを考えた。硬さは十分だ。鋭くできる材料特性がある。彼女はノラとクラウディアがそれぞれ、ほかの入院環境にいるところを思い描いた。病院の制限が厳しくない病棟にいて、スタッフから離れることができたとき、こっそりチューブの端をあちこちの何かざらざらの表面で数回から数百回、研いでいる。ウィニーは、反復行動がどれだけ人の心をつかむかについて考えた。針やナイフをつくるために、同じ行動を何百回、何千回と繰り返す。奇妙な考えが思い浮かんだ――反復行動を快いと感じさせて報酬を与えることが、人間の脳の最初の功績だったのだ。執拗なリズムで、枝や燧石《ひうちいし》や骨などの硬いものを鋭くする。冬のあいだずっと、何度も打ちつけ、岩にこすりつけて磨く。だが目的はちがった。当時は死ぬためではなく生き延びるためだった。

　ウィニーは精神病と呼ばれるものについて、精神医学の知識も身につけた――ほかの患者からではなく、彼女を入院させた精神科医との短い会話から。一日に二回、彼の診察を受けた。

一回は朝八時ごろ、ノラとの相部屋で、もう一回は午後、たいていは廊下でたまたま出会ったとき。彼が真夜中と同じくらい日中も眠そうだと、ウィニーは気づいた。彼がファラデーケージを気に入っていることが彼女には好ましく、彼女は彼をドクターDと呼んだ。毎日どんどん彼女の嵐が晴れてくるにつれ、彼女は質問をするようになった。

「精神病って、正確には何なのでしょう?」と彼女は尋ねた。「というか、自分でわかっていると思うのですが、先生がそう言うのを聞くと妙なのです――古い響きの言葉です」

「現実との断絶です」とドクターDは言った。「あなたに聞こえる例の『絶縁』という声のような幻覚に使うことができます。妄想にも当てはまります――まちがいなのに固まってしまった信念に使う言葉です」

彼女はそれについて考えた。「固まってしまったとは、どういう意味ですか?」

「この固定という要素は重要です」と彼は言った。「妄想を論理的に退けることはできません。証拠は役に立たないのです。まだ勉強中のとき、私は自分の患者に対して試したものです。たぶんあらゆる精神科医が試したことがあるでしょう。でも、長く続きません。妄想を変えさせることはできません。人に触れられないように、こうした極端にありえない考えを頑強なよろいにしている患者もいるのです」

この固定した信念という考えは、ウィニーの工学の専門知識とうまく合った。カルマンフィルターのようだ。これは複雑な未知のシステムをモデル化するためのアルゴリズムで、システム特性の値の推定は、推定者の信頼度の評価で識別される。[2] そしてシステムをモデル化するとき、より確実な推定にはより多くの重みが与えられる。ウィニーに言わせれば、脳もそのように働くはずだというのは筋が通っている。つまり、存在する知識は必ず確実性で識別されているはずであり、世の中の知識には、妄想以外にも、固定してしまうくらいずっと信じられ、あいまいにされたり割り引いて考えられたりすることなく、脳内で「真実」と呼ばれる特別なカゴに入れられるものがあるはずなのだ。真実というカテゴリーがあるおかげで、クロック周期が統計計算に浪費されることなく、迅速で簡潔な行動の決断ができるうえ、こうした疑う余地のない事実のうえに、脳は複雑な論理体系を構築できる。しかし彼女はこうしたことすべてを彼に言わなかった。

「そういうふうに固定されるのは精神病だけではないと思います」と彼女はためらいがちに言った。彼が立ち去る前に、自分の心からすべてを引き出さなくてはというプレッシャーを感じる。「ほかの考えもそうかもしれません」。彼女はレイダースの帽子をしっかり引き下ろした。それは習慣であって、実際のところ、最近はいつもそれをかぶっている必要はないと感じていた。「自分の家族や、結婚や、宗教を信じるみたいな、ある種の社会的、政治的信念――それは正常です。あらゆる知識には信用点数がついているはずで、満点の考えもあるはずです」

「そうかもしれませんね」と彼は言った。「あなたは正しいと思います。私たちにはそうした……ランキングが必要でしょう。信頼の評価がね」。気まずい沈黙があった。彼は患者リストに目を落としたが、彼女にはそれが、彼がすぐに隣の部屋にいる学生――金髪で、にこにこしていて、躁病で、口数がとても多い子――のところに移動し、自分のところにはもどってこないという意味だとわかっていた。

ところがそのあと、彼はこう続けた。「でも、世界の仕組みについての考えにとって、満点が役立つわけではないと思います。そして物事についての考えられる説明のなかには、とても非現実的なものもあります。そういう説明は、そのような信頼される事実になることはないのです」。彼は再びひと息ついた。ふたりはナースステーション近くの廊下に立っている。妙な組み合わせだと彼女にはわかった。彼女は病院着を着てレイダースの帽子をかぶり、彼はボタンダウンシャツにスラックスという昼用の身なりだ。ひとりは拘束され、ひとりは自由、そして複数の患者が周囲をブラブラ歩いている。それでも、そこにはつながりがあった。彼らは独自のローカルエリアネットワークで、雑音に邪魔されることなく、情報をやり取りしている。彼は言った。「そうしたありそうにない考えは、そもそも私たちの心に入ってくるはずはなくて、働いている活発な意識に自由に上ってくるはずはないのです。病院に来る直前、あなたにはそういう考えがあったと思いますか？　意識の表面に上ってくる前に散ってしまいます——実際にありそうになくて、フィルターで除去されたはずです」

彼はフィルターについて話していたが、あまり正確ではなかった。嵐が静まっていくなかでウィニーは、彼は彼女が救急外来で話したことを言っているのかもしれないと考えた。駐車場でのネジの話だ。いままでは、当時自分が考えていたこと——ネジは彼女を苦しめるためにエリンによって置かれたという考え——は、まったくありそうにないことだとわかっている。

でも、それが何？　彼女は考えた。固定は妄想に見られるが、健全な熱意あふれる行為にも必須かもしれない。そして同様に、ありそうにない考えを検討していると認めることは、ウィニーにとっては正常であり、必要でもあるように思われた。「おわかりでしょうが、ありそうにないことの自覚を認めることは病気ではありません」と彼女は言った。「先生がフィルターについて話しているのなら、その仕組みを理解するべきです。最適のフィルターでも、実際には通過させたかったものを少しさえぎります。[3] それに、さえぎりたかったのに通過するものもあります。それが最適のフィルターです」

そして一〇分間、彼女は彼のために、チェビシェフとバターワースのフィルター回路の話をして、チェビシェフ第一種フィルターが、望まれないものが通過するのをうまくさえぎるが、残念ながら、望まれるもの、通過させられるべきものも、一部さえぎってしまうことを説明した。電子技術ではそれでかまわないし、一部の神経系でもそれでいいかもしれないが、人間の脳ではだめだ。明らかに知性と情報を頼りに生き延びている私たちのような種は、潜在的に貴重な考えをさえぎって、投げ捨ててしまうリスクをおかしてはならない。

バターワースフィルターのように、逆の弱点をもつ設計もある。こちらは価値がありえるものを捨てはしないが、すり抜けるものが多すぎる。「バターワースの設計のほうが人間の脳にとっては理にかなっていると私は思います」とウィニーは言った。「というか、人類の脳すべてを考え合わせると。一部の人が抱くありそうにない信念は、種全体がうまくいっているしるしです」。そして、一九三〇年に書かれたバターワースの論文「フィルターアンプの理論について」を送りましょうと言った。どんなシステムも、ほかの考慮事項とのバランスをとるために、一定の誤り率を許容して運用されていると知ることが、彼にとって実際にとても重要だ、とウィニーは感じていた。

「神経科学における電気生理学的信号も同じです」と彼は言った。同意しているようだ。「私たちはとても小さな電流を記録するので、その電流を確認するために、ノイズをフィルターで取り除かなくてはならず、最高にうまく設計されたフィルターでも、一部の有益なものをさえぎったりゆがめたりして、役に立たないものを通してしまいます」。ウィニーにはもっと言いたいことがあったが、少なくともそれを聞いて、彼を行かせることができた。ゆがみが病気を意味しないことを、彼はわかっているようだ。


翌日、内なる声はさらに静かになった。レイダースの帽子がなくてもかなり安定を感じたので、かぶるのをやめた。ウィニーは状態がよくなっているのを感じることができたが、そのことを医師に打ち明けることが少し心配だった。彼は錠剤の効果だとして、彼女に当てはめたこの病気のモデルは正しいと結論づけるかもしれない。

ドクターDは期限が来る前に五一五〇を取り下げていて、ウィニーは退院まで閉鎖病棟に自主的に入院することに同意していた。任意病棟や開放フロアは満室だったからだ。しかし検査が続くあいだ、彼女は現在の臨床チームに喜んで協力した。いずれにせよ休暇中だし、いろいろと学んでいる。それに自宅はまだあまり安全とは思えない。

「人が精神病を経験する理由はいろいろです」とドクターDは廊下で言った。「五一五〇を取り下げたあとの夕方だった。「そしてあなたの場合、まだすべてが除外されてはいません」

「でも先生は、問題ないかもしれない、私の設計にすぎないのかもしれないということに、賛成してくれたと思いました。私たちの設計なんです」とウィニーは言った。

「ええ、そうですね」と彼は言った。「あなたが指摘したとおり、人によってフィルターの設計はちがうのかもしれません。人それぞれ音響システムを異なる設定にしているのと同じように。でもその考えには問題があります。……この経験は以前あなたに起こったことがありません。私の知るかぎり、あなたはつねに論理的できちょうめんで、ちゃんと選択するフィルターをもっていました。実際、それはあなたの最も大きな強みのひとつかもしれません。ですから、この状況全体が、じつは設計どおりのあなたではないのです」

「それなら、もし状況が変わったのなら、その原因は何だったのでしょう?」とウィニーは迫った。

「薬かもしれませんが、あなたの体に薬物の痕跡は見つかりませんでした」と彼は言った。「感染症や自己免疫疾患もありえますが、あなたの血液にもそうした手がかりは見つかりません。深刻な鬱病や躁病もありえますが、その症状もありません。ただ、統合失調症は除外されていません」

ウィニーには統合失調症が何かという観念はあったが、自分が経験していることと合致しなかった。「それって一〇代で始まるのではないですか?」と彼女は訊いた。「ずっと前に症状があったはずです」

「男性はそうですが、女性の場合、初発が二九歳というのは珍しくありません」と彼は言った。「初発、統合失調症が妄想や幻覚のような目に見える症状で明らかになったときのことを、そう言います。そして自分自身の行動が異質で、体の外からコントロールされているように思えることも――」

「幻覚を引き起こすものについての理論はありますか？」と彼女が尋ねた。「そういうものって、生物学的にはどう考えられるのでしょう？」

「じつは科学的にはわかっていません」と彼は言った。「あなたが聞いているような内なる声は、脳のある部分がつくり出していて、別の部分は何が起きているかを知らないのかもしれないと考える人もいます。脳は自分自身の内的思考自体を認識しないのです。そのため、『絶縁』という言葉のようなあなた独自の内なる語りは、他人の声として聞こえ、解釈されます。同様に、あなたは自分の行動が自分自身のものではなく、外からの制御を再現していると感じるかもしれません。統合失調症では、脳の一部は別の部分が望むこと、やり遂げようとしていることを知らないので、体の動きは外からの干渉のしるしとして解釈されることもありえます。脳はいつもやっているように説明を探し回るのですが、無線伝送や衛星による制御のような、ありそうにない考えしか見つからないのです」

「待ってください」とウィニーが反論した。「なぜそういう説明はいつもテクノロジーに関連していて、いつもそのような発信された情報なのでしょう？」。彼女は解決にたどり着かなくてはならなかったが、再び時間切れになることを知っていた。「なぜ衛星なのですか？　それはつまり、これがほんとうは病気でないということでは？　比較的最近、開発されたものですよね？　テクノロジーに対する反応です」

「そうですね」と彼は言った。「この外部制御や情報の長距離投射の感じ、遠くから行動を強制される感じは、私たちが知っているかぎり、衛星、無線、どんな種類であれ、エネルギー波の存在が知られる前から、ずっと症状としてあったのです」。彼は廊下を隣の部屋に向かって動き始めた。いまや彼女にはおなじみのパターンで、回診を続けるためにじわじわと進んでいるのだ。「いまは次に行かなくてはなりませんが、これがどうしてわかるかを、明日話せると思います」

翌日、朝の回診を待っているとき、ウィニーは人間の心のあらゆる故障モードのうち、統合失調症は最も理解されていないものなのだろうかと考えた。彼女自身、ちゃんとした説明になる話を聞いたことがなかったし、たくさんの空白とおそらく誤解があって、それについて自分は無知だと感じていた。鬱や不安のような障害のほうが、通常の人間の経験に対応させるのがはるかに簡単そうだ。

それでも、変容した現実はある意味で、誰もが経験するとも言える。ほとんどの人は眠りに落ちるとき、つかの間、おかしな混乱と幻覚の状態を経験することがあると、大学で学んだ。彼女自身もその状態を知っていて、それが続くあいだは十分に恐ろしいとわかっていた。でも、ある夜その状態になって、それがけっして消えなかったら、どんな人生なのだろう？　その変容した現実が、いったん経験されたら固定してしまい、何日も、何年も、凝り固まって動かなくなったら？　その考えは恐ろしく、彼女は考えるのをやめた。

概念としての自己の分裂は彼女の興味をそそり、なんとなく考えるのが楽しかった。彼女の一部は、別の部分がやっていることを知ることができないという考えだ。その考えから、そもそも自己の統合というのはどうして実現するのかと思いを巡らした。この種のこと、つまり自分の一体性を、ずっと当たり前に思っていたが、どうやらそれほど確実ではないようだ。またもや、眠りについて考えるとわかりやすかった。彼女はいつも目覚めるとき、最初は現実も自己もない、ほどけている瞬間を感じるが、そのあとしだいに復元され、織り直されるのを経験しているからだ。場所、目的、人、重要な物事、スケジュール、現在の属性といった短い部分的な糸が、アイデンティティ、軌跡、自己という長い糸と組み合わさる。この数分に自己を織り直す情報はどこから来るのか、そしてどこへ行くのか？　そのプロセスが邪魔されたら、結果として形成される自己は不完全だ。そして自分自身の行動が関係のない異質なものに思えるだろう。

ウィニーがそのばらばらの状態について考えていると、気がかりな考えが浮かんだ。その根本的な実体のなさ——自己からほどかれた欲求、計画から引き離された行動——が、現実のものだったらどうなるのか？　こうした精神病的状態における混乱と分裂に見えるものは、単純に、私たちの境界は恣意的で、唯一無二の自己という感覚は実際には見せかけである——何らかの目的にかなうが、けっして本物ではない——という現実なのかもしれない、と彼女は考えた。統合された自己は錯覚なのだ。

それなら、いまではほとんど聞こえない、あの声はどうなのか？　医者は、彼女が「絶縁」と考えていて、それを自分の考えと認識していないのだとほのめかしていた――が、彼はもっと深いポイントを見逃している。たとえ「絶縁」という考えがなんらかの意味で「彼女のもの」だとしても、誰が彼女にそれを考えろと言ったのか？　彼女はその瞬間に、「絶縁」と考えることを計画しようと決断したのか？　いいえ、その考えも、ほかのどんな考えも、計画されていない。考えは浮かぶ。あらゆる人にとって、すべての考えはただ浮かぶのだ。

こうしたことに当然のことながら動揺するのは精神病の人だけであることに、ウィニーは気づいた。なぜなら、彼らだけが状況をありのままに見るからだ。内在する真実、つまり私たちの行動、感情、そして思考はすべて、意識的な決断なしに現われるという現実を、知覚できるくらい目覚めているのは彼らだけである。私たちはみな、進化によって用意された硬い病院のベッドに寝ているが、薄い毛布を蹴り飛ばしたのは彼らだけである。それは大脳皮質によって提供された掛け布団であり、私たちはやりたいことをやり、考えたいことを考えるという考えだ。ほかの人間は黙ってまどろみ、行為主体性という事実上の虚構を推進し、維持しながら、人生を進んでいく。

ウィニーは翌朝、ドクターDが回診に来るまでに、自分の状態は病気ではなく洞察なのだと確信した。彼女は遮蔽されていないどころか姿を現わしていて、電場を、すべてを囲む電荷を感じられる。しかし彼女が話す前に、彼が何かを持参していることがわかった。プリントアウトされた絵だ。彼によると、原典はジェームズ・ティリー・マシューズという、産業革命さなかの一九世紀のイギリス人だという。彼は当時、「狂気」と呼ばれるものに取りつかれていた。そして「エア・ルーム」なるものを想像し、巨大で恐ろしい工業用織機から空中に突き出る糸によって操られ、頼りなく縮こまっている自分自身の絵を描いたのだ。[4]

ウィニーは心をつかまれた。そのように、統合失調症の説明のつかない症状と感情を、患者はその時代に知られている最も強力な遠隔作用現象のせいにしている。説明の役割を果たすものなら、衛星、織機、天使、悪魔、何でもありだ。

ウィニーにはそのあと言うべきことが山ほどあって、退院を強く求めるより、そうした考えを探るほうに興味を抱いている自分に気づいた。たとえ自分が統合失調症か、それに似たものを抱えているとしても、これがほんとうは病気ではなく、何か根本的なものの表象であることは明らかに思えた。洞察と創造性の火花、人類の進歩を促すエンジンだ。

そこで翌日彼女はドクターDに、これが真実かもしれないと、認めてほしいと言った。ありそうにない奇妙なことへの寛容さは、人間の脳と人間の手という観点から、有益かもしれないと認めてほしかった。それがありそうにないこと――半分魔術のような可能性、かつて存在した何とも関係のない概念――が現実になる、唯一の方法である。そのような枠組みは人類にとっての価値しかない。ありそうにない可能性を認め、不思議なものが事実かもしれず、別の世界があるかもしれないと、正当な理由なく信じる呪術思考は、何かを計画する大きな脳や、何かをつくり出す器用な手がない、マウスやイルカにとって価値はない。

彼は彼女が考えていたほど興奮しなかった。「そういうことについて、考えられているのは確かです」と彼は言った。「興味深い考えでないとか、訴求力がないというわけではありません。ある意味で正しいかもしれません。でも、統合失調症はちょっとした呪術思考よりはるかに多様で、はるかに深刻です。統合失調症には陰性症状もあって、患者は自分の心の世界の基本的で有益な部分にアクセスできなくなってしまいます。無感動になり、意欲を喪失し、社会的関心をなくすのです」

彼はさらに続けた。「それから思考障害と呼ばれる症状があります。内面のプロセス全体がひどく有害な形で崩壊するおそれがあるのです。少しのあいだ、思考について考えましょう。あなたは考えていたわけですが、こんどは思考の流れについて考えてほしいのです。私たちは実際、物事を考えることを計画します。いつもではありませんが、そうすることができますし、少なくとも、そうしたければできます。物事について論理的に考え始め、一連の思考を構築することを選びます。決定点から枝分かれする道筋を思い描き、それぞれについて体系的に検討することを計画し、その流れに踏み込むのです。これは人間の頭脳のすばらしいところですが、そのすばらしさがだめになるおそれもあります。患者は、計画された思考の道筋それぞれに沿った自分の位置の記憶を失い、そもそもその道筋を計画する能力さえも失います。言葉と考えがごちゃ混ぜになり、さらに挿入されたり削除されたりします。やがて思考そのものが完全に停止します。私たちはそれを思考途絶と呼びます。患者が話の途中や単語の途中で会話を止めるときです。思考を望まなくなり、望んでも起こらなくなり……呼び起こすことができません」

ウィニーは自分が救急外来で長い沈黙を見せたことを知っていた。だが、彼女はＡＪの死について考えていた。彼女は医師にＡＪについて思い出してもらおうと、こう言った。「先生、私はあの初日の自分の沈黙を思考途絶とは思いません。重要な個人的記憶からの強い感情でした。みんなが私に質問する兄の死で、ほかは何もありません」

「わかります、そう、あれは思考途絶ではなかったかもしれません」と彼は言った。「そう見えましたが、ありがたいことに、抗精神病薬を投与しているあなたに起こる頻度はずっと少ないです。それに、教えてくれてありがとう。私たちは患者の心の内側で何が起こっているのかを想像しようとしますが、思考障害は人が生き生きと思い浮かべられるものではなく、だから誤解するおそれがあります。統合失調症の最も衰弱性の症状かもしれないのに、説明がとても難しいですね」

最も人間的な症状だからかもしれない、と彼女は考えた。最も進んだ脳系統の欠陥であり、ほかの動物や生物に類似のものがない。しかしもっと重要なのは、自分自身の思考に対する制御は、いずれにせよ錯覚にすぎないことだ。人間にしかない、制御しているという幻想である。直感が何を望むかを決めてはじめて、思考が命令されるのであり、架空の思考順序がさかのぼって構築され、導入される。私たちの思考におけるこの順序の知覚は、行動に対する行為主体性と同じくらい非現実的だ。どちらもこじつけであり、神経系の埋めもどしにすぎない。

退院の前日、彼は彼女のＭＲＩの最終結果について、最新情報を知らせるためにやって来た。

彼女の脳内に見えるものは何もない――彼女の兄の命を奪ったＡＶＭはないし、腫瘍もなく、炎症もない。彼は言った。「つまり、あなたの精神病の症状発現は、統合失調症の兆候である可能性が高いです。まだ確実には言えませんが、それが基礎的な診断です。でも、もうひとつ必要な検査があります。治療可能かもしれないものの徴候、たとえばそこにあるはずのない細胞や、感染性病原体、抗体のようなタンパク質を探すために、脳脊髄液をチェックする必要があります。つまり腰椎穿刺をしなくてはなりません。脊椎穿刺です」

ウィニーは自分がわずかにたじろぐのを感じた。化学療法の注射針の恐ろしい長さを思い出したのだ。「わかります、すみません」と彼は言った。「前にもやったことがありますよね。ええ、体を傷つけますが、痛みはほとんどありません。それに、穿刺がリスクになるような心配な圧力が脳にないことが、脳画像からわかっています」。彼が同意書を用意しているあいだに、一〇代のころの経験が思いがけず完全によみがえった。ベッドの上で壁に向かって寝かされ、腰を出すために胎児のように体を丸めたことを、ウィニーは思い出した。しかしたしかに、痛みは記憶になく、ただ深くうずくず圧力を感じただけだ。

「この病棟でこれをするのはきわめて異例なので、あなたを開放フロアに連れて行かなくてはなりません」と彼は言った。「閉鎖病棟では緊急時以外、針の使用は許されないのです」。ウィニーは同意書に署名し、病院着に着替えさせられ、ドクターＤと看護師とともに、施錠された出口まで歩いた。病棟事務員がブザー音とともに彼らを通し、彼女は一週間近く前の入院以降初めて、法的に自由な場所に出た。

彼らが処置室で準備をしているあいだ、彼女は起ころうとしていることの皮肉について考えた。遠くから脳にアクセスされることについて心配で逆上していたのに、ここで彼女はまさに中枢神経系に直接入ることを進んで許しているのだ。そして彼らは成分、つまり彼女の奥深くから彼女自身の液を採取し、それを保存し、検査し、結果をデータベースに入力する。それはけっして消えないだろう。

しかしどういうわけか彼女は承諾し、すべてが起ころうとしている。ドクターDはウィニーを横向きに寝かせ、体を軽く丸めさせ、病院着を引き上げて、腰部を露出させた。まず、表面麻酔薬が打たれる。細い針が軽く突き刺さる。太い針は、彼が両手で正確な場所を確認してからだ。彼は逐一彼女に報告した——「境目を探しています……腰椎の上部と下部、これが空間を決める。第四、第五——さあ、ここだ」。ちょっと息を止めると、よく知っているあの深いうずきを感じた。針が彼女の脊髄に入ったのだ。

透明な液体だろう。目の前の壁を凝視しながら、彼女は思い出していた。脳脊髄液は、体内のほかの液とはちがう。彼らはその細胞、糖、イオンを検査する。脳脊髄液は、脳と脊髄を浸し、思考と愛と恐怖と欲求のニューロンのクッションになり、私たちの祖先の魚と同じ適切な塩濃度に、わずかなグルコースが含まれる。私たちはつねに、甘味をつけた古代の海をほんの少し持ち歩いているのだ。

翌朝、彼は結果を告げた。また良い知らせである。何も心配はなく、すべてクリーンだ。実際、「シャンパン穿刺」だったと、彼は打ち明けた。採取した脳脊髄液は完全に透明で、傷ついた毛細血管からの血は混ざらず、赤血球がひとつもなかったということだ。初めて腰椎穿刺をする研修医にとって、これは一般にシャンパンを開けるチャンスなのだ、と彼は言った。小さな幸運と技術的熟練を示す画期的な出来事である。しかしウィニーにとってもっと重要だったのは、白血球なし、炎症なし、タンパクなし、抗体なし。グルコースもイオンも正常だ。

　もうひとつついでに言うと、細胞診と呼ばれるものが、まだ結果待ちだ。がん細胞の詳細な分析だが、リンパ腫の再発はラボでは疑われていない。したがって彼が約束したように、今日が彼女の退院日になるだろう。そして彼らは、新しい薬、抗精神病薬の処方箋とともに、彼女を自宅に送り出す。

「それで退院時診断は？」と彼女は尋ねた。「統合失調症だとおっしゃいますか？」

「まだ確信はできませんが、統合失調症の可能性はあります」と彼は言った。「精神科の診断は、ほかがすべて除外される場合にのみ、ほかの説明が見つからずに十分な時間が過ぎる場合にのみ、適用できるものもあるのです。ですから、さしあたって暫定的な診断として、統合失調症様障害とします。通院での経過観察で統合失調症に変わるかもしれません」。明るくない見通しだ。そうなるのはいやだとウィニーは思った。

　シャンパン穿刺――私の脳はシャンパンのようだ、と、あとで自分の病室にもどり、退院指示が通るのを待つあいだ、彼女は考えた。彼が使ったその表現、シャンパン穿刺を気に入ったので、もっとレトロなフィルタリングのイメージで遊び始めた。現代の電子機器から離れ、産業革命の泡のフィルタリングへ、ジェイムズ・ティリー・マシューズが飲み物について考えながら思い描いたかもしれないものへ、思いを馳せる。考えの泡は深いところに散らばっているあいだは、世界を説明するための推測——なぜあのネジはそこにある？——であり、心のシャンパングラスの側面にくっついているのは標準的な考えだ。支持するほかの考えと組み合わさることができれば、もっと大きい泡、もっと完璧な仮説をつくって、すぐにも浮かび上がる。小さくて動きの弱いもの、ありそうにないもの、あまり理にかなっていないものしかさえぎることができないフィルターを、勢いよく通って浮かび上がれる。

最も速く浮かび上がり、最も大きく成長する泡は、より多くの支持にめぐり合い、縁《ふち》——意識の境界——に達し、そのときはじめて突然意識される。ひとたびそうなったら、元にはもどせない。もはや推測ではなく真実であり、いまや心の酸素の一部となる分子である。泡の再形成はありえず、シャンパンにもどすことはできない。

そして何より重要なのは、さえぎられるはずの小さな泡が、少し通り抜ける場合があることだ。ウィニーは考えた。浮かび上がらせてもいいじゃない。世界はつねに変化している。

彼女は一〇日目の午後に退院した。入院初日から毎日与えられていた抗精神病薬の最後の錠剤は、前夜に看護師によって投与されており、処方箋があるので、家に帰っても服用を続けることができる。暫定的な診断——統合失調症様障害——を受けて、彼女は自由の身になった。

ウィニーは処方薬をもらわず、経過観察の予約もせず、そのつもりもなかった。気分は良好だ。退院して家に着くと、ドクターDの名刺を部屋の向こう側に投げ、ガス暖炉のそばに落ちたまま放っておいた。彼女が見て思い出せる場所に投げ捨てられた、白い標識だ。一方、やるべき仕事があった。

彼女は気分よくインターネットを使った。エリンのことも心配ではない。ハッキングの陰謀はまだ彼女の心にあったが、もはやどうしようもない侵略者としてではない。どちらかというと礼儀正しい泊まり客だ。互いに手を出さず、彼女の心の狭い通路を、肩を少し回し、丁寧に会釈しながら通り抜けることができる。

自分自身の体、自分自身の境界について、前より安心感があった。レイダースの帽子は保管場所にもどった。クローゼットを整理していると、一七五五年に書かれた古いベンジャミン・フランクリンの「電気についての手紙と論文」を偶然見つけて、お気に入りの一節を開いた。ドクターLへの手紙で、ファラデーケージと呼ばれるようになるものの発見を説明している。フランクリンの言葉を読みながら、彼の謙虚なふりを再び楽しんだ。

私は電気台に乗せた銀のパイント缶に電気を流し、その中に絹糸でぶら下げた直径約一インチのコルク玉を、缶の底に触れるまで落とした。コルクは缶の外側に引き寄せられたようには、内側には引き寄せられなかった。そして底に触れたが、引き出されたとき、その接触では外側との接触で起こるように、電気は流れていないことがわかった。この事実は奇妙だ。理由が必要だが、私にはわからない。あなたならわかるかもしれないので、わかったらお手数ですが私に教えてください。

ウィニーは再びコルクとのつながりを感じた。少しのあいだ騒がしい世の中に出て、彼女は外界の現実という電場に打ちのめされたが、そのあと銀の缶、遮蔽されたケージにもどった。それは、人間に共通のありふれた身体だ。

ただし、おそらく流産はなかったのだろう——その考えも彼女から離れ、知らぬ間にそれていき、燃えかすもなくなり、黒い微塵がかすんでいく。

彼女は帰宅した最初の週、ガツガツと食べた。これまで感じたことのないほど空腹だ。また食べたいものを食べられることはすばらしい体験であり、解放である。パスタを料理し、ケーキを買った。その第一週の終わりごろ、妙な考えが浮かんだ——自分に口があるか自信がないのだ。食べているときでさえ、というか、とくに食べているときに、自分の唇をさわって、それが自分のものであり、まだそこにあることを確認しなくてはならなかった。

食事と食事のあいだには、彼女のなかの特許弁護士が復活した。有能で、生き生きしていて、疲れを知らない。職場で新たな技術分野に取り組んでいたときのように、毎日何時間もコンピューターに向かい、科学文献を詳しく調べ、知識と先例を探した。そしてようやく、統合失調症の遺伝学に関する、難解で興味深い論文にたどり着いた。ヒトゲノムからのＤＮＡ配列情報が集められ、大勢の科学者チームが、何万人もの統合失調症患者の体内に見られる遺伝的指令の個々の文字を詳しく説明している。[5] 発見され、関連づけられ、結びつけられた何百もの遺伝子のあいだを、彼女はうっとりしながらさまよった。そのすべてが、統合失調症に何らかの役割を果たしているようだ。一つひとつの遺伝子だけでは、個人に与える影響はほんの少しである。一本の糸だけで模様は決まらず、心の織り方やほつれは決まらない。

しかしすべての糸が合わさると、健康か病気かが明らかになる。つながってはじめて、完全なタペストリーをつくるのだ。心の病気は――統合失調症だけでなく、鬱病や自閉スペクトラム症、摂食障害なども――たとえ遺伝で決まる部分が大きいにしても、たいていは、腕時計や指輪のような世代から世代へと受け継がれるものではないように、ウィニーには思えた。鎌状赤血球や嚢胞性線維症を制御する単一の遺伝子とはちがう。精神医学では、リスクは両親から一連のさまざまな脆弱さとして突き出ているかのようだ。人それぞれの心は、何千という交差する糸でつくられている。直角に交わり、斜めに模様をつくり、個人の綾織物を織り上げるのだ。細胞内の電流を生み出すタンパク質のための遺伝子もあれば、細胞間の情報の流れを制御する分子のための遺伝子もあり、タンパク質の電気的・化学的生成をすべて支えるニューロン内のDNA構造を導く遺伝子、さらには脳自体の内部で長い糸を導く遺伝子もある。その長い糸とは、器官の一部を別の要素とつなぐ軸索である。すべてを制御し、心のあらゆる側面を管理し、ありそうにないことや妙なことに対する寛容さのような、特性と気質を決める配線は、内なる織機で織り合わされる。

そのように経糸と緯糸がからみ合うとき、人によっては新しい生き方ができるのだと、ウィニーは気づいた。模様が糸の正しいセットまたは誤ったセットと合体する。それでどうなるかの手がかりは、心の病気にかかりやすい人の場合、家族固有のタータンチェックを織り上げる父親の家系と母親の家系の両方に見つかる可能性がある。振り返ってみると、垂直または水平の糸のなかに部分的なモチーフを見分けられる可能性があり、それはいわば原パターンとしての人間的特性だ。どちらの家系にも、かなりおかしな叔父か祖母が見つかるかもしれない。そういう人たちは空想を抑える心の力を緩めさせることができる、つまり、古いパラダイムの支配を解いて、新しいパラダイムをしっかり安定させることができるのだ。

そして古いパラダイムが——社会の惰性のせいで——強ければ強いほど、こうしたはずれている人間が新しい視野をもっていたはずであることは確実だ。彼らは強い信念を、これといった理由もなく、固定して——いったん変えたらけっして捨てることなく——はっきり表明したはずだ。わけもなくそうするのは、理由などないからだ。実証されていない新しいものを、確立されている古いものに対して擁護できるのは誰なのか？　正当な理由なく確信している人だけ——証明できないレベルまで信じる人、すでに少し離れてはずれているにちがいない人、すでにときどき妄想を固定させることができる人だけである。

しかし、ひどく脆弱な二本の家系が合流すると、自由すぎて、あまりにも多くを通過させ、思考の制御を失っている人、あるいは、頼りにできる錯覚や思考の秩序と流れの知覚を失っている人が、現われるかもしれない。どちらのパラダイムを捨てるべきか、どちらを手放してはいけないか決められない、ぐらぐらの人間が形成される。巻き起こされた乱流のなかで、歯止めが利かずにシャンパンから噴出してはじけている泡の群れのなかで、何かを決めるふりさえできない。そのあとすべての泡が消えて、人間には最終的にドクターDが言った陰性症状が残る――意志も活力もない状態だ。

　ウィニーは重度の統合失調症についてさらに読んで、入院していたときに自分が思いついた考え、つまりこの病気には、苦しんでいる人たちや彼らの愛する人たちにとってのメリットがいくつかあるかもしれないという考えを、維持するのは難しいと思った。ドクターDが説明していた、どんな症状より潜行性の強い思考障害は、治療されなければ厳然と進行し、最終的には心が完全に崩壊すると思われた。思考はどんどんゆがめられ、しまいには心が義務やつながりを把握できなくなり、高いほうも低いほうも感情の域を失う。働きたい、きれいにしたい、友人や家族とつながりたいという衝動がみんな消える。心は混乱と恐怖にどっぷりつかり、体は凍りつき、緊張病になる。治療されないままだと、患者の人生はわけのわからない奇妙な孤立状態で終わる。計画的な思考は数秒以下に縮んだあとに消滅する。

　ウィニーは廊下での最後の会話で、彼女が思いちがいは病気を意味するとはかぎらないと繰り返していたときに、医師が言っていたことを鮮明に思い出した。「ありそうにないことをこのように容認する人がいる集団は、そのうちにいい結果を出すかもしれませんが、忘れないでください。ひどく苦しむ人もいるのです」。いま自分の部屋にいて、彼女は返事をしたかったが、もう遅すぎる。いまでは理解しているし、これは真実であり重要であるだけでなく、社会に周知されるべきだ、と彼に言いたかった――理解を深め、感謝を引き出すために。そうすればみんなが病気の人たちのことを真に理解し、人びとのために彼らが負っている重荷について知ることができる。

医師はたぶん同意するだろうが、彼が気に入らないのは彼女が言いたかった別のことであって、それについて彼女は確信していた――私たちはみな、ときに個人として妄想を必要とするのだ。人それぞれのなかで、ときには現実を断絶させるべきだと彼に言いたかった。私たちはこの必要性を自分自身にも互いにも認めて、音楽のようにそれに合わせて動き、互いにさっとすれちがい、人生が提案するとおりに率先したり追随したりするべきだ。なぜなら、あらゆるペア、集団、国にとって、人生の各段階のあらゆる決定に役立つ、ひとつの現実などないからだ。私たちには脳と手があるのだから、自分の妄想を現実にしてもいいではないか。

そして彼女はすでに彼の返答を想像していた。優秀な弁護士の例に漏れず、彼女はうまく彼の立場にも立てるのだ。これを想像するのはすてきでロマンチックだが、人は落ち着いた思考、つまりたくさんのステップを計画する能力なしには、何かを現実にし、複雑なものをつくり出すことはできない。そして統合失調症はそれをすべて遮断してしまう。どうやってみんなを一貫して思考障害から守るのか、進化では解明できていない。現代世界ではとくに、人間の心に有害な脆弱さが残る。単純で小規模な霊長類集団なら、長期にわたって次々に生まれては消えていくのに、思考を必要としなかったかもしれない。だが私たちのコミュニティ構造の安定のためには、人びとが長期にわたって一緒に生きて働く必要があり、多段階の計画立案が重要になる。

ウィニーは、この観点が少なくとも少しは正しいはずだとわかっていた。文明が統合失調症によって引き起こされる問題の一因であるという考えを裏づけるデータが、たくさん見つかっている。病気の症状は都市の居住者によく見られ、強く現われている証拠もある。[6] 軽い遺伝的傾向しかない人でも、現代生活のほかのリスクやストレス要因によって、精神病に追い込まれるように思われる。完璧に健康な人たちが、初めて大麻に触れた場合にだけ精神病になった話も、ウィニーはたくさん見つけた。見たところ鬱のような純粋な気分障害があって、統合失調症ではなくその気分障害のせいだけで、妄想を経験する人たちの話もある。おそらくこういう人たちはみな、少なくとも半分織られた原パターンをもっているのだ、と彼女は考えた。有毒な化学物質、都会の生活や社会の分裂によるストレス、感染症など、何であれ環境からのちょっとしたきっかけで、遺伝に加わる第二のヒットがそのパターンを完成させ、現実を変えるのだ。

ツーヒット。これは彼女ががんを患って詳しくなった概念だ。ウィニーは一〇代だったころ、がん専門医に尋ねたことを覚えている。なぜ自分なのか？　なぜネルソンやＡＪではないのか？　なぜ、機会があるたびにこっそりタバコを吸っていた親友のドリスではないのか？ツーヒット説が説明になるかもしれない、と医師は言った。ウィニーには遺伝による脆弱さがあるのだが、哺乳類はあらゆる遺伝子とその他のバックアップシステムをそれぞれ二個（二コピー）もっているので、がんが生じるためには、彼女のＤＮＡに別の変異が起こること、つまり第二のヒットが必要である。宇宙線、太陽からはるばる移動してくる粒子、何十億年をかけて宇宙を移動してくる別の銀河からのガンマ線が、ウィスコンシンの若い女の子の一個の細胞の一個の遺伝子の一カ所の化学結合にぶつかったのかもしれない。これはいつ誰にでも起こりうるが、ウィニーの細胞には、すでに別の問題、出生時から変容していた遺伝子があった。崩壊が別の崩壊に重なったのだ。二重のヒットはきつすぎて、システムはひっくり返り、がんの成長は抑えが利かなくなる。

ツーヒットの考えが心の病に当てはまるかどうかは誰も知らないが、ウィニーはありえると考えた。精神医学では科学がそこまで到達していない。彼女が幾晩も論文と論評を読んでも、わかったのはせいぜいそこまでだ。生物学的知識はこの分野では限定的である。ただし、いくつか洞察もある。統合失調症では脳全体でコミュニケーションが変容しており、そのことが人の脳活動を画像化する手法で示されている。脳の部位がほかの部位に最新情報を知らせないのだ。幻覚症状のあいだ、脳全体の活動の同期性にも変容が観察されている。片方の手が他方の手がやっていることを知らないのと同じだ。

ウィニーには疑問がたくさんあり、言いたいことがたくさんあったが、聞いてくれる人はいない。患者の現実との断絶が、そもそも自分を精神医学に導いたのだと医師が言ったことを思い出した。彼はそれが重要と言ったわけではないが、実際それは重要であり、ウィニーは彼にそれが重要だと知ってもらいたかった。人びとは共有している現実を当たり前に思っていて、それは現実を共有しているという錯覚への反応である。もし彼女が何かをするように彼に頼めるなら、世間に単純な真実を知らせることだろう。私たちが共有している現実は現実ではない。ただ共有されているだけだ。

家に帰ってから二週目、目標が現われ、神が形になった。マンゴー形のラムジェットエンジン。彼女は彼に詳しい手紙を、消えない黒いサインペンを使って手書きで、一文字も見落とされないようにすべて大文字で、言う時間がなく、どう言えばいいかはっきりわかっていなかったことすべてについて書いていた。

彼女はどんどんと考えを彼に語った。分散元素、月明かりに照らされた弱いドラム演奏、夜想曲。ジャヴァ・パジャマ・プリンセスが彼女の新しい名前で、それが彼に話したいことだった。彼は理解しないかもしれないし、彼にはあごひげがなく、救世主ではない。彼は自分のフルネームで返事を書くだろう。フロアでの看護師による呼び名ではない。あれはまちがった響きで、ローマ・カトリック的だった。いいえ、彼のフルネームだ。そして彼女は彼にそう話し、自分はドラヴィダ族の子孫ではなく、自分の声が暴いている意味合い――結婚嫌い――を認めないと言った。その声は彼女の無力な怒りが大きくなるにつれ、弱いささやきに変わっていった。彼がほのめかしていたことだ。彼女には一キロガウスの影響もなく、彼女は純粋で自由であり、綱渡りでステップダンスするマダラシミではない。食べ過ぎている？　食欲旺盛。彼女は二重に穿刺された。影響は出てきていて、はけ口は容易《イージー》でなく、東《イースト》でなく、西北西向きだ。彼女は間を置き、ひと息つき、わびた。撚りひも《トルサード》。彼が何をほのめかそうとしているかは、彼女には関係がなかった。

突然電話が鳴り、何かが彼女を深く締めつけた。彼だ。ウィニーは電話に手を伸ばしたが、ためらった。遮蔽の向こう側だ。留守電に切り替わるまで呼び出しを続けさせた。一時間後、電話のコンデンサが十分に放電されたと感じたあと、彼女はスピーカーフォンでメッセージを再生した。あの最後の儀式、脊椎穿刺からの細胞診の報告が返ってきた。「まれな、きわめて非定型的なリンパ様細胞、以前の資料と一致する、T細胞リンパ腫の関与」

彼女の脳のエンジンはついに暗い秘密を明らかにした。彼女の弱点は隠れていたが、つねにそこにあって、AJのAVMのように待ち伏せしていたのだ。そしてそのとき第二のヒットが来た。AJにとっては血圧の上昇、ウィニーにとってはがん細胞。シャンパンの泡をかき立て、彼女の弱くて甘い海で泳いでいる。

彼女は床にすわりこみ、再びAJの最期の日に思いを馳せた。難しくはなかった。一九世紀にマシューズが想像したエア・ルームは、空間だけでなく時間も突き抜ける。そして彼女は重要な糸を知っていて、その一部は彼女のものだった。「銀行の時計を見たとき、AJは残りの道のりを走らなくてはならないとわかった。走りながら、自分自身と自分のシャツを見下ろした。シャツには固まったパン生地がついていて、彼は手で振り落とそうとした。ほとんど取れたが、拭いきれない白いものが残っていて、彼の手は汗で濡れていたため、状況は少し悪くなった。別のシャツを買っておくべきだった。彼は安定したペースを保ち、銀行に近づいていたので、あまりがんばりすぎないようにした。そして南大通りの交差点を走って渡り、広場に入り、噴水の周囲を回り、松葉杖の男性のすぐ後ろについて、ガラス戸を走り抜けた。エレベーターが見えたが時間がないので、一段抜かしで五階まで駆け上がる。早足で廊下を歩き、小麦粉の足跡を残していないことを確かめるために後ろを振り返り、オフィスのすぐ外で立ち止まり、息を整えるために待った。額を拭いながら、彼は壁と天井を見回した。廊下はとても清潔で茶色だった。彼はパン屋の隣でフローズンヨーグルトを売る少女と、彼女の髪のことを考えた。硬くて茶色で、上向きにシナモンロールのように丸まっている。彼が彼女の電話番号を聞いたとき、彼女の目が神経質なアオカケスのように彼の顔の周りを回った様子について考えた。一分後、彼は震える気持ちでドアに近づいた。ドアにはめ込まれたガラスに映るおぼろげで暗い自分の顔をじっと見て、自分が山のてっぺんにいることを感じていた。てっぺんまで、汗ばむ手で大きな段ボールを運んでいる。子どものころにウィニーやネルソンと一緒にやったように、夏の斜面を滑り降りるためだ。惰性で進む準備のために時間をかけて登ったあと、世界の反対側では物事がどういうふうなのかを見るつもりだった。勝利の叫びとほかのクライマーの痛みは一瞬、無に消えかけていた……この瞬間に敬意を表するかのように。ドアには鍵がかかっていた。施錠されていると気づくのにしばらくかかった。おかしい──ノブは回るが開かない。ＡＪは身震いし、もう一度試した。そして一歩下がり、どういうことなのかを考えようとした。彼の目は伝言かメモか手がかりを探したが、何もない。オフィスをまちがえたのかもしれない。ポケットの予約カードを探したが、ちがうカードだった。整備工のものだ。電話番号を控えていなかったので、取るのに数カ月かかった予約を逃すことになる。頭がズキズキした。ＡＪは両手でこめかみを押しながら、廊下をもどった。ゆっくり階段を下りる。膝が崩れ、奇妙な押し寄せる洪水を感じた。ロビーは黒い霧で見えない。恐ろしくて、できるだけ落ち着いてロビーを通り抜け、ドアの外に出た。太陽は暑かったが、薄暗い。脚と腕が震えているが、彼はゆっくり広場の噴水まで進んだ。水しぶきの周囲をふらふらと歩き、南大通りを渡るために待ちながら、そばを通り過ぎる車の中の顔を見ていた。彼は膝をついた。昔、ガラス張りのバス停に衝突するところを見た鳥を思い出した。しばらくほこりっぽい歩道をぱたぱたと羽でたたき、飛び立つことができなかったが、そのあと、そばにいるほかの鳥たちを見ていた。太陽を後光にして、自分自身の生活に、交配し、食べ、巣をつくり、歌うことに、熱中している。たそがれが深くなってすべてを覆っていくようだ。もしパン屋に帰ることができるなら、フローズンヨーグルトの売り子に会えるのに、と考えた。そこに彼女と一緒にいたい。ほんの少し下り坂だった。立ち上がることができたなら、足を片方ずつ交互に前に振り上げるだけで、滑ることができる。車内の顔はみな家に帰ろうとしている。……ドアは開かなかった。ドアには鍵がかかっていた。頭痛が強くなり広がった。あちこちのガラスはきれいで、輝いていて、まるでそこにないように見える。鳥はぶつかり、ガラスはどこにでもある。廊下は長くて薄暗く、硬くて茶色かった。再び見るところを想像するのは難しい。その鳥はハトの一種で、ウィニーを思い出させた。彼は彼女のことをとても心配していた。体をかがめると、その鳥がまっすぐ彼を見た。ウィニーがやるように、しっかりと。そんなふうにするのは彼女だけだろう。それが過ぎるのを待ちながら、彼はぎゅっと目をつぶり、それを待ってもいた。膝をついた状態からバタンと倒れると、彼女が彼と一緒にそこにいて、優しい羽で彼の額をなでていた」

第6章　自己充足
――不安障害、摂食障害

（…）ああ、喜びが
永久に住んでいる幸福《さち》多き天国よ、さらばだ！　祝福あれ、もろもろの恐ろしきものの上に！　祝福あれ、この奈落の上に！　汝、無間地獄《むげんじごく》よ、今こそ、汝の新しき主《あるじ》を迎えよ！　この主《あるじ》は、場所と時間の如何によって変るような心の持主ではない。心というものは、それ自身一つの独自の世界なのだ、――地獄を天国に変え、天国を地獄に変えうるものなのだ。だから、もしわたしが昔のままのわたしであり、本来あるべきわたしであり、彼に比べてもほとんど遜色《そんしょく》のないわたしである限り、どこにいようと構うことはない。彼がわたしより偉大だというのは、雷霆《いかずち》をもっていたからにすぎぬ。少なくともここでは、われわれは自由になれる。あの全能者がここを羨望に値する場所として設けたのではない以上、われわれが

追出される心配はない。ここでなら、われわれも安心して
支配できる。思うに、支配するということは、充分野心の目標
たりうる、――たとえ、地獄においてもだ。天国において奴隷たる
よりは、地獄の支配者たる方が、どれほどよいことか！

――ジョン・ミルトン『失楽園』
（ミルトン『失楽園（上）』、平井正穂訳、岩波文庫）

医学生と私はその場を去ろうとしていた。エミリーとの最初の九〇分では何も理解できず、入院が効果的であるとは思えなかったが、入院精神科部長は直接、開放病棟への入院を許可した。入院が得策かどうかの判断について、私は蚊帳の外に置かれていた。

エミリーは一八歳で法的には成人だが、ほかの入院患者よりはるかに若く、数週間前に来院していたら、小児精神科に送られていただろう。最初の主訴――「授業中にすわっていることができない」――は、実際には両親の訴えであり、私には、この状況は成人の緊急入院部門よりも、小児病院のほうが合っているように思われた。

受け入れ検査のあいだにわかったのは、エミリーは優秀な生徒だったが、たっぷり五〇分の授業時間がきつくなってしまったということだ。学年の初め、どういうわけか授業の途中で立ち上がって出て行く必要を感じるようになり、そのあと一カ月ほどのあいだに、まったく授業に出られないほどまでに悪化した。理由は誰にもわからず、彼女も言おうとしなかった。彼女

が詩と文学に精通していて、ソフトボールの投手や競技馬術の選手として、いくつもトロフィーを勝ち取ったことを、私たちは彼女から聞いた。

面接のあいだ、整形外科の病棟事務員が数回、私のポケベルを鳴らした。手術後に精神科にもどる移送指示を必要とする患者のことだ。この時点では、イライラしている整形外科医に協力するほうが、エミリーと話を続けるより生産的に思えた。なぜなら、彼らが必要としているものを私は提供できるからだ。私たちはイスをよけながら、エミリーの病室のドアに向かって進んだ――あまり急いでいるように見えないよう努力し、もどってくると約束しながら。

「もうひとつ」とエミリーが言い、私はドアのところで振り返った。きちんと整えられたベッドの上で脚を組んですわっている彼女は、腕を頭の上に伸ばし、窓から差し込む日の光を背に体を反らせた。「いま私は独りになってはいけないと思うの」

おやおや。さあ、始まる。告白だ。ついに内面の嵐が起こる。私は何も訊かずに待った。

エミリーの青灰色の目が横目で私をうかがい、口元にうっすらと笑みが浮かんだ。彼女はそれ以上何も言わない。沈黙が広がり、空間を満たす。重苦しい空気になったが、土砂降りは起こらない。

私は真相をとらえようと部屋を見回した。妙なことがある。スーツケースはまだ荷ほどきもされず、ノートパソコンと携帯電話がベッドサイドのテーブルにきっちり重ねられている。開放病棟でもあまり見られない私物の光景だ。しかし私には理解できた――一般的に計画されている受け入れプロセスの順序全体が狂っている。この入院がふつうでないせいだ。彼女は到着したばかりで、主任看護師にさえまだ会っていない。

私はエミリーに視線をもどした。私は彼女が話を続けるのを、ふだんより長く待った。脇で見ている医学生のために、患者から自分のことを打ち明けさせる方法の手本を示そうとした。とにかく何かほかのものの枠にあらかじめ当てはめて、根本的な問題をうっかり私たちの側の目的に合わせてしまうことがないようにする方法を、実際に行動で示すのだ。

しかしそのあと、ついに沈黙自体が雑音になってしまった。うっとうしくて、心が乱されるようで、なんだか敵意さえ感じる。「わかったよ、エミリー」と私は言った。「そのことについて話そう」。医学生をしたがえて部屋にもどるしかなかった。私たちは再びイスにすわった。まとわりつく白衣は操り人形の垂れ下がる糸のようだ。

病歴の聞き取りで深刻な精神状態が突き止められなかっただけでなく、エミリーの外来臨床検査も正常だった。たとえば、バセドウ病による甲状腺機能亢進症はない。それがあれば、興奮や落ち着きのなさの説明がついたかもしれない。情報があまりに少なくて、診断についての私の考えはまとまらず、きちんと形にならない。たいていは不安と関係しているから、ひょっとすると対人恐怖か、パニック障害かもしれない。しかし彼女は不安に関係する症状をいっさい認めなかった。ADHD（注意欠如・多動症）についても検討し、この用語に関連する症状をひとつずつチェックした。ADHDは、精神医学でまだ研究中の精神状態のために使う、多くの進化中の枠組みのひとつだ。洞察は研究から生まれるので、私たちのモデルや用語体系が、ひと世代後には改訂され、捨てられ、置き換えられ、次の世代にはまた同じことが起こるとわかっている。それでも私たちがそういうモデルや用語を使っているのは、いまあるものだからであり、治療と研究の両方を導くのに役立つからだ。診断には症状と基準のリストがともなう。エミリーはそのどれも認めていなかった。

こうした可能性を探る直接的な質問は――さらには患者に埋めてもらうべき無制限の間《ま》のような直接的でない手法も――すべて、内容のあることを何も明らかにしていない。軽い鬱状態はあるが、自殺願望はない。彼女の年齢にはよく見られる摂食障害の気配がわずかにある。そして強迫神経症的な特徴も少しある。しかし核となる問題、主訴に取り組むことはできていなかった。彼女が授業に出ていられなくなった理由は説明がつかない。「特定不能の不安障害」という診断は、ただの代用語であるはずだと考えながら、出て行こうとドアに向かったときようやく、本物の会話が始まったようだ。

そしていま、彼女の不可解な言葉による面接の再開とともに、いくつか新しい診断が、スターティングゲートから突進する競走馬のように、待ってましたといわんばかりに飛び出してきた。しかしそのあとすべてがひっくり返り、互いにぶつかり合った。なぜか前よりもはっきりした診断がまとまらない。もし彼女が自殺するつもりなら、誰かに付き添ってほしがりはしないだろう。もし彼女が精神病なら、もっと混乱していて警戒心が強いだろう。そして最後に、BPD（境界性人格障害）患者はそんなに内気ではなく、もっと直接的に、やけになって話を始めるだろう。

内部にある障害が何であれ、とらえにくく、それでいて重かった。彼女は身体的には健康で、苦しんでいるようには見えなかったが、何かが彼女の強い心をとらえている。発達と教育にとってきわめて重要なこの時期に、エミリーの最大の強みは奪い去られてしまった。未来へのパスポートが内面から盗まれたのであり、その手癖の悪い犯人を彼女は知っていて、かばっている。

彼女の最後の言葉があたりの空気をさまようちに、彼女に何かほかのことが起きた。私が先ほど知った物知りなアスリートである彼女の自己に、彼女の強情で生意気な見せかけに、何かが起きたのだ。瞬きするあいだに仮面がピクッと動いて落ち、一瞬のうちにすべてがほんとうに現実になった。彼女は自分が知っているとおりの真実を話したのだが、彼女の目と口の端にわずかなゆがみもあった。彼女は私に何かを見せていて、それはなんだかおかしくて……それでも、あまり多くを見せていない。なぜなら彼女はまだ一〇代で、それは恥ずかしいことだったからだ。

「エミリー、きみはなぜ独りでいてはいけないのかな?」と私は尋ねた。

彼女はそれ以上何も言わなかった。私を横目で見ながら、薄いベッドカバーの上に指で図形をなぞっている。エミリーは重要なことを話したのだが、説明されていない秘密のジョークもあるようだ。そのジョークを彼女は話したくなっている。これはすべて、私が気づかなかった何らかの利益のために働いている、賢いシステムの操り手による徹底した見せかけの仮病なのか? それともそのユーモアは、自傷欲求をともなう彼女の破滅的な側面についての病的な解説という私の想像より暗い、マントを着た幽霊なのだろうか? 彼女はその幽霊と闘ってきたのだが、少なくとも私たちが出て行こうとした瞬間に人間関係の緊張が緩むまでは、自分自身をさらすにはいたらなかった。

一〇秒の沈黙。次にどうする？　私には協力者のソニアがいる。私は彼女のほうに目をやった。ソニアは医学生だが、サブインターンだ。つまり上級生であり、一人前のインターンのように行動し、ひとつ上のレベルで、治療プランを立てて指示をする医師の権限をもっているかのようにふるまうことを課される。どんな場面でも、実際に指示にサインをする瞬間まで、医師の役割を演じることを期待される。すでに自分の専門を決め、使命を理解し、幸先のいい初体験を求めている医学生のために考えられた、能力が試されるロールプレイである。真の権威がないのに権威のあるふるまいをするのは、きわどい行動であり、自信、社会的知性、正しくある傾向が求められる。ひと言で言えば強さだ。

そしてソニアは強かった。恐れを知らず、才覚があり、書くのも電話に対応するのもすばやく、物事を実行するのがうまい。それは彼女がチームに加わった最初の瞬間にすぐに明らかになった。ただし私は人をすぐには、あるいは絶対的には、分類しないようにしていた。私が医学部を生き抜いたのは、もっと厳しい白か黒かの時代で、新しいメンバーがローテーションで入院治療部門に移ってくると、チームはいつも決まって迅速な評価を下した。それまで誰にも選ばれたり知られたりしたことのない白紙状態の新顔が、生死にかかわる緊急の決断のまっただなかに追い込まれる。私がソニアの段階にいたとき、新しい学生の創造性も論文の質も、チームの誰も実際には気にしていなかった。すべて関係ない。医学生のそれまでの人生に存在しなかったまったく別の分類が作用し始める。容赦ないレッテルがすべてだ。新しい学生は強いか、弱いか?

チームはまとまって迅速に評価を下す。正しいにせよ誤っているにせよ、すばやく下すのだ。医学生は一般に、チームに加わって最初の行動が重要だとは思わないが、そのあいだに彼らは、口で言われるかどうかにかかわらず、どちらかのレッテルを貼られる。ひとつのチームで状況が悪い方向に進んでも、すべてを失うわけではない。なぜなら学生は一カ月後にはローテーションでその部門を離れ、新しい役割に移り、新しく成長し、新しい強さを発見するからだ。しかしその月のうちは、チームの人たちの評価はレッテルどおりで固まり、ほどけることはない。気分が沈んでいるとき、私は思う。何人の先輩医師の心のなかで、私は強いか弱いかという分類の一方に入ったままで、まだそれ以上になってはいないのだろう? 臨床のローテーションを始めたばかりの医学生で、自分の専門分野は脳神経外科だと確信し、最初に外科のローテーションに力を入れていたとき、弱みを見せてしまう機会はたくさんあった。

臨床とまったくかけ離れた理論神経科学で取得した博士号のせいで、私の頭はまだ現実離れしており、私はちょっと反抗的どころではなかった。頑固で、医療の原則や作法を受け入れることも、それに協力することもいやがっていたのだ。反抗するなかで、私は医師たちの慣習にも消極的だったが、それでもときに、私のやり方がたまたまチームの関心を引くこともあった。初期の血管外科のローテーションで、私は自分が何をやっているかもわからなかったが、たまたま最初の朝に、(多少癇《かん》に障《さわ》ったにせよ)興味深い質問をした。その結果、同じ日の午後の回診で、チーフレジデントは私を指導医に「新入りの医学生で、強いです」と紹介した。指導医は「よし」と言った。彼らはまちがっていたが、そのあと私がいやな思いをすることはなかった。私は受け入れられたのであり、今月は楽しい月になる。新入りの医学生は強い。そうチームは決め、レッテルを貼り、進み続ける。

そのあとレジデントと指導医だった時代、私は自分を、○か一かではない複雑さが許容されるように変わりゆく文化の一部であり、その後援者だと考えていた。世界には医業に対する複数のアプローチが必要だと医師が認めている文化だ。しかしソニアはどういう基準に照らしても弱くはなかったので、どうすればいいかわからずに彼女のほうを見たとき、私が求めたのは、このなんとも言えない領域で彼女が発揮できるさまざまな強みだった。私たちは二週間、同じ入院患者チームにいて、互いを知る時間があった。彼女にはエミリーと同じような来歴があった。同じように多様な学校教育を受け、文学に通じている。

その瞬間、私たちはたくさんの情報を交換した。ソニアは私と同じく黙ったままだったが、彼女のわずかに見開かれて私を凝視する目は、もっと深く探るべきだとほのめかしている。

エミリーに視線をもどすと、恐怖も、パニックも、怒りも見られない。むしろ、まるで初めてのデート——というか、どちらかというと浮気——に出かけようとしているかのように、ドキドキしているように見える。そのとき私にはわかった。エミリー自身のイメージのようなものを、私がずっと前に青年精神科閉鎖病棟にいた時代から診てきて、心の内にしまってきた、ほかの患者たちに投影することができる。そしてところどころ、ちょっとずれるだけで、イメージはぴったり重なる。

その部屋には私たちと一緒に別の存在があった。彼女が必要とし、恐れ、離れることのできないものだ。エミリーが心を開いて私に見せたのは、それが問題ではないからであり、彼女にも私にも誰にもできることがないからだ。彼女は実際、猛烈なデートを計画していた。それは進行中で、誰にも止められないが、彼女はそれを知ってほしい、目撃してほしいと思っている。これは彼女が話したありのままの、変わらない、単純な真実だ。ひとつの世代が別の世代に厳然たる事実を話している。私に世界についてありのままに話しているだけ。事実はこうだ。彼女は独りになりたくなかったが、不安を感じるべきなのは私のほうだった。

その時点までに、私は摂食障害の患者を大勢治療していた。何カ月も小児病院の閉鎖病棟で過ごしたものだ。そこは事実上、摂食障害専門病棟であり、私は軽症者から瀕死の者まで多くの患者を診て、一〇代の子どもたちが神経性食欲不振症（いわゆる拒食症）と神経性大食症（いわゆる過食症）を表現するのに使うさまざまな言葉を聞いた。軽症者のなかには、ふたつの障害をアナとミアと擬人化する患者もいたが、重症患者のほとんどは、自分の病気をたとえるふりさえ、いっさい断念していた。

この分野で働く精神科医は、深い知性と経験をもっているが、彼らの解釈は（多くの精神医学と同様）科学的理解の基盤からはずれていて、私は精神医学でも内科学でも、摂食障害より大きな謎に遭遇したことがなかった。生物学全体でも最も大きい謎だ。

エミリーに関して、私は慎重に、この種の診断を検討するための特定の下地を意識していた。なぜなら、その同じ時期、私には開放病棟に同じ分野のほかの患者を抱えていたからだ。そのひとりのミカは、キブツの一員の美術商で、靴墨のように黒い目をしていた。先のとがったあごひげはきちんと手入れされ、体はおそろしく痩せており、喉から鼻へとチューブが這っている。ミカはとても深く厳しい人間関係のなかで生活し、拒食症と過食症の両方を一度にわずらっている。その結果、危険なほど極端に体重が減り、矛盾する行動と葛藤を見せる。ミカにとって、両方の病気の要求に応えること、それぞれに必要な時間を割くことが、フルタイムの仕事になっていた。

拒食症はしばしば、残酷で強くてツンツンした意地悪な少女として擬人化され、よそよそしくて厳しくて、患者を認知制御の冷たい墓に閉じ込めるのだとされる。生存欲求からの自立を主張し、食べたいという本能的欲求は自己の外で生まれる敵だと考えを改めさせるために、拒食症は患者が知っている（あるいは感じたことのある）何よりも強くならなくてはならない。そして患者自身が強くなり始める。拒食症の要求を実現するためには、強くならざるをえないのだ。

拒食症の患者は、成長と人生の進行を抑制する。そして時間そのものも抑制するように思える。拒食症は若い患者の性成熟をはばみ、老化を遅らせ、薬では治療できない。どんな薬も、患者をその支配から解き放つことはできないので、自暴自棄の手法をとるしかない。ミカの心拍と血圧が驚くほど低いレベルに落ちるのを見て、私たちが彼のことをひどく心配したとき、彼は胃に直接カロリーを注入するための経鼻胃管の挿管を認めた。しかしそのあと独りになったとたん、管を引き抜いてしまうので、管を交換する処置を最初からやらなくてはならない。私たちがそのために動き回り、彼がそれを無表情で見守っているあいだ、ミカの心の内側から拒食症が私をあざ笑う声が聞こえる気がした。拒食症とミカと私の三人とも、私がやることをわかっていて、三人とも彼がやることをわかっていて、三人のうち二人はひそかにほくそ笑み、管を振りかざして薬をばらまく愚か者を笑っている。

しかし過食症はちがう。過食症は狂おしいほど心躍る報酬をもたらす。食物摂取を最小限に抑えるのではなく、それを最大限で安定させるのだ。患者はどか食いし、排出し、またどか食いする。過食症は拒食症より友好的なきずなを生み出すようだ。過食症は深い欲求を満足させることができ、純粋で健康な見かけを残しながら、最も生々しい報酬を提供する。過食症がどれだけのものを与えられるか、制限するものは何もない。ただし、ゆがんで弱った体にカリウムがたまりすぎると死んでしまう。どんな形であれ、過食症は人がほんとうに何を欲しているかを知っていて、拒食症より多くの方法で人を興奮させ、傷つけ、最終的に命を奪う。

命にかかわる同類でライバルの拒食症と過食症は、どちらも憎まれながら受け入れられ、どちらも病気とだましと報酬がもつれている。ほとんどの精神障害より医学や科学の手が届かないところにあるが、その理由のひとつは、患者と病気のあいだに、ある種の相互関係が根づくことにある。ときに片思いのようで、ときに敵対的で、ときにただ実務的な、患者との相互関係は、現実世界の多くの人間関係と同じように、弱さと強さの生きた対立から構築される。そして、薬が友人や敵を消せないのと同じように、このふたつの病気を治せる薬はないが、ひとりの人間が別の人間に影響をおよぼすように、言葉が病気に影響をおよぼすことができる。

この障害は強硬で、人間性をもちうることから、精神医学というよりもっと広く医学における、ほかのどんなものともちがう状況がつくり出される。外部の力に支配される感覚は、物質使用障害の中毒性薬物に最も近いが、そちらは個人的な関係は弱い。摂食障害は、支配する権威と個人的な親密さ、両方の力を発揮する。

それでも拒食症と過食症の力は、薬物中毒の衝動強迫と同様、支配されている者が最初に、たとえ一瞬でも、同意するから生まれうるのだ。のちにこの権威は邪悪になり、時間の経過とともに自由を奪い、患者と病気は近づいていく。そして最終的に一対の恒星、互いの周囲を回る双子の太陽のように、重力井戸の深く暗い穴に閉じ込められる。周回するたびに質量を壊し、特異点へと崩壊する。

私は小児病棟で、きわめて深刻で破壊的な拒食症を診たことがある。おもに一〇代の少女がかかる病気で、患者も家族も消耗してしまう。そうした症例は、愛情と怒りが混ざり合う、ほかにはない必死の力関係なのだ、と私は思った。親は自分の子どもに必死に食べさせようとし、不可解なモンスターに対して憤懣やるかたない。家族は互いにほのめかし、当てこすり、とげのある言葉を投げ、激しく怒鳴りつけて責め合う。なぜなら、ほかに相手はいないし、食べ物を拒否するところばかりが目立つ、やせこけた自分たちの子どもを理解する方法がないからだ。

精神医学では、取り組む方法がただ理解することだけの——治療法さえない——人間の苦悩があり、拒食症ほどわかりやすい例はほかにない。

この子どもたちはとても強かった。優秀で、成果を出し、あらゆる面で自制心があり、心から愛されている。しかしそれでもひどい飢餓状態だったので、脳自体がしだいに衰えつつあり、退化が始まっていて、縮んで頭骨の内側から剝がれていた。心拍が一分間に四〇ないし三〇にまで下がり、血圧を測定するどころか脈がとれないほど、体が虚弱になり、冷えてしまった子どもたちの場合、生命現象が遅くなり、ほぼ凍りついていて、成熟が止まるどころか逆行さえする。病気と患者が組んで、一〇代に課される課題と女性化を拒否する。年齢、成人、体重という共通の敵は融合してひとつになり、ひとつとして拒まれ、外からの力として拒絶される。一〇代半ばなのにもっと幼い外見と態度だが、それでも人づきあいでは利口で、病気にむしばまれていてもなお口は達者で、派閥や文化を渡る名人で、議論がうまい。ところがあの最も単純な算数、すなわち生き残りの基本である食物の摂取で失敗する。

死にかける者も多く、死んでしまう者もいる。なぜ、と遺族は尋ねる。どうか教えてください。

病気の宿主である患者に尋ねることから始めよう。たとえ子どもの単純な言葉と見方によるものだとしても（あるいは、ひょっとするとだからこそ）、言葉に表わされることは何であろうと、私たちの理解を助けてくれる。しかしどんな精神疾患でもそうだが、拒食症の症状は患者にとって説明しにくい。統合失調症の患者に、どうして手が外からコントロールされていると感じられるのかを訊いたとき、あるいはＢＰＤ患者に自傷のウキウキした気分と解放感を教えてほしいと言ったときと同じで、拒食症患者から説明を期待することはできない。他人が望むように生きられない人もいるのだ。

家族と医師が踏み込もう、介入しようとすると、患者は内側からどんどん強く急《せ》き立てられて、病気と協力して策略を考え出し、巧妙に逃れる。彼らはともに──瞑想や信仰で見られる場合があるように──欲求に対する見方を変え、必要なものの意味を塗り替えるが、それも長続きしない。拒食症は強いが、脆弱さを生み出し、死を招いてでも自らを守る。拒食症は鏡の前で大声で説教し、のちに説教壇から下りても、こっそり覚えたさげすみの言葉をしつこくささやく。内に潜む模倣者、詐欺師、ペテン師なのだ。そして最終的にうそが受け入れられる。当初、そのうそは役に立つからこそ力を得るのだが、そのあと、とんでもなく広い範囲の問題に対応するために、急速に大きくなる。ひとたび神経の傭兵として就役させると、撤退させることはできず、制御不能になって、地方を略奪するならず者集団になってしまうのだ。

これは単純な妄想ではない。結局、患者は何となくわかっているが理解はしていないし、気づいていても制御できない。うその考えは上塗りされるものとして、火で溶かされて日常生活の顔に接着された戦闘用仮面として、生き続ける。それはあらゆる重要な点において、患者の人生にとってやむをえないうそであり、外来診療室では思考、体重、行動として測定される。医師は拒食症の考え方、ゆがめられた自己イメージを引き出して記録する。患者が明言し、信じていることは、体格指数の報告とは逆である。患者の行動も測定できる。それは食物摂取の制限についての報告であり、患者が実際に細かいカロリー摂取経過すべてを正確に数えているので、医師はそれをたどることができる。

没入型の認知療法および行動療法が拒食症に――とくに一度に何カ月も続く場合――役立つ可能性はある。[1] 言葉を使い、洞察力を養って、患者内部のゆがみをゆっくり修正していくのだ。目標は、互いにからみ合っている行動と認知と社会の要因を特定し、それに対処し、多少の強制をともなって栄養摂取を監視すること。投薬は治療のためではなく、つまり病気の核心を攻撃するためではなく、症状を和らげるために利用する。[2] たとえば、セロトニン調節薬は一般に、よく起こる鬱症状を治療するために投与される。場合によっては、さらにドーパミン信号を標的として抗精神病薬が与えられ、思考の再整理に有利に働いて、ゆがみの硬直したループと鎖を断ち切る助けになる可能性がある。こうした化学物質は体重増を引き起こすこともあるので、本来は有害な副作用が、ある程度、有益な副次効果になる。

摂食障害のリスクはたくさんある。自殺のほかに内科的合併症、つまり飢餓関連の臓器不全による死亡も含めれば、摂食障害はどんな精神疾患よりも高い死亡率を示す。[3] 飢えた細胞の機能不全による衰弱と死は、患者の全身を襲う。最初に機能しなくなるのが脳なら、鬱状態と自殺。免疫系が不調になれば感染症。電気的活動をする心筋細胞が栄養失調ですでに弱っていて、血液中の塩分のゆがみに対処できなくなれば心停止。血液中の塩分は、何十億年も前、私たちの進化の海に岩石が溶解したことによって決まったイオン濃度のバランスなのだが、毎日の気まぐれな飢餓のせいで、濃度が自由に振れ、薄められ、変動しているのだ。

しかし生き延びた者にとって、内なる暴君の支配はそのうちに弱くなる。患者は身をよじって自由になり、力ずくで新しい考えと新しい行動パターンを強要できる。それはまた別の仮面を重ねているだけかもしれないが、何年もかけつづければ、ついには悪夢を見ていたようだと語ることができるまでになる。

投薬治療は、エミリーの秘密だと私が疑っていた過食症にとっても、拒食症と同じくらい的はずれである。一部の併発症状を鈍らせることはできるが、それでも核心には届かない。過食症もイオンのアンバランス、すなわち排出行動にともなって起こるカリウムと心拍の激しい変動で、人を死に至らしめる。過食症はミカの場合のように、拒食症と一緒になることがあって、合わさると体液と荷電粒子にもっと極端な変化が生じる。心臓や脳や筋肉のような興奮性組織を安定させるのに必要な微量の岩石と金属のうち、カルシウムとマグネシウムも乱れるのだ。痙攣してスパイクを示す興奮性組織の細胞は、正しく機能するのにカルシウムとマグネシウムを必要とする。それがないと、衝動的に自発運動が生じて、筋肉の細動、心臓の不整脈、脳の発作が起こり、死に至ることもある。

排出行動はさまざまな形で起こりうる。自己誘発性嘔吐、下剤、過剰な運動――体内に入る物質とそこから出る物質の収支を押し下げるものなら何でもありだ。そして物質収支の貸方は摂取に使われる。たいていどか食いし、何度も皿に山盛りにする。あとで排出行動をするし、何ものもその勢いを止められないことを知っているので、抜け道を通る背徳なスリルでカロリーの報酬が増す。

小児科の入院患者を診ていた時代から、私はあの過食症の猛攻、あのゾクゾクする苦悩を知っていた。そしてここでエミリーの内側にそれがあるのを知り、私は自分が知っていると彼女に知らせたかった。もし私が正しいなら、もし私たちがそれをオープンにすることができるなら、私たちは一緒にある種のパートナーシップを形成できる——治療同盟だ。そこからは詳細な計画の問題になる。基本的な治療を始め、見通しを立て、彼女のために適切な通院または居住施設プログラムが用意できたら退院させる。

「そのことについて私たちに話せるかな?」と私はついに尋ねた。「きみは話す必要があるとわかっている」

彼女はいまや完全に私の視線を避けていて、ベッドカバーに視線をもどした。「できません、ほんとうに」

「授業に出ていられない理由と関係があるの?」。私はちらりと強いソニアのほうを見た。彼女は夢中になっているようだ。

「ええ、同じようなものです」

もう少し強く押すべきタイミングだ。入院病棟では、通院治療に許されるような何週間、何カ月という時間はなく、ほかの患者もいる。「エミリー、きみはさっき、昔たくさん食べたあとに吐くことがあったと言ったね」。彼女はこのことを、直接関係のない、ささいなこととして説明し、現在の症状とはつなげなかったが、授業を出て行く理由としては筋が通る。「またそれが起こっている可能性はある?」。ベッドカバーの上で無限大記号と放物線をなぞっていた彼女の指が止まった。彼女の目はベッドに向けられたままで、いまは一点に固定されて凍りついている。

「エミリー、もし独りになったら何が起こるの？」と私は尋ねた。彼女はソニアを見た。

「わかりません」とエミリーはソニアに言った。「もしかしたら大丈夫かもしれません。でも、たぶんちがいます」

私はもう二、三拍置いて、姿勢を変えた。ソニアがこの呼びかけを引き取って応じた。「エミリー、私に一緒にすわって話をしてほしい？　先生はもうすぐほかの患者さんを診に行かなくてはならないと思うの」

「ええ、それでいいです」と彼女は言った。「たいしたことじゃありません」。少し遠慮がちに聞こえたが、それは一番大事なことだった。エミリーは良くなりたいように見えた。また整形外科から呼び出しがかかり、私はほんとうに行かなくてはならなかったが、ソニアをその場に残して、さらに詳しいことを知ってもらい、いまやはっきり定まった方向に彼女の新しい専門技能を発揮させることができる。私は口をつぐみ、ふたりに別れを告げ、部屋を出た。もう急ぐ必要はなく、同盟のためには時間と空間を広げる必要がある。

私は整形外科病棟に向かいながら、ミカとエミリーの対照的な外見について考えた。ミカは拒食症と過食症の両方をわずらっているが、彼の過食症の排出戦略は吐き戻しではなく、機会があれば歩くことだった。行ったり来たり、グルグル回り、イスにすわっているあいだも脚の筋肉をこっそり締めつけている。あらゆる方法でカロリーを燃やしているのだ。不可解な排出行動で、わかりにくく、典型的な過食症ではない。そして全体的に、彼はおもに拒食症に支配されているように見える。内向的で、きつく縛られた細い小枝の束のようだ。

エミリーはまったくちがっていた。彼女は強く、外向的で、活動的で、完璧に健康的な体重である。ただ、誰も知らないが、おそらく彼女も一方の病気から他方へと揺れているのだろう。面接のあいだ、彼女は何年も前のカロリー制限のパターンに言及した。

このふたつの病気、ふたりの患者はまったくちがうように思えるが、共通の生物学はあるのか？　拒食症は厳しい会計係であり、あらゆるカロリー、あらゆるグラムを追いかけ、食べ物という報酬を抑制する。過食症は大量のカロリーを通じて受け入れられ、増幅され、猛烈に繰り返される自然な報酬だ。それでも、矛盾した共通点がある——このふたつは共存し、協力さえできるのだ。どちらも喜んで人の命を奪うが、その共存可能性は、私にはもっと深いものに思えた。どちらも中毒性の解放を実現する。自己の要求を支配するものとしての自己表現だ。

人間以外のどんな脳がそんなことを実現できるだろう？　進化のどの瞬間に、認知作用のほうが飢えより強くなるほうに、力のバランスが傾いたのか？　知る方法はないが、私たちが出現するよりずっと前ではなく、私たちが現生人類になるずっと前ではなかった、と私は推測した。そのようなものを欲するだけでは不十分である。欲求を超越して生きることを欲する——それは平凡で普遍的だ。難しいのは、食物摂取ほど基本的な欲求について、それを実現することである。しかし現代の人間の心には膨大な万能の認知力の蓄えが準備されていて、関与しようと待機し、微積分、詩、宇宙旅行、その他何であれ、解明しようと待ちかまえている。

多才な人間の脳のさまざまな領域から、原動力を引き出せるだろう。飢えの無視は小さな任務ではないが、九〇〇億の細胞からなる国家にとって、力強い総勢一〇〇万の集団を奮起させるのは、それほど難しくない。さまざまな脳回路は単独でも反乱を起こすには十分だ。どの回路もそれ自体がうまく接続された巨大な神経構造であり、それぞれが独自のメカニズム、独自の文化、独自の強さをつくり上げている。

そのため、拒食症にいたるまでの道は、患者によってちがうと考えられる。各個人に固有の遺伝的・社会的環境に左右される。この複雑さは、多くの精神障害と同じように、関与しうる遺伝子の多様性によってすでに示唆されている。[4] ある患者は飢えに立ち向かう軍隊を召集するのに、自制に徹する前頭皮質の回路を徴兵するかもしれない。別の患者は、飢えそのものに快楽性を加えることを学習し、深部の快楽回路と生存欲求回路とを自己流で結びつけようとするかもしれない。さらにはミカのように、過食症と拒食症の両方をわずらい運動と思考の両方に働きかけている患者は、リズム生成回路を入隊させることで病に至ったのかもしれない。リズム生成回路は、反復行動回路のためにつくられた、線条体と中脳内に古くからある振動体だ。取りつかれたような運動をとおしての脳幹と脊髄による歩行リズムの制御は、楽しいリズムで歩数とカロリーの両方を数えるようしむけることができる。[5] 過食症と拒食症のあるミカは、入ってくるカロリーと出て行く歩数の両方を数えているだろう。ミカはふたつの柔らかく繰り返すリズムを織り上げていて、その目の粗い織り地が彼の血と塩をすべて吸収している。

反復はやむにやまれぬ行動だ。鳥の反復的な毛繕い——羽を飛ぶための形に整える手入れ——の回路は、鳥に基本的な論理的根拠を意識させる必要はない。進化がただ動機づけをしているだけで、よくわからないが心地よい行動を、前に後ろに繰り返し何度も、論理も理解もなくループさせる。あるいは地リス、アナグマ、穴居性クモの穴掘り行動だ。これらの種はそれぞれ掘るリズムを、独自の特殊な頻度、つまり中枢のパターン生成器からの同調神経周期に固定している。どんな動物にもそれぞれの掘る行動があるわけで、私たちのような哺乳類の引っ掻き行動は、寄生生物を見つけて一掃するためだが、それを駆り立てるのは、引っ掻きがかゆいところに当たったときの心地よさという報酬である。ひとたび始められたら止めることはほぼ不可能で、必然的に皮膚がダメージを受けても、リズムが勢いを増すだけである。行動価が完全にひっくり返って、ヒリヒリした痛みがすばらしい報酬になるのだ。

私たちの脳は、時間と空間を広げ、こうした基本的な運動作用のたとえを用いて、もっと複雑なリズムも刻む。前頭皮質がもっと深いところの線条体と組んで、私たちの手による引っ掻き行動を計画し、導くのだが、それと同じ前頭皮質が、日課や季節ごとの儀式や一年のサイクルを計画する執行部でもある。リズムの報酬はあらゆる時間尺度で、ほぼあらゆる人間の努力に現われる。編み物や縫い物、音楽や数学、計画と組織化という概念的儀式にも見られる。行動だけでなく反復思考も抑えきれなくなる可能性がある。古来のリズムを新しい種類の概念的な掘り下げに延長することは、私たちが文明を築くのに役立つのかもしれない——が、リズムが強くなりすぎると、巻き添え被害に遭う人もいる。強迫的に掃除をする、しきりに数を気にする、異常に身ぎれいにする、細かく調べなくては気がすまない——すべてが執拗な苦痛である。

整形外科病棟に入ると、またポケベルが鳴った。精神科の病棟医オフィスからだ。私は一番近いナースステーションで電話を取り、かけ直した。ソニアだ。「彼女が消えました」

「えっ、……何？　消えた？」

「先生がいなくなってすぐ、彼女は自分の問題を私のためにスケッチにしたいと言ったんです」。ソニアの声は震えていて、あらゆる音節間から不安が漏れている。「サインペンを取ってきてほしいと言われたので、私は病棟医オフィスに走って、すぐにもどりました」。彼女は診断のスリルを想像していた。ひょっとすると、発表できる症例報告や研修医面接のためのすばらしい勝利を。「離れていたのはほんの三〇秒です。もどったら彼女は消えていたんです。彼女は拘束されていたわけではありませんから、誰も見張っていなくて、看護師は誰も彼女が出て行ったのを見ていません」

「すぐに行くから」と私は言った。「様子を見よう。大丈夫だ」。しかし大丈夫ではない。私はエミリーをまったく読みちがえていた。彼女は心因性鬱病で自殺願望のある患者のなかでも最も用心深く、私をだませるくらい抜け目なかったのだ。その隠れたずる賢さで、彼女は独りで出て行ってしまった。彼女が最終的に解放されたときに感じる興奮に、私は気づいていながら理解せず、誤診していた。私の砂上の楼閣は崩れ、責任は私にあった。私は駆け足の手前の早足で病棟にもどった。弱った。

複雑な状況だったが、私たちにどうすることもできなかったという点で、ソニアは正しかった。エミリーは一八歳で、法的拘束を受けているわけではない。自殺願望を口にしていなかったし、出入りする自由がある。どうしようもなかった。

私たちは手がかりを探して、病棟を飛び回った。彼女は何も持ち出していない。パソコンと携帯電話も、私が数分前にベッドの横で見た場所にそのまま置いてある。自宅や友だちの家に帰ろうとしているのであれば、医師の助言に逆らって出て行く人がやることではない。私たちの最も深刻な不安について、話す時間も必要もなかった。

私は指導医を呼び出して情報を知らせたが、彼にもできることはない。私たちの責任、私の責任なのだ。

まだ一〇分しかたっていない。病院はとても管理が厳しく、閉鎖病棟がない場所でも、窓はだいたいしっかり閉められている。自殺が目標なら、彼女がどんなルートを取りうるのか、わからない。私たちは二階の開放病棟にいた。レジデント用のジムにある秘密の小部屋を通って五階の屋上にたどり着く方法を、私は知っているが、彼女が見つけるわけはない。

刃物……病院のカフェテリアは一階で、ほぼこの真下？　もっと悪いのは、カフェテリアを通り抜けたところにバルコニーがあって、広い吹き抜けを見下ろしている——そのバルコニーから下の地下フロアまではかなりの距離がある。彼女はあと三〇秒でそこに着く可能性があり、そのあとには何でも——あらゆることが——起こりうる。

ソニアはリスクをわかっていて、それを感じていた。彼女の顔はこわばり、私にはその表面の下に、失敗と自信喪失のひび割れた断層線が見えた。「大丈夫」と私はできるだけ力づけるように言った。「たぶん、ただタバコを買いに行ったんだよ。実際、全部がそれなんだ――学校の問題も」。かなりもっともらしい考えだ。その瞬間、記憶が私をレジデント二年目に引きもどした。分娩病棟にあわてふためいた声で呼び出されたときだ。新米の母親が、帝王切開が終わってすぐに退院したいと要求していて、フロア全体が大騒ぎだった。私は精神科医として助言を求められた。産科のレジデントが言うには、「わけがわからないから彼女を拘束するか何かする」ためだ。患者の母語で彼女と一〇分話したあと、私は真の理由にたどり着いた。彼女はただタバコを吸いに行く必要があって、頼むのが恥ずかしかっただけだった。私は何年もその小さな勝利の余韻を楽しんだが、それは私が何度も立ち返る興味深い生涯のテーマがはっきりしたからでもある。真実はどんな場合も、ただ人に話をさせることによって見つかると気づいたのだ。

しかし今回はちがうし、あれはエミリーではなかった。こっそり抜け出してタバコを吸いたくてたまらないだけなら、権力のある人物に付き添ってほしいとは言わない。ひとまずその考えは胸にしまった。「待って」と私はソニアに言った。「ふた手に分かれよう。きみは救急外来と駐車場をチェックして。私は一階の反対側に行くよ。走るなよ」。使命を受けて、ソニアは急いだ。高い位置のポニーテールが狂ったように横向きの数字の8を描いている。

彼女が角を曲がると、私はエスカレーターまで早歩きをした。プロとしての落ち着きを示そうとしながら一階に向かう。カフェテリアまで一〇秒、吹き抜けまで二〇秒。右に曲がって、もう一本行くべき廊下がある。歩数を数える。叫び声がしないか耳を澄ます。エミリーにとって音はチクタクだけ、一歩ずつが小さな勝利、一歩ずつがカロリーを燃やす。一歩ずつが成功だ。さらに歩を進めることは誰にも止められない――そして一歩行くごとに死が近づく。

もう少しのところだったのに。人は私に心を打ち明けるようだという、私には不相応な能力を発揮せず、人に話をさせて真実を見つけるという、避けて通れない生涯のテーマに、私は背を向けた。今回、助けを必要とする人が心を通わせ始めていたのに、私は立ち去った。なぜ？待つことができる患者の移動について、整形外科がしつこく私を呼び出したからにすぎない。

さあ着いた。この角を曲がったところ、太陽に照らされたカフェテリアには、刃物がある。私はあえて考えた。ここでは毎日そうだが、今日もいい天気だ。日の光が差し込んでいたが、私はあの暗闇、あのカラスの影に立ち向かう準備ができていた。

再び右を向いたとき、日の光がカフェテリアのテラスからあふれ出ていて、そこに彼女がいた。目の前の手が届く距離に、エミリーがいた。もう少しでぶつかるところだった。

彼女はカフェテリアの入り口から急いで出ようとしていた。私たちはそこに立ちつくし、顔を見合わせ、そして両方とも目を落とした。彼女は安堵で思わずクスクス笑った。手にある皿には、食べ物が建築学的に不可能なほど積み上げられている。フライドチキン、ケーキ、ピザ――純粋なカロリー報酬がそびえ立っている。

のちに彼女は、一〇分間で三回目の往復だったのだと話してくれた。カフェテリアに突進し、食べ物を山盛りにし、支払いをせずに入り口から出る。そしてテラスでむさぼり食い、排出し、そしてまたもどる。後先考えない報酬と放出のサイクルだが、それでもつかまることを望んでいた。必要としていた。抜け道を通ることは、体と物質の収支方程式に対する勝利だ。それがすべてであり、止めるすべはない。しかし彼女はそれが常軌を逸していると感じ、危険だとわかっていて、独りでいたくなかったのだ。

その夜、私は当直だった。久しぶりの静かな時間に、レジデントが入院承認と相談対応の合間にほんの数分の仮眠を取れる当直室に近いドアを抜け、独りで屋上に上がり、コンクリートと手すりと通気口に囲まれ、月に照らされた空間に出た。珍しく静かな夜には、私たちは一緒にそこに出たものだった。二、三人のレジデントやインターンや医学生が、星の下にすわって、薄い手術着のまま硬い金属の足場に寄りかかった。

屋上は居心地よくはなかったが、聖域という感じがあった。次の呼び出しが来る前の異空間だ。その夜、静かに独りでいること、そしてエミリーに何が起こったかをじっくり考えることが、私には大切に思えた。この摂食障害の生物学にまつわる何かが、過酷で許せないように感じられた。そしてそう感じるなら、その謎に少しでも向き合おうとするのが最善だ。そう私は思っている。

この障害は私にとって唯一無二で、重要で、科学的に深い何かへの手がかりに思えたが、まず自問しなくてはならなかった。私が感じているこの強い反応――神経科学がこの病気から多くを学ぶ必要があるという思い――のどれだけが、私自身の親としての共感によって、追放されたエミリーを介抱したいという衝動によって、引き起こされているのだろう? 私は別の光景を追体験した。小児摂食障害病棟で一四歳の娘のそばに寄り添う、オイル交換工場の——左の胸ポケットにニックと名前の入った——シャツを着た父親だ。彼女が心臓発作と気胸を起こしたあとのことだ。死の可能性の話も出て、彼に告げられていた。彼はもはや彼女を見ることができない。ただ彼女を抱き寄せている。彼の感覚は触覚だけで、何も見ず、彼女の肩甲骨のスズメのようなきゃしゃな形、自分の胸を通して二秒ごとにかすかに感じられる断続的な彼女の心臓の鼓動、そして自分の肩にかかる彼女の弱い息だけに集中している。いや、彼は彼女が誕生する前の音を思い出していた。陣太鼓のように超音波検査機から響いてくる彼女の心臓のビュンビュンと鳴る音が、激しく、強く、速く、部屋を満たしていた。彼女を押しとどめることはできない。彼女は彼のもので、生まれてこようとしていた。あのときもいまも、彼の目から涙があふれ出してきた。あのときからずっと、彼女を止めることはできないのだ。

私は手のひらの付け根で目をこすり、月を見て目をしばたたかせた。私は根本的な葛藤を悟った。自己はみずからの生理的要求と闘っているのだ。

摂食障害の生物学を理解するには、もっと根本的なもの、もっとわかりにくいものを理解する必要があるように思えた。それは自己の生物学的基礎である。もし自己をその生理的要求から引き離すことができるなら、自己とは何なのか? その境界の内と外には何があるのだろう? 昔からある未解決の疑問だ。私たちは境界の内側をよく知っている——土地の人間であり、自分は自己だと思っている。それでも正確に境界線を引くことはできないし、中心地もわからない。人間であっても、神経科学者であっても、現在でも、それができない。

推測できる境界もある。たとえば、自己は皮膚の外には広がらない。しかしその区別でさえ、見かけほど明白ではない。子育てはその境界線をあいまいにするように思えるかもしれない。しかも、自己は皮膚の内側の全容積、それどころか脳の全体さえも、満たしてはいない。自己は体の要求を感じるが、そうした要求は、自己とは別だがやはり体の内側にある、何らかの媒介によって伝えられる。そして、痛みや喜び、衝動が実現されないときの苦しみ、衝動が満たされるときの喜びは、抜け目なくて気難しい神経の銀行家によって与えられる、ただの通貨のように思える。自己を行動する気にはさせるが、通貨代替物──資産と負債、報奨金──と同じく、自己ではない。

哲学、精神医学、心理学、法律、宗教、すべてが独自の自己観をもっている。例外なくただの想像だが、それでも、どの想像もある種の真実を表現している。しかし神経科学は、新しい種類の真実を知り、その真実を知らしめる力をもっていながら、答えを提案してはいない。だからこそ注意が必要だ──正しい科学用語はまだ存在さえしていないかもしれない。結局、自己などというものはないのかもしれない。

私たちはたしかに、とくに強い自己意識を感じることがある──たとえば衝動と闘い、それに抵抗し、それを克服するとき。だがその自己意識は錯覚であり、勝利したのは競合する衝動の連合軍にすぎないかもしれない。それでも、生理的要求に抵抗するプロセス（極端な例として摂食障害）を研究することが、さして有益でないとは言いきれない。なぜなら末期の拒食症では、食べ物に抵抗しているのは競合する衝動ではないからだ。飢えと明らかに競合する自然作用はないように、私には思える。患者がわかっている、または理解している、または表現できる、抵抗の理由はない。それなのに、飢えをしのぎたい衝動に抵抗するのだ。たしかに食べ物への抵抗は、最初の衝動として何らかの理由――たとえば減量という目標につながる社会的プレッシャー――で始まったのだが、それはきっかけにすぎなかった。細胞と回路を例の大規模な新しい軍隊に徴兵することから始まり、ついには、それ自体が存在するという事実以外に理由もなく、決定的に体を破壊する。それでも、そのやみくもな破壊力の大きさに、深遠な生物学が示されているのかもしれない――地震が粉砕された地層を露出させ、地球自体を破壊する行為そのものによって、地球がどうやってできているかを示すように。

生物学者は「機能獲得」型または「機能喪失」型の遺伝子変異について語る。それは、遺伝子の機能を強める、または弱める変化が起きたということだ。こうした変異は、その遺伝子が何のためにあるかを明らかにするのに役立つ。何かが過剰または過少だと何が起こるかを知ることで、それの役割について多くのことが明らかになる。いろんなものを失ったにもかかわらず厳しい摂食制限をしているミカについて、私はこの行動を自己の――つまり何であれ、空腹のときに食べたい、または喉が渇いているときに飲みたいという、自然な衝動に抵抗できるものの――機能獲得だと考えるところから始めた（もちろん、遺伝子の機能獲得型変異が有害ではなく有益であるというわけではないのと同じで、機能獲得したこの自己のゆがんだ形が、人間にとって有益であるという意味合いはまったくない）。しかし、脳全体のニューロンの活動を盗聴できるなら、少なくとも条件によっては、衝動の強制に抵抗するという点で突出している回路を聞きつけ、その場所を突き止められるだろう。そしてその回路が、衝動を満足させる行動を抑えるために、味方になるほかの回路を徴募するのかもしれない。

これは出発点としてとても興味深い、と私は考えた。しかも研究に十分役立つ扱いやすさもある。しかしこの出発点はそもそも、単純化にすぎないと理解されるだろう。なぜなら、自己には飲食よりもっと抽象的で複雑な動因制御の表象も含まれるからだ。それはあらゆる信条や優先事項、役割や価値にまでおよぶ。そして私は、別の次元もあることに気づいた——やはり自己のなかにあり、自己の定義を助けるが、優先事項や生理的要求とは完全に別だ。この自己の独立した次元とは、記憶である。

夜の冷気を感じ始めたが、月に照らされた屋上をまだ離れたくなかった。消えそうにない記憶のなかで、その夜には独自の完璧さがあった。自分が感じたこと、やったことの記憶は、優先事項と同じくらい重要で基本的な自己の要素であるように、私には思えた。もし外部の力に記憶を変えられてしまったら、優先事項が変えられた場合よりも強く自己の喪失を感じるだろう。

どちらが重要な自己の要素かを答える場合、誰が尋ねているかが問題である。

その屋上で、金属の足場やうなる通気口に囲まれて、世界中のほぼあらゆる他人——同僚、社会の指導者、通りの見知らぬ人——について考えたとき、優先事項のほうが記憶よりも重要な自己の要素に思えた。それどころか、彼らの信条の変化が私にとって問題であるという意味で、より重要だ。他人の自己はカテゴリーが異なる。私自身の自己にとっては逆が真だからである。記憶のほうが優先事項より大切だ。愛する人たちはその中間にあるかもしれない。息子の記憶は彼の優先事項より重要に思われる。たぶん自己の境界が少しあいまいなのだろう。人間関係は愛情によって自己を世界へと広げる。

個人的な過去の経験の記憶は、なぜ、私たちの自己意識にとってそれほど重要なのか？　少なくとも自分の信条に匹敵する重要性がある。私たちは記憶を──突然のキスや危険な波のような、明らかに外から降りかかった経験でさえ──制御してはいないので、自己にとってきわめて重要と考えるのは妙である。

かろうじて目に見える星の下で、独りこの謎を考えるうちに、ひとつの答えが現われ始めた。自己意識は優先事項だけから生まれるわけでも、記憶だけから生まれるわけでもなく、両者が相まって、私たちがこの世を生きていく行路を決めているのだ。自己はこの行路そのものだとさえ考えられるかもしれない。ただ空間を通り抜けるのでなく、もっと高次元の領域、つまり空間の三次元、時間の次元、そして最後に価値という次元──報酬の谷と痛みの尾根がある世界の価値や代償の次元──を通る道すじである。

私たちを定義するのは、他人や自然や体内の衝動が設定した障害物や経路ではない。そうした細部は私たちではない。他人や嵐や欲求は、来ては去り、そのときに風景の丘や谷を変えるが、自己は通るルートを選ぶ。優先事項で行路が決まる。そして自己はその風景の等高線ではない。私たちが旅するこの複雑な地形において、むしろそれは選ばれた行路である。そして記憶は、道中、私たちが自分を見つけられるように、具体的に自分が通った場所として、行路に印をつけるのに役立つ。

こうして私は、自己は記憶と信条の融合であり、行路という単一の要素になるのだと考えることができた。

このことについて、この先どうやって進められるかすぐにはわからなかったし、その夜、それ以上進む前に、再び下の病院からポケベルで呼び出された。研修期間中ずっと、私はこの疑問を自分に問いかけていたが、神経科学が答えてくれるのに、というかそもそも何らかの反応をするのに、エミリーと出会った日から一五年を要した。そしてついにこのことに関して科学の言葉が語られたとき、それは摂食の話、食べ物と水、飢えと渇きの話として語られた、自己充足だった。

ミルトンの『失楽園』に登場する堕天使は――地獄に落ちたばかりのときでさえ――世俗的な喪失を、自己の、「場所と時間の如何《いかん》によって変わらない心」の、安定と確実さにくらべればささいなことと考えた。摂食障害の患者とその家族ならわかる設定だ。ほとんどの人は、この心理的防衛を知っており、ときに使ったことがある。「少なくともここでは、私たちは自由になれる」。自由の代償であるなら、苦難も耐えることができる。

この考え方は、自己を、生理的要求と安楽の絶対的支配に仕えるより苦難を受け入れるものとして、実質的に定義するのに役立つ。自己は空間と時間にみずからの場所をつくり、その場所となる。要求や状況によってではなく、要求に抵抗する道を選ぶことによって定義されるのだ。それなら、どんな脳の細胞と部位が、そのような道を選ぶ能力と主体性をもつのか？（別の衝動を満たすことなしに）強い生理的要求に抵抗する生き方を決めるのは、脳のどの回路なのか？　そのような回路は独特の自由をもたらすが、患者によっては独特の地獄が生まれるだろう。最近の神経科学はこの問題に一筋の光を当て、生理的要求と自己を結ぶ線を照らしながら、謎に通じる扉をじりじりと開きつつある。

飢えと渇きは動物の活動の最も強い原動力であり、脳深部の小さいが有能なニューロン集団からの神経信号として始まる。その集団は視床下部と呼ばれる構造の内部および周囲の細胞であり、互いに無関係に見える多様な役割をもちながら、密集してごちゃ混ぜになっている。視床下部は深いところにあって、その名のとおり大きな視床の下方にあるが、その視床そのものはさらに大きな線条体の下にあり、線条体は一番新しくできた皮質の下にある。皮質は密に織られた神経の織物で、私たちの脳の表面を覆っている。

初期の光遺伝学実験は、脳の深部で行なわれた。実際、光遺伝学で初めて哺乳類の自由な行動を制御した場所は、視床下部だった。[6]二〇〇七年の実験では、ここの——ヒポクレチン細胞集団の——一種類のニューロンのみ、光ファイバーによって届けられた光に反応させた。その結果、目覚めと睡眠を制御し、夢を見ているときのレム（急速眼球運動）を起こすことができた。ミリ秒単位の青い光のパルスを一秒間に二〇回、この視床下部にあるこの特定の細胞に与えることによって、レム睡眠中のものも含めて眠っているマウスを、パルスを与えないときよりも早く目覚めさせることができたのである。

　この光遺伝学による新たな精度は、脳内のどこよりもこの場所で必要とされていた。なぜなら視床下部は、一見混沌とした集合体内に、睡眠に関与するニューロンだけでなく、セックス、攻撃、体温、さらには飢えと渇き、事実上あらゆる生理的な生存動因にかかわる細胞も抱えているからだ。こうした細胞すべてが、個々の要求を伝える装置として働き、その要求に取り組む行動を推進するために、自分たちのメッセージをより広い脳に――というか、どこにあるにせよ自己に――押しつけながら（または押しつけようとしながら）、その行動を強化するのに必要とされるとおりに、苦しみと喜びのレバーを動かしている。しかしこうした細胞はすべて、視床下部内で互いにからみ合っており、行動における役割を検証しようとする科学者は、リアルタイムに別々にはアクセスできない。

　それでも光遺伝学によって機能獲得や機能喪失の実験が可能になり、基本的な生存動因がどうして一定種類の細胞群――または単一細胞群――における特定の活動パターンから生まれるのかが明らかになった。神経科学者は、不安、動機づけ、社会行動、そして睡眠を明らかにしたのと同じ光遺伝学の原理を使って、さまざまなタイプが混ざり合った細胞のうちのいずれかの電気活動を、選択的に制御する――与えるまたは取り去る――ことができる。微生物からの遺伝子が、興味ある細胞内にのみ、光活性化電流の生成を引き起こすのだ。

　こうした深く埋め込まれた視床下部細胞は、欠乏状態のときに自然に活発になることが知られているが、そのどれが、実際に飢えや渇きのときの行動を引き起こし、現に食物や水の摂取に走らせるのかを、光遺伝学によって検証することができた。[7] 検証する動物の行動を決めたら、標的とするタイプの視床下部内の細胞のスイッチをオンオフするために、レーザー光を光ファイバーで脳内に届ける。光遺伝学によって興奮を促すスイッチを入れると、満腹のマウスがいきなりガツガツと食べ始め、光遺伝学によって抑制介入する逆の実験では、空腹のマウスでさえも食物摂取を抑えて、こうした細胞の自然な重要性が明確に示された。

同様の実験は別の視床下部細胞でも行なわれた。喉の渇きに対処する細胞だ。こうした実験は、動物による行動の選択が、脳の深部にあるきわめて特異的かつ数少ないニューロンにおける電気活動で決まる様子を、明々白々に示している。行為主体性の難しい問題（自由意志は意味をもって存在するのかどうか？）の答えは出ていないが、ここにとくにうまく体系化されている。数個の細胞における電気活動の数個のスパイクが、個人の選択と行動を制御している。このことはいまや否定できない。

こうした効果をマウスでリアルタイムに観察すると、精神科医は個人的な記憶がどっとよみがえるかもしれない。それは過食症と拒食症のやるせない病床のイメージで、人が必要のない食べ物をガツガツ食べたり、どうしても必要な食物摂取を抑えたりしている光景である。飢えと渇きの光遺伝学実験は、脳の深部の局所的な細胞集団が、そのような症状を引き起こしたり抑制したりする可能性があるという原理を――ひいてはこうした細胞を標的にする薬などの治療法を考案できるかもしれないことを――証明したのである。

しかし光遺伝学による実験と病気の現実には重要な相違点があった。治療にとっても、自己の基礎科学を理解するためにも、重要な差異である。光遺伝学実験では、渇きや飢えの衝動を伝える要求細胞に直接アクセスした、つまりそのスイッチを入れたり切ったりした。しかし過食症と拒食症の患者は、思考や行動は極端だが、それでも自分は飢えている、または少なくとも空腹感があるとわかっている。患者がするのは、その感覚の効力を消すこと、つまり空腹を肯定的なものととらえることだ。自己の意識による制御がおよばない視床下部内の要求細胞に直接触れられないなら、患者がやらなくてはならないのは、耐えるための対抗手段を講じて、こうした要求細胞の効力と闘い、飢えに勝てる、飢えを論破できるくらい大勢の強い群衆を集会に集めることだ。

このようにして拒食症と過食症は人間性をもつようになるのか？　これらの病は自己の回路に依存していながら、明らかに別物である。寄生生物であり、宿主細胞の機構を徴用するウイルスであり、オペレーティングシステムに支えられて走るプログラムであり、自己の模倣である。そうでなければ、病気は人間の心がもつ問題解決能力にアクセスできない。病気は飢えを解決すべき問題に変えることによって、自己がふだんアクセスできて、アクセスしなくてはならない脳全体を徴用する。

初めに患者によって支持された、飢えを解決すべき課題に変えるというこの単純な転覆工作で、病気は私たちの脳が進化でうまくなったと思えるものを徴用できるようになる。すなわち、進化では予想できなかった要求に取り組むために、一般的かつ抽象的な方法で課題を解決する能力である。そしてたぶん、私たちがそのような多才な問題解決者でなかったら、この種の病気にかかる能力を身につけることはなかっただろう。エミリーを見失った――そして見つけた――日に熟考したように、課題を解決する秘訣は患者によって異なる。線条体のように、個別の反復行動に熟練している（数を数えたり、何かをたたいたり、掘ったり、引っ掻いたり、織ったりするリズムに強迫神経症様の喜びを生じさせる）回路を使う患者もいれば、（社会的手がかりに照らして食物摂取を抑制する、強力な実行機能回路を取り込む）前頭皮質による衝動抑制を使う患者もいる。

　興味をそそられる可能性の話だが、けっしてとっぴなことではない。二〇一九年に光遺伝学実験が直接明らかにしたのは、社会的交流をしているが食物摂取をしていないとき、自然に活発になる前頭皮質内の細胞集団の存在だ。そして光遺伝学によって直接活性化されたとき、これらの特異な社会性細胞は、自然な状態で腹を空かせているマウスでも生理的要求への抵抗を促し、食物摂取を抑制することができた。[8] しかし、患者によって場所はちがっても、動員される民兵は強い回路であり、ありえる範囲は広い。進化の時期として最近出現したばかりのものもあって、たとえば新皮質の回路がそうだ。新皮質は前頭皮質を含めた薄く広がる細胞層であり、もっと深いところにもっと前からある、監視役で行動につながる線条体とタッグを組んで、問題を解決する。

　齧歯類の脳は私たちのものよりはるかに小さく、相対的に新皮質が少ないので、マウスは衝動への抵抗にあまり適していないかもしれない。しかし新皮質はたしかにあり、二〇一九年から行なわれた別の流れの光遺伝学実験では、新皮質の一部が、強い生理的要求に無関心でいられることがわかった。十分に水を飲んでいるマウスが、深いところにある渇きのニューロンを光遺伝学によって刺激されると、水を求める強い行動を起こす。[9] ところがそれでも脳のごく一部はだまされず、動物がほんとうは喉が渇いていないことをわかっているようだ。こうした回路は、うのみにすることなく衝動に耳を傾け、その局所的な神経活動パターンは少ししか影響されない。この結果は、私が長年望んできた、その種の脳全体の聞き取り実験から生まれた発見のひとつだった。深部の渇きのニューロンを光遺伝学によって刺激しながら、脳全体の何千という個別ニューロンのうちの数十個に、長い電極を使って聞き耳を立てる。

この脳全体の聞き取りから得られた最初の重要な発見は、おもに感覚にかかわるか、ただ運動に関係するか、あるいはどちらでもないと考えられていた部位を含めて、脳の大部分が意外にも、喉が渇いているときに水を探すという単純な状態に能動的にたずさわっていることだった。この発見は重要な自然の作用を明らかにしたのかもしれない。どういうことかというと、単純な行動でも、自分が起こしたものとして脳のあらゆる部位が経験し、行動への欲求の出どころについて混乱が起きないように、脳は計画された動きと目的について、たえず自身のあらゆる部位に情報を送っているのだ。この脳の一体性が、単純な行動がまるで自己の外側で起こされたかのような異質なものに感じられる統合失調症のような障害では、損なわれているのかもしれない。

記録された脳全体のニューロンの半分以上が、生体がほんとうに水を必要としているときにも、光遺伝学によって渇いているような状態を私たちがつくり出したときにも、水を獲得するという課題への関与を示した。したがって、あれやこれやのために使われるのは脳の半分どころか一〇パーセントにすぎないという（たいていうそだと考えられていた）昔話は、明らかにまちがっているだけではない。あらゆる具体的な経験や行動をするあいだ、脳のほぼ全体が、特定のパターンで活性化されているようにも思われる（なぜなら、喉が渇いているときに水を飲むという単純な課題が、脳の大部分でほとんどのニューロンを巻き込むことがわかったからだ）。

　第二の重要な発見は、抵抗する部位の場所だった。つまり、光遺伝学で強いられた衝動の言いなりになることを、拒否する脳領域の特定である。最近進化して脳の表面にある皮質構造のごく一部は、下から送られる渇きの信号に明らかに影響され、確実にそれが聞こえているにもかかわらず、あくまで抵抗した。その部位は十分に反応せず、自然に喉が渇いて水を探している動物では考えられない状態だったのだ。その抵抗は、「前頭前皮質」（この世界を生きていく計画を策定して行路を決め、その行路における自分の位置を確認する責任を負っていることがすでに知られている領域）と「脳梁膨大後部皮質」（時空内の進路のナビゲーションと記憶にかかわる嗅内皮質と海馬というふたつの構造[10]に、密接に関連していることがすでに知られている領域）の両方に、落ちた影のようだということが明らかになった。前頭前皮質と脳梁膨大後部皮質は、行路としての自己という考えにぴったりはまっていたうえに、刺激と無関係の思考中――被験者が静かにすわり、とくに何も考えず、ただ自己に寄り添うように言われたとき[11]――に活性化することが、すでによく知られていた。このパターンは、近隣の皮質領域（島皮質、前帯状皮質など）とは対照的だ。近隣の領域はマウスがほんとうに水を必要としているとき、つまり渇きが現実のときと、ほとんど区別のつかない神経活動パターンを示したのである。

そういうわけで、自然な渇きを感じて、それをコード化することができる脳領域はたくさんあるようだ。動物が生き残れるよう適切な行動を導くためには、そうすべきである。しかし少なくともふたつの領域――おそらく自己（または行路）の創出とナビゲーションの役割をもつ前頭前皮質と脳梁膨大後部皮質――は、ある意味で、深い渇きの衝動は別にして、自分がどこにいて、どこに行こうとしているかという観点で、動物の優先事項がどうあるべきかについてわかっている。このふたつの領域は、最近進化した脳領域にあって、哺乳類に典型的であり、私たちの系統で飛躍的に拡張した。

そのような脳領域の抵抗にこそ、摂食障害はみずからの強みを見つけるのかもしれない。常備軍は神経の兵舎に宿泊しているが、けっして休まず、病気によって動員される態勢が整っている。何年も前に、月明かりの屋上の冷たい金属の足場に寄りかかって私が想像した自己回路のように、こうした部位は一丸となって戦いを始め、そして勝つ可能性がある。

私はエミリーと一緒にカフェテリアから病室まで歩いた。彼女はもどって安堵していた。私たちは彼女に付き添うスタッフを手配したが、それには多少話し合いが必要だった。彼女は食べ物を盗んだわけなので、病院は彼女に対してある程度強く出ることはできたが、どか食いして排出行動をすることを強制的に禁じる法的権限はない。まずソニアが彼女に付き添った。以前の強い自分にもどり、平静さも回復したソニアだ。そしてついにエミリーは、とりあえず過食症の行動に走る手段から切り離され、休むことができた。彼女は自分を取りもどし、完治に向けた長期計画の策定に参加することもできた。エミリーが独りにならないように私たちが努力しているときから、ソーシャルワーカーは通院プログラムへの道を計画し始めた。エミリーはずっと前から過食症をわずらっていたわけではなく、彼女が二日後に退院したとき、私たちは希望をもっていた。

行動が凝り固まってしまったように思われる四〇代のミカについては、私はそれほど楽観視できなかった。私たちはすでにできることはすべて試していた。彼の血圧と心拍が危険なほど急降下すると、栄養補給のために経鼻胃管を装着する処置を続けることはできたが、そうするための法的根拠はつねにあやふやで、彼の一貫性のない同意しだいだった。法律が精神科での治療の強制を認めるのは、自殺願望または殺人願望がある場合だが、彼にはどちらもない。あるいは深刻な身体障害、自分が基本的に必要とするものを手配できない場合もそうだが、ミカは自分の必要なものを完璧に手配できる。そうしないことを選んでいるだけである。患者が治療の性質と結果を理解することができず、情報にもとづく判断が下せない場合も、医師は緊急治療を強制することができるが、これもまた、ミカは選択肢と結果をすべて完璧に理解している。彼は譫妄《せんもう》状態でも精神病でもない。自分の体が特定の異常な形になることを、どんなリスクがあろうと、とにかく望んでいるだけである。少なくともここでは、彼は自由になれる。

ミカは引き続き、たまに経鼻胃管を受け入れたが、どうやらただ私をもてあそぶためだけのようで、あとで夜になると自分で取りはずしていた。そんなことをしているとき、彼には私がどう見えているのだろう、と考えた。不幸で純真なのか、横柄で脅迫的なのか――あるいはもっとありうるのは、それほど考える価値さえないのかもしれない。ミカの二重疾患は、彼のために過剰なほどきっちり決まったコースを設定しているので、彼はその空間と時間と価値の領域において、最高にきつい痛みの山を登る道を自分で計画でき、私が言ったりやったりすることは、どれも注目に値せず、足の下の砂利が少し動いただけのようなものだった。彼が考えを整理する助けになりうると私たちが考えた、最後の賭けとしての薬、低用量のオランザピンも、彼は拒否した――副次効果として、彼の体重をある程度増やすだろうとも考えられたのに。私は一週間後、その病棟でのローテーションを終え、ミカへの対応をソニアにまかせて去った。私たちの尽力にもかかわらず、彼はまったく良くならず、数日後、退院して外来患者用施設に移った。

ソニアはその月、別のレジデントのアパートで行なわれた精神科チームの夕食中に倒れた。彼女に会うのは三週間ぶりだった。脳神経外科のレジデントで、そこにいた別の精神科医と組んでいたデイヴィッドが、彼女の隣に居合わせ、あわてて行動した。ソニアは完全に意識を失ってはいなかったが、デイヴィッドはカーペットの上ですばやくチェックし、そのあと私たちが彼女をソファーに運び、オレンジジュースを飲ませてから、もっと詳しく調べた。私たちは後ろに下がり、彼が彼女を詳しく診察するのを待っていたが、彼女はただ気が遠くなっただけで安定していると確信して、ようやく彼は一歩離れた。そして現実とは思えない気がしていた私のところに、容態を説明しに来た。私がいちばんよくソニアを知っているからのようだが、まるで私が彼と同じただのレジデントではなく、指導医であるかのようだ。

私は心配だったし、自分で彼女と静かに話したかったが、そのほの暗い部屋で、彼の説明はなんてエレガントなのだろうと考えたことを覚えている。デイヴィッドは、機器なしでも医師が経験で身につける人間音波探知機を使って、ピアニストのようなリズミカルな指先で、体内の空気と水分と器官、反射、心拍と血圧を打診していた。その内科的・神経学的検査と、手に入る病歴をすべてチェックし、ソニアはひどい脱水状態だと結論を下した。彼女は熱心にトレーニングをしていて、毎朝一三キロから一四キロも走り、ほとんど食べていなかった。時間がないだけ、と彼女は言っていた。その日はニンジンとコーヒーだけだった。

デイヴィッドの肩越しに目をこらし、私は薄暗い部屋の向こうのソファーに寝ているソニアを見ようとした。彼女は一緒に組んでいたときと同じようで、細くも弱くも見えない。それなら、私は強いソニアの何を見落としていたのだろう？　あるいは、彼女はこの二、三週間で別の人と出会って一緒に歩むことになり、つい最近、このような生き方をするようになったのかもしれない。

物質収支の方程式を解き、行路を切り開き、生理的要求を無視する状態をつくることができる人がいたとしたら、それはソニア自身だった。彼女は彼女の動きであり、彼女の行路であり、その行路に沿った動きなしに、自己は存在できない。抵抗？　そうするほうがましだ。彼女には動き、反撃し、そして自由になれる地獄に落ちる部分があったのだ。

第7章　モロー
――認知症

堤防は決壊し、土手は押し流され、
豊かな畑は浸水し、家畜は溺れ、
頼れる土地のすべてが遠ざかり裏切り、
根こそぎになった木と家が浮遊し
散乱しているほかは、何も残っていない
今日は、人間が汗水流して働いたのに、
背負う荷物が粘土のキルトより重いと気づき、
音もなく自分の影の上に落ちて死ぬ日なのか？
いや、いや。私は太陽が沈んだときに彼を見た
水のなかで、一本のオールにもたれ
下には彼の菜園がまだかすかに光っていて……
あそこには大きな鋤、こちらには流れ着いた雑草……

家の屋根の上を漕ぎ、岸に向かって突進する、
顔をゆがめ、ポケットに種を詰めて。
――エドナ・セント・ヴィンセント・ミレイ「人類への追悼」

「ノーマン氏、4Aにいる。八〇歳の退役軍人で、多発脳梗塞性認知症。昨日、家族が救急外来に連れてきた」。電話の向こうから聞こえる内科レジデントの声は緊張していた。自分の仕事をこなして、この相談をできるだけ早く終わらせようとしている。「報告によると、彼はだんだんに話さなくなって、この二カ月のあいだに完全に無言になっている。それだけが新たな症状だ」

私の頭のなかでは、その病歴はすでに神経疾患に関係していて、新たな脳卒中のおそれがあった。過去に明らかな脳梗塞の病歴があるのでなおさらだ。しかし、脳卒中に関連する経過が、このように何カ月もかけて徐々に現われるのは妙だ。私は自分のなかに、好奇心をそそられ、やりがいがあるという気持ちが少しあることに気づいた――チェスで型破りな初手に遭遇したときのあの感覚だ。そのような心地よい感覚なので、それを感じることにやや後ろめたさもある。私はイスの背にもたれかかり、病院のカフェテリアのすすけて塗料が剝がれた天井を見上げた。「おもしろい」と答え始めたが、無愛想に言葉を続けるレジデントにさえぎられた。

「患者は妻が亡くなったあとにシアトルからここに引っ越してきたばかりだ」と彼は言った。

「息子の家族とモデストに二、三カ月前から住んでいる。家族はまた脳卒中が起きたのではと

心配していたが、昨夜のスキャン画像では新しいものは見つかっていない――古い白質の病変だけだ。尿路感染症にかかっているのはたしかなので、こちらでそれを治療していて、昨夜はそのために入院してもらい、彼の発話に何が起きたのかを調べようとしている。それで、どう思う？」

効果をねらった間《ま》だ。切迫しているような話のテンポだったが、彼もこの患者を興味深いと思っていることを隠せていない。知的にやりがいを感じる時間は、入院病棟の当直ではいら立たしいほど短く、人間の好奇心を満足させる時間などほとんどない。あくまで私の意見だが、いまがそういう瞬間のようだ。

「私は彼に話をさせた」とレジデントは続けた。「話したいときには話せるということなんだ。ただ現実に不愉快な性格だ――誰のことも気にかけず、家族が心配していることを気にもしていない。実際、極端に冷淡だ。反社会的人格だと思う。あなたがたにもどうしようもないのではないかな」。パラパラめくる音がする。「まだシアトルから記録を取り寄せている途中だが、向こうの小さな診療所は月曜まで休診なんだ。息子がここにいるけど、病歴についてはあまり知らない。親しい家族ではなかったようだ。それほど意外ではないね。私の指導医からあなたに電話しろと言われてね。こちらではほかに何も見つけられないので、精神科として説明できるか評価してもらいたくて。私は譫妄《せんもう》ではないと思う。患者には見当識があるので。ただしそれでも、ハロペリドールを試してはという話になるかもしれない。彼のＱＴは五二〇だから注意しよう。とにかく、彼はただ人が好きではないのだと思う。この件はすぐに終わるはずだね」

内科レジデントは心拍リズムへの副作用について考えていて、それは正しかった。心電図のQ波の始まりからT波の終わりまでの間隔がすでに五二〇ミリ秒もの長さなので、治療チームはハロペリドールのような投薬で深刻な不整脈が起こるリスクを覚悟していた。だが、反社会的人格障害という考えは、私には正しいと思えず、自分の支持する診断が自然にどんどん出てきて、頭の作業場を占拠していった。私が思うに、レジデントの予想には当てはまらない形の譫妄である可能性のほうが高い。高齢者によく見られる静かなタイプの一進一退する失見当識で、薬の副作用として生じることもあれば、彼の尿路感染症のようなふつうの病気で起こることもある。内科チームはたまたま譫妄周期の意識清明期に彼を評価し、見当識があると考えたのかもしれない。

静かなタイプはよく見逃される。非常に活発で、声を上げ、感情をむき出しにする状態の譫妄を予想する医師が多いが、機能減退性譫妄と呼ばれる状態は、外面的には引きこもりで、無言で、静かである。しかし内面深くでは、混乱の嵐が激しく吹き荒れている。

一方、レジデントの意見が部分的に正しいなら、つまり譫妄ではなくてむしろ人格の問題だという意味で正しいなら、その場合は反社会的人格障害より、認知症にともなう人格変化のほうが、関係している可能性が高い。反社会的人格の共感欠如は、生まれたときからパターンの一部だったはずで、不愉快ではあっても、いまになって家族にふつうでないという印象は与えないだろう。脳画像も認知症の説明を支持していて、どうやら根底にある経過を裏づけたようだ。脳の奥深くに、糖と酸素を供給する血管内の血流閉塞がある（細胞を殺すくらい長く続いている）。

こうした梗塞部、つまり脳卒中のせいで組織が死んでいる場所は、閉塞から何年もたったあとでも、コンピューター断層撮影法（CT）で、遠く離れた脳細胞どうしをつなげる線維がつくる、目の詰まった織物に散らばる穴として検出できる。[1] CT画像に、ラクナと呼ばれる黒い隙間として現われるのだ。脳卒中の病歴がわかっていない患者でも、磁気共鳴映像法（MRI）のようなもっと繊細な技術なら、血管性認知症の小さな血管の詰まりを、大量の強い白い点として示すことができる。[2] 脳全体に散らばり、夕方の星のように日の終わりを光で示している。

認知症の人格変化——そう、いちばん多いのはありふれた病気だ。人格変化はあらゆる認知症症候群の進行中に見られ、とくに末期に近づき、好みや価値観を管理する脳の個別部位が崩壊し始めると現われる。私はアルツハイマー病の患者が新たに攻撃的な——爆発的とさえいえる——怒りの症候群を示すのを診たことがあった。パーキンソン病の患者が突然危険を好む傾向を示したり、前頭側頭型認知症の患者が、反社会的行動に近い子どものような自己中心性を見せたりする。内科レジデントはそれを感じたのかもしれない。

認知症で最も広く認められる症状は記憶喪失だが、認知症は単なる健忘のことではない。もっと根本的に、この言葉は心そのものの喪失を意味する。記憶——人生という旅で蓄積され、その行路に彩りと意味を染み込ませる感覚と感情と知識——が、行路の境界と方向を決める価値観とともにぬぐい去られる。そして人格の変化と価値体系の逆転は、記憶の喪失と同じくらい衝撃的かもしれない。アイデンティティが、自己の本質が、長年知っていて頼りにしてきた人間の本質が、根本的に変わってしまう。

このほうが妥当と思われる症候群だ、と私は考えた。しかし患者を診なければ確信できない。内科レジデントが実際に完全な診断を割り出した可能性もある。うまく正体を隠していた反社会的人格障害が、尿路感染症のような別の作用でその正体を暴かれたのかもしれない。私は反社会的な人に特有の冷たさを想像し始め、反射的に、その物柔らかな無関心、その礼儀正しいふり、その意地悪な視線に備えようと覚悟を決めた。その視線は無意識に、自分がいかに取るに足らないかを私に思い知らせ、人は理解していないものを隠すことはできないとわからせる。

静かな晩春の土曜の午後で、通常の平日の精神科チームは休んでおり、私は精神科にかかわるすべてに対処する当直レジデントだった。私の担当なので、病院の狭苦しいカフェテリアの小さなテーブルから立ち上がり、自分のよろい——のりのきいた白衣、聴診器、打診器、ペン——を身につけ、コーヒーカップを片づけ、四階の内科入院病棟に向かった。

病院内の主要な専門分野はそれぞれ、複雑な症例について仲間の医師に協力するため、コンサルサービスをする（相談を受けて助言をする）医師がいつでも待機している。精神科ではこのサービスをコンサルテーションリエゾン（ＣＬ）チームと呼び、精神科の訓練には大量のＣＬが組み込まれていて、病院全体からの呼び出しをうまくさばかなくてはならない。集中治療室や内科病棟からは譫妄を何とかしてほしいと言われ、産科フロアからは産後精神病を評価してほしいと言われ、外科からは法的行為能力と同意の問題を整理してくれと言われる。確実に閉鎖され施錠できるドアのある病棟が必要で、ただ患者を移動させるだけのこともある。

　複数の専門にまたがる症例や非常に不可解な症例は、すべての科にコンサルが求められ、病院が一丸になることもある。臨床診療全体のパーティーのようで、たくさんの診療科が飛び回る。これはどう考えてもそういう症例ではなく、一見単純そうだったが、ナースステーションでカルテをラックから引き出すと、私の前にすでにいくつかのコンサルチームが呼ばれていたことがわかった――直近では神経科だ。私はＮ氏（匿名を尊重する退役軍人病院の文化で、ノーマン氏のことがそうメモされていた）にとって最後の頼みの綱だったのだ。

　内科レジデントは言及しなかったが、さまざまなチームが残したカルテのメモで議論されている可能性のなかには、さまざまな形のパーキンソン症候群があった。言語療法チームは、パーキンソン病は動作緩慢と発声減少をともなうことがあると、正しく注釈している。パーキンソン病の究極の権威である神経科コンサルチームはそのあと来て、短期記憶力の欠乏と多発脳梗塞性認知症を確認しているが、パーキンソン病の徴候は見つからず、締めくくりに、Ｎ氏は自発的には笑顔を見せないが、求められれば顔の筋肉を動かせるとメモしている。これはパーキンソン症候群の凍りついた仮面のような状態ではない。

　神経科は彼の多発脳梗塞性認知症を脳画像で確認したことにも触れていた。最近の発作と以前の発作は、こうしたスキャン画像ではまったくちがって見えるものであり、ＣＴに新しい発作は見えていない。N氏が最近になって話そうとしなくなったことには、何かほかの説明が必要だ。そこで最後に精神科が呼ばれた。通常の医療専門分野をひと渡りして、最後に未知の分野で締めくくる。

私はN氏がベッドに寝ているのを見つけた。まっすぐ上を見て、妙にじっとしている。彼のはげた頭が三つの枕に支えられ、しわの寄った頬は蛍光灯の下で少しつやつやしているように見える。私自身が身体検査をしたあと、私もこれはパーキンソン病ではないと考えた——パーキンソン病様の手足の硬直も震えもない。除外する必要のある緊張病の徴候も見られない。これはまれな不動性の症候群で、精神病や鬱病から起こることもある。しかし彼は、言われればすぐにあらゆる筋肉を動かすことができる。

譫妄もほぼ除外できた——今回もたまたま清明期かもしれないという、考えにくい補足つきだが。内科レジデントが言ったように、N氏は話すことができたし、何度も質問され、その質問が単純な事実についての場合だけは、答えることを選んで、私に二言三言話した。彼に時間と場所の見当識があることを確認するには、これで十分だ。N氏は自分が病院にいることをわかっていて、誰が大統領かをわかっていて、私たちがどういう状況なのかもわかっている。今回彼を病院に連れてきた息子の名前は、モデストに住むアダムだとわかっている。N氏の人生に二人の孫を加えた息子だ。

精神状態に関する質問には、無表情のままでいたり、短く頭を振ったりすることで答えを拒んだが、その拒否には、もし私が注意深く見守っていなかったらたやすく見逃していたかもしれない、微妙な特徴をともなうものがあった。精神科の詳しい心理状態検査の一部として、私たちは日常的な関心事や趣味について調べる。そういうものを追求し、楽しんでいるかと尋ねるのだ。その質問は雑談に聞こえるが、意欲や喜びを感じる能力について、多くのことを明らかにする。人生のふつうの関心事や活動を楽しんでいるかという私の質問に、彼は言葉では反応せず、顔をしかめるように、片方の口角をぐいと下げた。ほんの一瞬の自己嫌悪であり、私には譫妄や反社会的人格と矛盾するように思われた。

それなら、私には急いでやるべきことがある。内科レジデントも私も予測しなかったことだ。彼の内面状態をちらりととらえたからには、私は妄想症《パラノイア》をともなう鬱病を除外しなくてはならない（パラノイアは重度の鬱病によって生じる場合もあり、彼の寡黙を説明できる）。そして精神科の診断基準はすべて、最終的にはほぼ言葉に頼るにもかかわらず、私はどうにかして、ほとんど言葉を発しない患者の命にかかわる病名候補に取り組まなくてはならない。

N氏がもっと深く心因性鬱病の嵐へと突っ込んでいて、幻覚とパラノイアによって内面がどんどん麻痺するにつれ、外面がいっそう冷静になっているのであれば、この症候群を見逃すと大惨事になる。直接的な投薬療法で病気自体はみごとに治療できるだけに、なおさらだ。あるいは精神病はなくて、努力配分を抑制する重度の鬱状態のせいで、言葉をはっきり発音して簡単な会話を続けられるくらいに、唇と舌と横隔膜を動かすことさえ、やる気になるにはハードルが高すぎるだけだとしても、その状態も除外されなくてはならない。そのような重度の心因性でない鬱病は致命的になるおそれがあるが、やはり確実に治療できるのだ。

私には患者が言葉を組み立てる必要のないアプローチが必要だった。息子が置いていったと思われるベッド脇の写真立てが目にとまった。一五歳くらいに見えるモデスト高校のバスケットボール選手の写真だ。私はN氏に孫娘の写真を見せてくれと頼んだ。祖父らしい興奮や自慢そうな様子を見せることなく、ただ私に要求されたからというだけで彼は応じたが、彼自身はその写真を見ることに関心がなかった。彼はただ目でその方向を私に示し、それで終わりだ。精神病の思考解体の徴候はない。

私は写真を手に取り、それを彼に見せながら彼女を指さして、彼女の名前を尋ね、注意深く見守った。笑みが浮かぶことも、目が優しくなることもない。しかし彼の視線は思ったほど冷淡ではない。間近にいて、私はほとんど見わけられないくらいの彼の頬のつやをたどることができた。それはかすかな汗の光沢だと思っていたが、病室は涼しくて、いま私にはその源が直感でわかった。点在する途切れ途切れの道筋を追うと、深いしわや分岐を通って、目頭の源流までたどることができる。彼は黙ったままで、彼女の名前を言うことができなかった。静寂が周囲でくだけた——耳をつんざくような、敵対的な音だ。

大鬱病性障害では快楽の喪失が典型的な症状であり、無快感症と呼ばれる。人生から美しさと喜びが消える。どういうわけか、ふつうの風邪で味覚と嗅覚がなくなるのと同じくらいはっきり、完全に、喜びが経験から引き離されることがあるのだ。

鬱病の無快感症、つまり自然な喜びに報酬や動機を見つけられない状態を、私は前に何度も診たことがあったが、そのたびに落ち着かない気持ちになった。どうして内科レジデントがまちがった診断の方向に導かれてしまったのか、私にはわかった。そのような症状は、医師や友人、家族にとって、一種の薄情さに見えたのだろう。自分自身の孫に対してさえ優しさがないとは、人間としてどうなんだ、というふうに。

人類史上、何百万人の鬱病患者が、どうしても他人に怒りと失望を引き起こしてしまうことによって、このようにこじれてしまう孤独と苦悩を抱え、鬱病のほかの問題と苦しみすべてを悪化させたことだろう？　この無快感症という視点があっても、私は人として彼に否定的な反応をしないように、自分自身の認識力に働きかけなくてはならなかった。知っていることと理解することは別なのだ。知ってはいたが、人間という動物としても、科学者としても、深く理解してはいなかった。

どうすればそれほど普遍的かつ根本的に、人間の経験から楽しみを引き離せるのかを理解するには、そもそもどういうふうに経験が価値と結びつくかを問うことから始めるのがいいだろう。人間の脳のどこで、なぜ？　人類史のどこで、なぜ？　その答えは、もし見つかるのなら、喜びのもろさを説明してくれるかもしれない。

喜びの割り当ては自動性の場合もある。私たちは生まれつき強い報酬を感じることがある。それは生存と生殖にとって重要な行動を、自然に強化する役割を果たす。そうしたあらかじめ設定された報酬のひとつが、孫と交流するときの喜びかもしれない。経験によってさらに高まるとはいえ、私たちにとってはそもそも行動価がプラスに思える経験だ。この反応は（哺乳類に普遍ではなく)、霊長類がより長生きになり、社会性を強めたからこそ、子どもの保護と教育を促す役に立つので、私たちの系統で存在価値を獲得したのかもしれない。報酬回路を拡大家族の表象と結びつける能力が高い人たちは、そのような先天的な配線改変から大きな利益を得た可能性がある。しかしそのような結合はすべて、身体構造として、脳のほかの部位と同じで脳卒中に弱い。そしてその影響は、梗塞の正確な場所しだいで、ある種の報酬と動機づけに特異的である(そして優先事項の大変動を、ひいては見かけの人格変化を起こす)か、または(鬱病の非特異的無快感症のような)人生におけるもっと一般的で広い喜びの喪失のどちらかに思われる。

進化的にあまり意味をなさないように思える生得の喜びもあって、その存在で私たちの無知が強調されるばかりだ。食べ物や水や仲間が見つかる保証もないのに、激しく波立つ海岸を見ることの報酬は、自明とは言えない。進化的な意味でも、私たちが知っているような帰郷の喜びではない。魚に似た私たちの祖先が呼吸することを学んだのは、陸地と水面の境目だったが、波が崖に激しくぶつかる境界面ではない。初めて空気呼吸した魚が陸地に上がったのは三億五〇〇〇万年前、浅い沼地でのことだ[3]。

では、なぜほとんどの人が海岸を美しいと思うのだろう？　崖と砕け散る波のはっきりした対照に、防波堤にぶつかる勢いの力と危険に、生まれつき好奇心をそそるものがあるのか？　あるいは、波がどういうわけか、森林の樹葉の天蓋を空気が通る道を想起させるのかもしれない。あるいは、確実に繰り返される子守歌のようなリズムと必然性が心をなだめるのか。その意味が何であれ、この喜びは現実だ。広く共有され、根深いのに、どんな論理も十分に説明になるとは思えない。そのような例はたくさんある。

自然選択は喜びの意味に関する答えの候補をひとつ提供する。それは意味などないということだ。意味は進化において、とらえどころがなく、不合理でさえある。恐竜のあとに世界を支配する哺乳類の出現に、本質的な意味などなかった。単なる偶然である。六億五〇〇〇万年前、巨大な隕石の衝突にほかの自然災害も加わって事態が悪化し、太陽の光をさえぎるちりを噴出させ、ほとんどの生命を抹殺した。そのことに意味はなかったが、重要ではあった。小型で、短期間に繁殖し、温血で、毛皮に覆われていることが、そして穴に住みたいという強い衝動を生まれつきもっていることが、突然、どれだけ有利になったことか。

感情や、その結果としての行動衝動が、そのような偶然のつながりから、ただの予測のつかない環境変化から、生じることもありえる。ヒトの祖先の小集団が、海岸に対して自然な親近感をもち、その周囲で生活を営んでいたとしたら、何万年も前の関係ない人類の個体数激減が、創始者効果を生んだのかもしれない。つまり、少数の生存者がその後の集団に大きな影響を与えたのだ。地上の豊かな植物と大型狩猟動物が絶滅したとき、生き延びた人間のほとんどが、イガイと潮だまりの堆積物によってもちこたえ、濡れた岩の上のカサガイのように何とか暮らしていたなら、生き延びた人類は海岸に対する喜びと親近感を、その想像上の並はずれた美しさへの強い審美眼を、内に抱えているのかもしれない。喜びは人口急減によって引き起こされたのではなく、人類が間一髪で絶滅を逃れたおかげで、当面は存続し繁殖することを許されただけである。そのようなことが起こったとわかっているとは言わない。ただし古遺伝学から、つい五万年前に起きた地球規模の人口減少[4]を含めて、実際にボトルネックがあったことはわかっている。であれば、私たちが美しさに対して抱くきわめて不可解な本能的印象は、ただの偶然の指紋かもしれない——生き延びた人間という画家が、私たちのゲノムという洞窟の壁に残したのだ。

私たちがみな学習しなくても喜びや報いを感じるとき、それは私たちの系統の数万年にわたる経験に影響を与えてきた過去の痕跡である。私たちの祖先はある時点で、十中八九その喜びを感じたのであり、そのように感じることができる人びとが、いまの私たちを生み出すことができた。しかし学習された報酬はまた別の問題であり、生きていくうちに生じるものだが、たとえ学習時間が一分だったとしても感じるようになる。脳は新しい情報を取り込み、それに応じて自身をすばやく変化させるように設計されているようだ。そうして記憶はつくられ、行動は個人が生きているあいだに学習されたり変化したりする。そしてこうした脳のすばやい物理的変化を実験室で研究することは可能であり、進化が長い時間尺度で取り組むものの短期モデルを提供する。学習された行動は、脳内の連絡の強さを調節することによって、すばやく調整できるが、生得の報酬探索行動を支える基礎も、進化と遺伝が数万年をかけて同じような方法で、つまり脳内の連絡の強さを調節することで、築かれたのかもしれない。学習されたのか生得なのかどちらにせよ、感情は、脳のあちこちをつなぐ連絡の強さを変える物理的手段を用いて、経験と結びつけられる（または引き離される）可能性がある。そして、感情と記憶というふたつのはっきり異なる概念は、健康なときでも、無快感症や認知症の障害状態のどちらでも、しっかりと合わさる。

N氏の医療記録が必要だった。鬱病は前に見つかったことがあるのか、精神病や緊張病の徴候が少しでも観察されたことがあるのか、何らかの精神医学的治療が試みられたことがあるのか、成功したのか、失敗したのか、副作用があったのかを知るためだ。こうしたデータは、安全な投薬治療を見つけ、有害な治療の試みを避けるのに欠かせない（高齢者精神科ではとくに重要な留意事項である）。

シアトルの診療所は月曜まで休診だと内科レジデントは言っていて、いまはまだ土曜の夜だ。私には投薬を提案する前にその情報が必要である。次のステップは、一次治療チームと連絡を取り、一緒に計画を立てることだった。しかしもう遅い時間で、N氏は就寝しなくてはならない。いまのところ彼は安定していて別状もなかったので、私は治療計画を立てて明日もう一度来ると彼に知らせ、別れを告げた。返事はなかった。

私が手を伸ばしてドアを開け、すでに外の廊下を見ていたとき、背後で声がした。

「長い夜になるよ」

私はその場で固まった。自発的に、完結している一文を発した――これまでまったく自分からは話さず、促されても一度にひと言ふた言しか発しなかった患者から。

私は振り向き、部屋の向こうを見た。彼は妙なことに起き上がっていて、私をまっすぐ見ている。頰のつやはさらに強くなっていて、目頭に近い頰の上のほうだけに見られる。空間が少しずつ狭くなる。彼がはっきり見えた。静脈の浮いたはげ頭が呼吸のたびに静かに揺れ、目と口は対称に垂れ下がり、視線はじっと私に注がれている。再び言葉を発することはなかった。彼は私に知ってほしい重要なことを言ったのだ。

長い間《ま》のあと、私はとびきりの笑顔を見せ、安心させるようにうなずいた。「心配ありませんよ、ノーマンさん、ずっと付き添いますから」

長い夜になる。それ以上彼は話そうとしなかった。

何年であれ何十年であれ、長期にわたる認知症は、ほぼ確実に地球上の新しい生命現象であり、現代医学と効果的な拡大家族の介護があるからこそ、存在している。私たちの脳によって構築された支えとなる社会構造があるから、認知症はしつこく持続するのであって、私たちはまだ解決策を見つけていない。治療法はなく、利用できる数少ない薬も、病気の着実な進行を少し遅くするだけだ。[5]

現在、認知症は精神医学では重度の神経認知障害と呼ばれており（これもまた変わるだろう）、その診断を下すには、自立する機能の喪失と認知機能（記憶、言語、社会性・知覚・運動の機能、注意、計画立案、意思決定に関するほぼすべてを含む）の喪失の両方が同時発生していることが求められる。診断を下すためのこの長いリストと症状の多様性があるからこそ、逆に認知症――または医学的概念としての重度神経認知障害――は、一生のうちに起こりうる脳の連絡の大小あらゆる途絶を含む。脳卒中に由来するラクナ、アルツハイマー病に見られるタンパク質の凝集やからまり合い、度重なるけがからの局所損傷、等々。

連絡の断絶、誤った伝達、経路の喪失。しかし実際になくなっているのは何だろう？たしかに認知症で脳細胞は死ぬが、記憶喪失がつねに、コンピューターのハードドライブを消去するような、記憶保持をつかさどる細胞やシナプスの消失のせいかどうかはわかっていない。少なくとも多発脳梗塞性認知症のような白質損傷では、記憶は損なわれないままだが、入力または出力の投射から切り離されて、連絡路のみが失われる段階もある。

入力だけがさえぎられた場合、記憶に近づく手段が失われ、ヒントや検索情報だけでは、記憶は存在しても再活性化されない。あるいは、出力だけがさえぎられることもありうる。記憶は完全にうまく再活性化されても、意識のある心にもどることができないのだ。雪のなかで眠っているのか、虚空に向かって叫んでいるのか――いずれにせよ、記憶は無傷のまま生きているのに、暗い小さな湖、脳に広がる長距離の線維を断ち切るラクナと呼ばれる梗塞のせいで、連絡路が失われて孤立している。

臨床的には、多発脳梗塞性認知症患者のかなりの割合は、無快感症も示す。関係なさそうなふたつの症候群の意外な相関である。認知機能障害のある高齢者は、認知機能が正常な比較群とくらべて、無快感症がかなり多いことが研究でわかっている。[6]明白な認知症の患者では何倍も多い。この感情と記憶のつながりは高齢者ではさらに深く、白質に生じたラクナの蓄積量が大きければ大きいほど、つまり情報を伝送し制御する長距離連絡の消失が大きいほど、無快感症が多く見られた。[7] 記憶力が衰えると、感情も衰えるおそれがあるのだ。

価値あるいは行動価が、脳全体の長距離連絡によって、脳の状態に結びつけられる可能性があることを、光遺伝学実験が示している。たとえば不安からの解放の行動価は、分界条床核（BNST）から中脳深くの報酬回路への投射によって、ある程度設定される。[8] そして無快感症と認知症のつながり、認知症におけるラクナの量と無快感症のつながりといった、興味深い疫学的関連は、記憶力の低下（長距離の白質路、つまり入力と出力への損傷）を引き起こすのと同じプロセスが感情の減退も引き起こすなら、説明がつくだろう。感情を生み出すことができる細胞はまだ存在するかもしれないが、記憶が消失するのと同じ方法、つまり表明の手段を失うことによって、孤立させられるのかもしれない。

ある意味で、記憶も感情を必要とする。経験が感情を引き出せるくらい重要でなければ、経験の記憶を蓄えて呼び起こす理由はほとんどないかもしれない。情報の保存はスペースを必要とし、エネルギーを使い、キュレーション〔訳注／情報の収集、整理、要約、評価など〕の面倒を生む。そのようなコストは、何らかのメリットが実現しなければ、長い時間尺度で動物が進化するあいだ、負担しきれるものではない。そのため、情報を蓄積して呼び起こす行為、記憶をつくって使うという行為そのものが、経験は重要であるという事実とからみ合うことが多い。私たちのような意識のある生物では、感情とのつながりを意味するのだ。したがって、無快感症は認知症の根底にあるのと同じプロセスから生じるだけでなく、記憶そのものも損なうおそれがあるので、無快感症と認知症の相関がさらに強まる。

記憶の想起には、もともとの経験をしたときに活性化していたのとまさしく同じニューロンの一部を再活性化させる必要がある、と考える神経科学者が多い。数人の研究者が光遺伝学を用いて、脳の感覚野ではなく、海馬および扁桃体と呼ばれる記憶関連の構造で、この考えを探った。学習経験をする（たとえば特定の状況で恐ろしい出来事を経験する）あいだに、強く活性化していた細胞に標識をつけ、ずっとあとになって、恐ろしい状況とは空間的にも時間的にも離れたところで、標識をつけられた細胞のサブセットを光で再活性化する。

こうすると、最初の恐怖を引き起こした経験と関連するものが何もなくても、つまり、恐ろしい記憶のニューロンの一部が光遺伝学で再活性化されるだけでも、[9] マウスは恐怖を示す。そのため想起は、アンサンブルと呼ばれる正しい組み合わせの脳細胞が、ともに合図を送るときに起こるように思われる。

もしこれが想起であるなら、想起されている最中でない記憶そのものは何なのだろう？ どの分子、細胞、あるいは投射のなかに、その断片はあるのか？ 想起されるのを待って休眠しているとき、記憶――蓄積された経験や知識や感情――の実際の情報はどこにあるのか？

現在、この分野の多くの研究者が、この疑問への答えは「シナプス強度」と呼ばれる数量にあると考えている。これはニューロンが別のニューロンにどれくらい強く影響しうるかの尺度であり、出力側から入力側への「利得《りとく》」として定義される。ふたつの細胞間のシナプス、つまり機能的結合が強ければ強いほど、出力側細胞の一定の活性パルスに対する入力側細胞の反応は強くなる。抽象的に思えるが、シナプスでのこの影響の変化が、現実の物理的意味において、記憶であるのかもしれない。

この考えをもっともだと思わせる興味深い特性が、シナプス強度にはたくさんある。第一に、実際にシナプス強度の変化によって、何かを経験しているあいだに、その記憶を（知性の監視がなくとも）自動的に、しかも想起しやすい形で蓄積できることを、[10]理論神経科学者が証明している。第二に、ニューロンの活性や神経伝達物質の突然の急増に反応して、適切なシナプス強度の変化が現実世界で起こりうる[11]――それどころか、生きているニューロンと脳内でとても容易にすばやく起こることがある。同期または高周波の活性パルスのパターンは、シナプス強度の増強を推進する可能性があり、一方の非同期または低周波のパルスは、シナプス強度の減衰を推進する可能性がある。理論的研究にもとづけば、どちらの効果も記憶の蓄積に役立つと思われる。[12]

哺乳類の脳のある部位から別の部位への経路沿いのシナプス強度を、限定的かつ直接的に調節すると、行動を変えることができるというのは、興味をそそられる仮説にすぎなかった。哺乳類の脳内で始点と標的によって定義される投射のシナプス強度を変化させるために、選択的に活性パルスを送る方法がなければ、この考えは公式に検証可能ではなかったのだ。しかし光遺伝学がこの介入を可能にした。脳のある部位から別の部位への連絡を光に反応させるようにして、そのあとその経路に沿って、高周波または低周波の光パルスを与えることができる。[13]二〇一四年までに、哺乳類を研究するいくつかのグループが、前述の記憶の原理を光遺伝学によって応用し、行動に対する強力で選択的な影響は、投射に固有のシナプス強度の変化そのものによって引き出されうることを確認した。[14]
投射は根本的に、健康であれ病気であれ、脳の異なる部位がどれだけ効果的に互いに関与し合えるかを体現する。[15] たとえば、領域間の連絡の強さが、領域間の活性の相関を予測することは知られている。[16] 領域間の活性の相関は、特定の快楽状態とつながりうることも知られている。たとえば、深いところの報酬関連の構造（側坐核）と聴覚皮質の協調が弱まると、人間の音楽に対する快感消失が予測される。[17] 同様に、孫をいつくしむことの具体的な基本的報酬は、衝動や報酬への対処をつかさどる（視床下部や側坐核回路のような）脳領域と、親族関係のヒエラルキーを表象する（外側中隔のような）別の脳領域[18]のあいだの、強いシナプス連絡の能力によって可能になるのかもしれない。投射に固有のシナプス強度のおかげで、とくに好ましい経験が学習されると、そのような特定の行動が好まれ、やりがいのあるものになるのだろう。
このように、脳領域間の連絡レベルでのシナプス強度は、私たちの内的感情の発達と進化に関連する興味深い数量である。なぜなら進化は、そのような領域間の連絡の強さと連携するのに適しているからだ。進化は音楽や孫そのものについては何も知らないが、そのどちらか、または両方を——ある程度まで適した人生経験によって——楽しめる条件を設定することができる。そして、こうした特定の基盤を築くのに利用できる遺伝的複雑さには事欠かない。多様な細胞と軸索の誘導がどのように脳の配線を実行するかを決める、遺伝子発現パターンはとても豊富である。[19]
嫌悪につながる負の評価でも、報酬につながる正の評価でも、価値は結局、神経によるラベルのようなものにすぎない。経験や記憶のような要素に貼ったりはがしたりできる。この柔軟性は学習にとって、発達にとって、進化にとって不可欠である。しかし良くも悪くも、健康でも病気でも、容易に貼れるものは同じくらい容易にはがれるだろう。そしていま私たちには、この柔軟性が可能になった経緯を理解する道筋がある。記憶と価値は同じように両方とも、身体構造として学習された、または進化した、シナプス強度にあるのかもしれない。そしてシナプスへの――ひとつの細胞からほかの細胞に接触するために伸びている長い線維である軸索に沿った――経路は、（あらゆる進化のルールにしたがう）遺伝子からの指示で設定され、方向を決められ、伸びていく。その時点で、シナプスそのものは経験の特異性によってしっかり調整されうる。私たちの行路、喜び、価値はすべて、切れることもありうる細い糸に沿っている。それは私たちの記憶を伝える連絡であり、私たちの自己である投射だ。

私は夜勤の精神科レジデントと交替した。彼の土曜の半夜勤は私の土曜と日曜の日中勤務にはさまれている。彼にはそれまで会ったことはなかった。過剰なほどスポーツ好きでエネルギッシュに見える。私は疲れていたが、自分は我慢強いと考えながら、進行中の問題がある病棟患者たちについて彼に手短に説明したあと、数時間の休息をとるために車で帰宅した。

翌日、パロアルトの日曜の早朝、人けのない通りを再び病院へと運転しながら、私の考えはN氏へともどっていった。薬の投与を始めるなら、計画実施にはまだ難しい問題がある。法的に同意できる人が誰かを判断しなくてはならず、N氏ができないなら、一次治療チームは息子と話し合う必要があるが、私はまだ会ったことがない。さしあたって、私にできることはほとんどない。厳密には私はこの症例のコンサルタントにすぎず、決断する人間ではない。

いまや疲れ切っている夜勤のレジデントから精神科病棟の患者について引き継ぎを受け、彼がひと晩の武勇伝を大げさに語るのを、当たり障りなく受け答えしながら聞いたあと、私はN氏について何か新しいことが起こったかどうか確認するために、コンピューターに向かった。するると意外にも彼の居場所が変わっていた。彼の名前が４Ａ内科病棟の名簿にない。そしてすぐに、彼はＩＣＵ、集中治療室にいることがわかった。Ｎ氏は前の晩、私が彼のもとを去った一時間後に、重い脳卒中を起こしていたのだ。体は生きているが、彼が自立した生活を取りもどす可能性はない。代理権は彼の息子にある。コードステータスが設定されている。心肺蘇生しない、挿管しない。

私は言葉が出ず、目を見開き、何もできずに立っていた。彼は正しかった。そして私に言う必要があったのだ。彼の夜はとても長くなる、と。

人生の最後の最後にようやく――すべての手が指されてチェス盤が片づけられ、もう予期せぬ出来事はなく、ほとんどの結論が出たということになってはじめて――私たちは自分自身を公正に評価して、最終的に成功または失敗をもたらした行動は誰によるものだったかを決められる。しかし自分の指した手の記憶がはがれ落ち、それを忘れてしまうのも、この最期の瞬間である。残酷な展開だが、記憶がなければ、悲哀のまっただなかで、どうやって自分が送った人生を理解し、通った道の意味を見つけられよう？

そんなことはできない。だから私たちは始めた場所、無力で何の確信もない状態で終わる。

驚いたことに、N氏は亡くなる前に数週間生きた。私は彼の息子だと思われる男性を、ホスピス病棟の近辺で二、三回見かけた。一度は、N氏を仰向けに寝かせたストレッチャーを押して、廊下を歩いていた。その日、立ち止まって彼らを見ていたことを覚えている。窓際の日の当たるところまでゆっくり進みながら、息子が優しくささやいたのが聞こえた。「ここなら日が当たるよ、父さん」

N氏は私の記憶よりも年老いて見えた。横になり、完全にぐったりしていて、皮膚は青白く、目は閉じられ、口は開いていたが、音を立てず、まったく動かない。もうゲームを降りたのだ。毛布とシーツに覆われていないのは頭だけだったが、私にはその頭が誇り高く堂々としているように見えた。彼の最後の一手の記憶がよみがえる。病院のベッドで起き上がり、すでにほぼ何もかもを奪い去られながらも、認知症の霧と鬱病の深みの向こうから、大切なことを私に話したのだ。

陽光がさんさんと差す窓にふたりが近づいたとき、内科チームが心房粗動について話しながら、急ぎ足でこちらにやって来るのが聞こえた。N氏の息子にもそれが聞こえたのだろう。彼は場所を空けるために押すスピードを少し上げた。ストレッチャーを廊下の端にある窓のほうに不器用に導く。

チームががやがやと議論の声を高めながら、さっと私の前を通り抜けたとき、ストレッチャーは揺れながらゆっくり止まり、その緩衝装置つきの角が壁に当たった。その衝突の瞬間、突然、N氏の両腕が天井に向かって振り上げられた。不ぞろいだが一緒に、片方の腕がしっかり真上に上がるとシーツが下に落ち、もう片方はもっと弱く、半分だけ上がった。どちらの手も開いていて、指が伸びている。安定していて力強い。必死に手を伸ばしていて、驚くほどの力だ。

愕然とした一瞬の沈黙が、廊下とそこにいた雑多な目撃者をとらえ、N氏の息子とインターンと私は、何かをつかもうと伸ばされている腕を見つめる。その瞬間、みんな一緒に現実離れしたその光景に閉じ込められた。それから彼の両腕が一緒にストレッチャーにもどった。N氏はまた動かなくなった。

内科チームは歩を緩めたが、立ち止まりはしなかった。彼らが会話を再開するのに、廊下の突き当たりを曲がるまでの数秒を要したが、そのあとは、彼らの頭のなかに記憶と願望の渦から浮上してきた反射作用の神経学について、低い声でぶつぶつ話していた。

認知症になると、乳児の反射作用がもどってくる。霊長類の赤ん坊が生き延びるために進化が演出した動きで、「モロー反射」[20]（体が突然落とされたり、移動が加速したりしたときに腕を振り上げる動き。樹上生活をしていた祖先からの名残であり、祖先の幼い命を救った）と、「ルーティング反射」（頬を軽く触られると、ミルクを探そうと首を回して口を開ける動き）と呼ばれる。高いところから落ちて、母親と離れてしまうことは、生まれたばかりの人間にとって生得の基本的な恐怖である。

どちらの行動パターンも生後数カ月で消えるが、認知症や脳損傷で復活する。ただし人生の最後に再構築されるわけではない。ほんとうに消えたのではなく、何十年もつねに存在していたが、隠れていたのだ。人生のさまざまな糸が織り合わされるうちに、高次機能を重ねられ、抑制と認知制御に覆われていた。その布地がすり切れ、織目がなくなり、本来の自己が再び現われる。安全な場所を求めて、はるか昔に亡くなっている母親をつかもうとする手の動きには、胸を締めつけられる。

長年にわたって幸せや痛みの瞬間をもたらした、とても大切な人生の細部すべてが、たくさんの緯糸を織り込んで、ただ母親を覆い隠し、見えなくしていただけだ。それでも彼女はつねにそこにいて、結局、あらゆるものの枠組みが再び表面に浮き出る。そして細い糸がはずれて落ちると、彼女がもういちど全世界になる。再び彼女に手が届くようになる。哺乳類は赤ん坊に命を吹き込み、子どもを抱いて揺すり、乳を飲ませ、雨と太陽から守る。

心の糸がほどけるとき、大量の線維が寸断しすり切れるとき、記憶と行為主体性が溶けてなくなるとき、誕生以来あったものだけが残り、……青白く薄い布にくるまれた人間の赤ん坊が、再び冷気にさらされる。

いま、混乱した暗闇にあるのは、穏やかな揺れだけ……そして突然バランスが崩れ、乾いた弱い枝がポキンと折れると、赤ん坊は夜に解き放たれ、世界から引き離され、落ちていく——必死につかもうと、両手を振り上げながら。

枝は折れ、これですべてが終わる。樹上生活の赤ん坊は母をつかもうとしながら、空間を落ちていく。

終章

わたしのひろびろした青《あお》い寝室《しんしつ》、空気《くうき》はとってもおだやかで、ほとんど雲《くも》ひとつなく。平穏《へいおん》と静寂《せいじゃく》のなか。ただいつもずっとあそこにいられたらよかったけれど。なにかがわたしたちに欠《か》けている。最初《さいしょ》にわたしたちは感《かん》じるの。それから落《お》っこちる。だから今《こん》度《ど》は彼女《かのじょ》がもしその気《き》なら雨垂《あめた》るく治《おさ》めてもらうといいわ。(…)そう。アナさようなら。わたしの葉《は》は漂《ただよ》い去《さ》ってしまった。ぜんぶ。でも一葉《ひとは》がからみついている。これを着《つ》けていくわ。

――ジェイムズ・ジョイス『フィネガンズ・ウェイク』
(『フィネガンズ・ウェイクⅢ・Ⅳ』柳瀬尚紀訳、河出文庫)

織機の杼《ひ》が動き続ける。タペストリーの先端で行ったり来たりし、振り子のように空間内で時間を刻み、瞬間と感情をはめ込む。経糸は形をなしていない空間への方向性を示し、次に起こることの枠をつくる。だが決定はしない。

この経験の着実な進行が模様を浮かび上がらせ、構造を支える糸を埋め込む。どちらの結果も、ある種の解決としての役割を果たす。

私はシングルファーザーとして、こうした経験の多くを長男とともにして生きてきたし、私が外来診療室で目にしていた状況から、彼の家庭が壊れたことにひどく不安を感じていたが、そんな長男もいまや成長して、勤勉なコンピューターサイエンティストであり、医学生でもある。そして思いやりのある人間関係とギターの才能に恵まれている。交差する糸は模様を乱すことも、つくり出すこともある――そして人生は説明などしない。私には長男の下に四人のかわいい子どもがいる。パートナーは優れた医師兼科学者であり、私と同じ大学にいて、その使命は脳幹腫瘍を研究し、治療すること。私に医学への道をあきらめさせかけた、あの斜視のある少女のなかで大きくなったのと同じ腫瘍だ。[1] 本書のどの物語の中心にも、行方不明の子どもがいる――が、まだ見つかるかもしれない。

本書で述べた感覚、私をここまで導いた感情や思考はそれぞれ、最初に経験したときより豊かな手触りで、もっと深く織り込まれているように思える。しかし最初の感情は、時とともに築かれたいくつもの関係によって、より明確になったのか、それともぼやけたのか？　ある意味、それはどうでもいい。タペストリーをほどかずして、埋め込まれた経糸を意味がわかるように示すことができないのと同じで、関係や記憶を断ち切って自身を失うことなく、自分の最初の感情を掘り起こして経験することはできないのだ。

進行中の科学の発展によって、本書で語られた物語のもっときめ細かい解釈が生まれ続けるだろう。新しい発見のたびに、進化による私たち自身の構成も単純に説明できなくなっていて、古遺伝学が進展するにつれて、ネアンデルタール人の絶滅という事実でさえ重要性を増している。もちろん彼らは私たちのなかに生き続けているので、決定的な意味での絶滅ではないが、さらに深遠な真実が明らかになっているのだ。最後のネアンデルタール人が死んだとき、彼らはすでに半ば現生人類だったことがわかる。[2] なぜなら、混血は両方向に進み、最後のネアンデルタール人は、最初に次々とアフリカを離れた現生人類の最後の生き残りでもあった可能性があるからだ。彼らの絶滅は、じつは私たち自身、人間の絶滅でもある。

本書で説明した医学的発見のほとんどは、時間がたてば、もっとはるかに大きい全体像の一要素にすぎないとわかるだろうが——やがてそれはサクセスストーリーになる。忘れられてしまうものや、修正や交換が必要なほど不備があるとわかるものも、いくつか出てくる。しかし、私たちの理解におけるこの発見と不備修正のプロセスは、科学の進歩と同じだ。まさに本質的な穴や不備が、病気の経過そのもののように、人を啓発し、見えなかったものを見えるようにする。

自然界の光は、空を覆う雲のすきまや、森林の樹葉の天蓋を通る道のような、すでに存在する穴しか通らない。しかし本書で述べた生物学の場合、そして本書で語った物語では、可視光が物理的に門を開くことによって、そのパラダイムをひっくり返す。知識が自力で道をつくり、そこに流れ込むときに人類全体を照らすのだ。通路が不器用にこじ開けられているだけのように思えることもある。田舎の湿った芝土に立つ飼牛用のゲートのようで、通り抜けてくる知識に対処するための経路が十分に用意されていない。しかしゲートは開いている。

近年、ゲートそのものについての洞察も生まれている。私が科学遍歴のほぼ出発点で経験した感情を探るのに、私たちはさまざまな尺度を横断して、脳全体の謎を探りながら、細胞レベルにもとづく科学的手法を用いている。そしてチャネルロドプシンと呼ばれる光駆動性《ゲート》タンパク質が、実際にどう働くかを調べるにあたっては、もっと深く、分子や原子レベルの解像度まで掘り下げてきた。[3] そうすることで、どのようにして光が分子によって検出され、そのあと、その同じ分子の細孔を流れる電流に変わるのかという謎を解明することができた。この実験には、強いX線ビームが使われる。ＤＮＡの二重らせん構造の発見を可能にしたのと同じ種類の科学的手法、結晶学である。

もちろん激しい論争もあった。著名な研究者には、チャネルロドプシン分子内に光駆動性の細孔はないと主張する人もいたのだ。しかしX線結晶学のおかげで、私たちは細孔を直接見て、その存在を証明できただけでなく、細孔を再設計し、さまざまな方法で理解の深さを示すことができた。細孔周囲の原子を変える——細孔の内側を張り替える——ことで、正電荷をもつイオンの代わりに負電荷をもつイオンを伝導するチャネルロドプシンをつくったり、そうした分子を青い光だけでなく赤い光にも反応するようにしたり、電流を何倍も速めたり遅くしたりして、生じる電気の時間尺度を変えたりした。こうした新しいチャネルロドプシンはすでに、神経科学にとって幅広い応用に役立つことが証明されている。そしてこの不可解な光駆動性チャネルの構造コードを解読し、ひいては、藻という植物のきわめて驚異的な基本生物学に根ざす根本的な謎を解決することが、自然界と私たち自身を新たな視座で探究するための科学的道筋も開いた。

現在、スタンフォード大学の私の研究室でも科学は進歩しているが、私はいまだに外来診療室で、とくに鬱病と自閉スペクトラム症の患者を治療している（そして毎年、入院病棟の当直指導医としての役割も果たしている）。そのあいだつねに新世代の精神科レジデントと連携し、ともにこの分野を探究しながら教え、学んでいる。この分野は私にとって、統合失調性感情障害の患者と初めて過ごしたときと同じくらい、魅力的だが不可解にも感じられる。回復可能な患者も多いが、症状を抑えることしかできない患者もいる。これは医学の多くの分野がたどる道であり、難治性の病気については管理できるから管理するのであり、そうしなければ患者は死亡する。私たちは解熱用のオオバコエンドロや強心剤のジギタリスといった役立つ薬草の誠実な処方者なのだ。

精神医学に対する理解と神経回路による行動制御に対する洞察がともに進むにつれ、私たちはまだ準備ができていないと感じる気まずい会話を始めるのが賢明かもしれない。私たちは哲学的、倫理的に——遅きに失して追いつこうとするのではなく——一歩先んじていなくてはならない。それでなくとも不確かな世界において、患者だけでなく健康な私たち自身についての難しい問題に対する精神医学的な答えには、高い水準が求められている。このプレッシャーの理由は重要だ——刺激的だが気がかりでもある人間性の矛盾を発見し、それに取り組み、それを受け入れることである。

ではここで、エピローグの形で少し将来に目を向けよう。暗く深い森に覆われているが、本書で述べた物語によってぼんやり照らされた三本の道は、どれもすぐにもっと深く探る必要がある。科学のプロセス、暴力との闘い、私たち自身の意識の理解である。

科学の発展は予測も制御も難しい。大半の科学的プロセスとは妙に対照的だ。そのプロセスは落ち着いた、順を追った思考のなかで営まれる。それどころか、順を追った思考は一般に人間の知性にとって自然に思われ、複雑な思考の流れを制御することは当たり前とされる。時間は着実に前に進むと想定されているのと同じだ。ところが、科学の進展を完璧に計画するには、順序や制御といった当たり前ばかりを求めてはならない。これは光遺伝学の発展も含めて、科学の発展から学べる重要な教訓である。ある程度計画性のない基礎研究を支援する必要性が明らかになっているのだ。過去一五〇年にわたって、微生物の光応答に関する研究の——神経科学に対する——影響を予測することは不可能だった。[4] 同様の予期せぬ展開が、多くの科学分野で始まっている。実際、本書は回想録でもあるので、物語は光遺伝学に焦点を当てているが、現在、ほかにも先駆的な分野が思いがけない方向から合流して、生物学の展望を明示している。

このように光遺伝学は脳について多くを明らかにしただけでなく、基本的な科学的プロセスの性質もわかりやすく示した。この考えをとくに心にとめて、私たちはともに未来へと進むことが重要である。科学的真理は、自身の構造の弱さから私たちを救える力であり、自由な表現と純粋な発見から生まれる。そしてひょっとすると、少しばかり乱雑な考えから。

私はあるアルコール性肝硬変の患者のことを思い出す。私が治療していたが、新しい肝臓を移植できる見込みがなく、終盤戦に近づいていた。彼は陸上にいるのに、自分自身がつくった液体に溺れている。腹は腹水で膨れ、硬くなっていて、肝不全によるおそらく一〇リットル以上の黄褐色の液体が、彼の腹部を膨張させ、下から肺と横隔膜を圧迫しているのだ。彼はまだ四八歳だが、呼吸困難におちいり、私の前のベッドであえいでいる。

私はトロカールという簡素な道具を手にしていた。あるのは古くさくて手に重いその道具だけだ。ベッド脇のきつくてまぶしい手術用ライトに照らされても、トロカールは錫《すず》合金と同じで光沢がない。殺菌されてはいるが、染みがついて変色している無骨なその円筒は、腹壁に排液管を通すためのものだ。彼の腹部から一度に五、六リットルを抜くことができるが、それでできた空間で彼が呼吸できるのはせいぜい二日か三日。やむことなく溜まっていく腹水がまた満杯になる。私にはその病気を治すことができないが、もっと何かがわかるまで、着実に慎重にできることはある。

真理はさしあたって私たちのトロカールだ。私たちの知る率直な会話を通じてたどり着ける、自由な議論と創造的な発見による真理である。

科学は歌や物語と同様、そのような自由形式の人間のコミュニケーションになる。ただし科学が歌や物語とちがうのは、会話が最初は意味を十分に評価する訓練を受けたごく一部の人間に限られているように思えることだ。しかし科学は、パフォーマンスアートの先駆者ジョーン・ジョナスが自分のアートについて二〇一八年に語ったように、「過去と未来との、そして人びととの会話」である。[5]科学者はデータを虚空に向かって叫んでいる隠遁者ではないし、ディスクドライブに二進数字を詰め込んだロボットでもない。私たちは真理を求めるが、私たちが重要だと考え、望む方法で伝えるべき真理である。科学的研究の意味は、研究者がこうした会話は一方通行ではないと意識して、想像しながら語りかける聞き手によってもたらされる。

　重要な躍進を達成するにも、それがどう伝えられるかを理解する必要がある。その伝えられ方には、話し手だけでなく聞き手のことを、さらには変わりやすい内容——外の世界の動的な枠組み、人間の物語におけるその時間と空間——をも、考慮する必要がある。批判することも身構えることも必要ない自由でオープンな空間で、私たちの進むべき道は会話療法における患者のそれである。自由に率直に加わることができて、罰を受けるおそれがないときにのみ、洞察が得られる。そうでなければ未熟な防衛手段に訴えられてしまう。壁が築かれ、理解は明らかにならず、私たち自身の感情も孤立する。壁が築かれるのは、あらゆる人間を巻き込む率直で自由な会話が優先されないからだ。私たちは自分がなりうるものになる必要があり、そうすれば自分が何ものであるかを発見できる。

　内面のそれほど深くないところで、人は互いに暴力的になる可能性がある。暴力につながる道はたくさんある——ありすぎる——うえに、理解すべき社会の複雑さがあり、これをテーマに別の本を書くべきだろう。しかし明白な理由もなく、見たところ暴力を振るうことそのものを目的として、人間が人間に暴力を振るうことについて、人間の思想のどんな流派とも同じくらい、精神医学（と神経科学）は経験豊かに思われる。この状況はふつう精神医学では、反社会性人格障害としてとらえられるが、この障害は意味として「社会病質」とかなり重複している。社会病質は、一般社会で広く使われている言葉だ。なぜこの障害は存在し、それに対して何ができるのか？　人間として自然なこの疑問に対する答えは出ていないが、この病気を理解する必要性は、日々、高まっているようだ。

人類のどのくらいの割合が、人間の感情をまったく無視して、痛みや死を引き起こすことができるのだろう？　推定値は研究や母集団によってかなりちがい、程度の問題のせいか、一パーセントから七パーセントの開きがある。[6] そして機会の差もありそうで、実際に事件になるか潜在的な状態であるかを分けるのは、それだけなのかもしれない。

精神医学では、反社会性人格障害には「他人の権利を無視または侵害する長期的パターン」が含まれ、子どものときに動物に対して残酷で、しかも大人になって他人の身体的または心理的尊厳を無視する人なら、その基準を満たすことになる。どちらも過去の断片は隠せるが、精神科での面接で驚くほどあっさり明らかになることも多く、熟練した精神科医は、きわめて迅速に暫定的な診断にたどり着ける。

一から七パーセントというこの高い数値と広い幅を、どう考えればいいのだろう？　私たちは、根は善良なのか、それとも生まれながらに罪深いのか？　いずれにしても、ひとりが全面的に信頼されたり権利を与えられたりすることがないように社会を構築することへの強い支持論がある――個人、組織、政府、あらゆるレベルでチェックされる。しかしほんの数パーセントであっても、この病気が母集団に深く織り込まれていることにちがいはない。これは人類という種にとって重い負担に思われ、人間の歴史と現在について多くを説明している。だが、未来についてはそれほどでもないことを願う。私たちの行動の影響がよりグローバルに、より恒久的になる人類の未来を、ほかにどう想像できるだろう？

宇宙物理学者は宇宙について考えるとき、関連する疑問を問いかける。宇宙には無数の惑星があり、何十億年という年月が流れてきていて、種および世界のテクノロジーの変革全体には、知ってのとおりほんの数百年、つまりほんの一瞬、まばたきする間しかかからないのなら、なぜ宇宙はこれほど平穏に見えるのだろう？　簡単に説明するなら、テクノロジーの変革が起きれば、おのずとすぐに絶滅も起こる、ということだ。[7]どんなに組織で抑制しても十分ではない。生存を支持する衝動は、最終的に絶滅も推進する。進化は知能がつくる世界に適さない知能をつくるのだ。

生物学に対するもっと深い科学的理解が、私たちを救えるのか？　反社会性人格の生物学についてはほとんどわかっていない。双子の研究で明らかにされた遺伝性の要素（五〇パーセント程度を占める）があり、[8]抑制と社交性をつかさどる前頭前皮質の細胞の量が減少している証拠もある。シナプスのセロトニンのような神経伝達物質を処理するタンパク質をコードするものを含めて、特定の遺伝子が社会病質や攻撃と結びつけられている。[9]そして、前頭前皮質と側坐核のような報酬系と関連する構造との協調の変化を含めて、脳の活性パターンの変化が観察されている。しかし、行動への深い理解やはっきりと特定された道筋が欠けている。この分野にはまだ矛盾することが多い。たとえば、衝動的な暴力かその正反対（計算され操られる暴力）のどちらが、中核症状に関連しているのかについて、意見は一致していない。それぞれの考え方が、診断と治療について逆の考えを指し示す。

しかし現代の神経科学は、同じ種の別のメンバーに向けられた暴力の根底にある回路を解明し始めている。その研究は（示唆に富む一方で）ひどく気がかりと言っていい。以前の手法では実現できなかったそのような発見の顕著な例を挙げよう。ある研究者グループが、攻撃を調整すると考えられていた哺乳類の脳の小さな部分――視床下部腹内側核の腹側外部（ＶＭＨｖｌ）――の電気刺激を、齧歯動物で試そうとした。研究チームは電極で刺激しようと何度も試みたが、攻撃反応を観察することはできなかった。おそらくＶＭＨｖｌが、動きを止めるなどの防御手段を誘発するほかの構造に、近接して囲まれている小さい構造だからだろう。そうした周囲の構造またはその線維も、ＶＭＨｖｌの電気刺激によって活性化され、結果的に行動を混同させ、混乱させたのだ。しかしチームが次に光遺伝学の精度を利用し、興奮性の微生物オプシンによってＶＭＨｖｌの細胞だけを標的にすると、光によるこれらの細胞への刺激は、ケージ内のほかのマウスに対する狂ったような暴力的攻撃を引き起こした[10]（光遺伝学で制御されたマウスは、レーザー光のスイッチが入る瞬間までは、同じ種、同じ血統の、比較的小さくて脅威にならないマウスには、完全に無関心だった）。

個体がそれほど瞬時に、しかも強く、暴力表出を変えられるという事実は、道徳哲学の深い疑問を指摘する。マウスの暴力的攻撃を光遺伝学が瞬時に制御する映像は、主要科学誌で評価され、発表されている。私は学部学生に光遺伝学を教えるなかで、彼らがその映像を見たときに示す反応に注目すべきだと思った。見たあとに学生たちは、とにかく目撃したものを処理し、自分の世界観に組み込むために、一定期間のディスカッション、というかセラピーに近いものを必要とすることも多い。

その暴力的攻撃が、脳の深部にある数個の細胞のスイッチを入れるだけで、それほどはっきりと強く引き起こされることは、私たちにとって何を意味するのだろう？　教授として私は、これがまったく新しい効果ではないという見方を伝えることができる。攻撃性については何十年も前から、程度の差こそあれ、遺伝学的、薬理学的、外科的、電気的手法によって調節されてきた。しかしそのような知識はいま、学生たちにとってほとんど価値がないようだ。そうした以前の介入では、見かけはそれほど厳密ではないし、つねに副次的影響があった。それにひきかえ、自己抑制が利かないように見える状況に対して、光遺伝学の介入の精度が高くなればなるほど、その意味がもつ問題は大きくなり、ある難しい問題が強く提起されるように思える。

その難しい問題とは正確には何なのか？　光遺伝学は武器にするには複雑すぎる。むしろ問題は、マウスの行動が私たち自身について教えてくれているように思われることだ。この暴力的行動の変化、その力とスピードと特異性の変化は、文明人の私たちが暴力と闘うために求める方法とはかけ離れている、あるいは結びつかないように思える。つまり、道徳的無関心を防ぐようにつくられた脆弱な社会構造など、こうした強力な神経回路プロセスによって、最終的に制圧されてしまう運命にあるように思える。それに対して何ができるのか？　どんな希望があるだろう？　残忍な暴力が、数個の細胞で電気が数回変化するだけで即座に引き起こされるなら、実際、私たちは何ものなのだろう？

しかし、暴力は数個のスパイクで抑制される可能性もあり、そのため少なくとも、いまでは前に進む道がある。光遺伝学その他の手法を使って、攻撃を抑制する細胞と回路を解明するのだ。すぐには実践や治療に使えなくても、この神経科学にもとづいた見識があれば、（これまでの議論をふまえながらも）過去の激しい社会的議論を乗り越えることができる。私たちはいまや、遺伝子と文化が交差する影響を、具体的な因果の枠組みに統合できるようになっている。行動の原因について十分に理解しているので、暴力的攻撃くらい複雑な行動の根底にある神経生理学の要素が、どういうふうに、脳の特定の物理的要素に現われるのかがわかる。その要素とは、一方では個々の脳の発達によって、もう一方では学習された人生経験によって、形（方向と強さ）を与えられる投射である。

私たちは脳の発達も人生経験も完全に制御しているわけではないので、行動に対する個人的責任の本質は、いまだに議論を引き起こす興味深い問題である。本書で説明されている光遺伝学研究にもとづく現代の神経科学の視点では、次のように考えられるかもしれない。脳がかかわる行動のなかにも、優先事項や記憶が介入するような――つまり、脳梁膝大後部皮質や前頭前皮質のような、人の人生行路を決める回路がかかわる――行動とは対照的に、自己に関与する回路はけっして相談を受けないので、個人的責任がないものもある（たとえば驚愕反応）。因果を示す測定可能な概念を説明するのに、いまや数量化が難しい「意識」や「自由意志」のような言葉を使わずとも、合理的に叙述することができる。したがって現代神経科学は、実際、いままで哲学論文の領域にしか存在しなかった[11]、こうした難しい疑問に関して前進することができるかもしれない。

自由に選ばれた行動を説明する場所が、脳内に一カ所だけあるという可能性は低い。実際、行動中の脳全体の細胞活性および投射について、私たちはより広い視野を獲得するにつれ、広く分散している意思決定と進路選択の回路に取り組むことができるようになっている。二〇二〇年、マウスとヒトの脳全体の細胞の活性を記録することで、回路レベルの自己の構成について見識が得られた[12]。そのために探った興味深い「解離」のプロセスでは、人の自己の内的感覚が身体経験から切り離されるので、個人は自分自身の体から分離していると感じる。自己は感覚に気づいているが、それを客観視する。自分が体の所有者であるとも、それに対する責任も感じない。光遺伝学その他の手法で、脳梁膨大後部皮質と、遠く離れたその投射先における活性パターンが、自己とその経験の統合性を管理するためには重要であることがわかった（摂食障害の話で説明した考えと一致する）。したがって、精密な科学的調査の対象になる実在の生物学的主体としての自己という考えを放棄することなく、どんな活動にも、さらには自己にも、分散した起源があるかもしれないと納得できる。

この複雑さと正面から向き合うことで、やがて私たちは反社会性人格を理解し、治療できる（そして共感を覚えられる）。そういう人はほかの人と同じくらい自由意志と個人的責任をもっているかもしれないが、自分自身、つまり自己に対しても残酷になれるのだ。その原因は生物学的に定義できる形の、自己と他者両方の感情への無関心、またはそれとの解離かもしれない。医師として、ほかのどんな面よりこの最後の特性を理解することが、そういう人間のために、何があろうとやるべき診療を行なうのに役立つ。

行動しているあいだの動物の脳のあらゆる細胞、連絡、そして活性パターンに到達するまでの進展スピードを考えると、この科学の旅の未来は、私たち自身の複雑で危うい設計の理解と治療だけでなく、宇宙の最も深遠な謎のひとつに対する洞察にもつながっていく。「なぜ私たちはここにいるのか?」という疑問に匹敵するのは、「なぜ私たちには意識があるのか?」である。

二〇一九年、光遺伝学の技術によって、まったく新しい方法で哺乳類の行動を制御することが可能になった。誕生してから一五年のあいだ光遺伝学が得意としてきた、種類別に細胞を制御[13]できるだけでなく、多くの単一細胞または個別に特定されたニューロンの活動も制御[14]できるようになったのだ。現在私たちは、光遺伝学で制御する何十、何百という単一細胞を意のままに選ぶことができる。[15]細胞を何百万という近隣の仲間のなかから、位置、種類、そしてその時点での自然な活動状態によって選べるのだ。

この効果を実現したのは、液晶にもとづくホログラフィー装置など、新しい顕微鏡の開発である。こうした機械は光ファイバーを超えて大きく飛躍し、ホログラムを光と脳のインターフェースとして使い、立体感さえある複雑な光の分散の彫刻のようなものが可能になる。そしてマウスのような哺乳類が行動中に、個々のオプシン生成ニューロンを制御するのだ。

この手法を応用すると、動物を真っ暗闇のなかで、私たちが独自に考えた具体的な視覚対象を見ているかのように行動させることができる。たとえば、目の見える環境で通常は縦縞に反応する（が横縞には反応しない）細胞を選び、光遺伝学によるホログラフィーの光点で、それらの細胞だけにスイッチを入れ、視覚刺激がなくても、縦縞が存在するかのようにマウスが行動するかどうかを確認する実験を行なうことができる。[16] するとマウスもマウスの脳も実際に、縦縞がそこにあるかのように振る舞う。一次視覚野（網膜からの情報を最初に受け取る皮質の部分）にあるたくさんの個々のニューロンの活動を詳しく見ることで、この回路のほかの部分は、膨大な数の細胞があって複雑でありながら、現実の（横縞ではなく）縦縞を知覚しているときのように振る舞うことを確認できる。

気づけば私たちは驚くべき状況にある。何かを経験しているあいだに自然に活性化する細胞集団を選び出し、そのあと（光と単一細胞の光遺伝学を使って）その活性パターンを経験なしでも再び挿入することができる。そうすると動物（とその脳）は、自然に、現実の刺激を知覚しているときにするように振る舞う。感覚刺激が自然でも、完全に光遺伝学によって与えられていても、正しい弁別を示す動物の行動は同じようなものである。そして感覚刺激が自然でも、完全に光遺伝学によって与えられていても、脳のいたるところで弁別される感覚の詳細でリアルタイムの細胞レベルの内部表象も、同じようなものである。それなら、（人間であってもなくても、別の動物が真に主観的に経験するものを私は知りえないという補足つきだが）おそらく私たちは実験で、自然の行動と自然の内部表象によって定義されるとおりの特有の感覚に似たものを、直接挿入しているのである。

どれだけ少ない細胞を刺激するだけで知覚と似たものをつくり出せるのかに、私たちは興味をそそられ、ほんの少しで十分であることがわかった。動物がどれだけよく訓練されているかによるが、二から二〇個の細胞でいい。それほど少ない細胞で十分だということから、新しい疑問がわいた。たまたま同じような自然の感度がある数個の細胞に、偶然同時に何かが起こり、脳がだまされて、その細胞が設計上感知するはずの対象が存在するにちがいないという（まちがった）結論を出すせいで、哺乳類が取り乱すことがそれほどないのはなぜだろう？　そういうことが起こる可能性のある人もいる。たとえばシャルル・ボネ症候群の場合、成人になってから失明した人が、複雑な幻視を経験することがある。刺激がなさすぎて、視覚系がノイズから何かを、というか何でも、つくり出すようになったかのようだ。私はこの症候群の患者を退役軍人病院で治療した。感じのいい高齢の退役軍人で、完全に失明していたが、十分に形になった幻覚――たいがい少し離れた場所で無邪気に草を食《は》んでいるヒツジとヤギの幻――を見ていた。彼の幻覚はバルプロ酸と呼ばれる抗てんかん薬で治まることがわかったが、最終的に処方箋なしで彼を退院させた。欠損した視覚野が彼に与えることにしたものに、本人が愛着をもつようになっていたからだ。

脳の一部で数個の細胞にできた誤った相関のせいで生じる、そのような自動的で望まれない出力が、もっと広く多くの精神障害の根底にある原理なのかもしれない。統合失調症で現実に起こる幻聴から、チック障害やトゥレット症候群の望まれない運動出力と思考、さらには摂食障害や不安障害の場合のような制御不能の認知作用まで考えられる。哺乳類の脳は、ノイズが漏れて信号のように扱われるレベルに、危険なほど近い状態にあるのだ。これは、哺乳類の自然な行動の変動性に関する基礎神経科学にとっても、臨床精神医学にとっても、重要な見識である。

この単一細胞の複合的な制御によって、科学と医学を超えて、主観的意識にまつわる哲学的な難問も、うまく提示されるようになる。実際、哲学的な思考実験に新たな命が吹き込まれている[17]（物理学者のエルンスト・マッハやアルベルト・アインシュタインなら、少なくともガリレオまでさかのぼる伝統にしたがって、「ゲダンケン・エクスペリメント」と呼んだだろう）。定式化と議論は昔からある。古くから言われている話の現代版は次のようになる。

主観的感覚能力のある動物の脳内細胞すべての活動パターンを一定期間、（新しい方式の単一細胞光遺伝学のように）精密に制御できるとしよう。たとえば、楽しくて報酬の大きい内面感情の活動パターンだ。そして先に、同じ動物が現実の報酬刺激に自然に接触しているあいだ、その活動パターンを観察し記録することによって、その制御をさらに正確に導くことができるとしよう。このようなことは可能であると、視覚野の単純な視知覚でわかっている。

ここで、ささいに思える疑問が生じる。制御された動物は同じ主観的感覚を覚えるのか？マウスもその視覚野も、本物の刺激を受け取って処理するかのように振る舞うことは、すでにわかっている。しかし動物は、活動パターンを人工的に与えられるときでも、情報そのものを超えた質を経験し、自然な主観的意識と同じものを自覚するのか？

　これが思考実験であることが重要である。もちろん、私たちはたとえそれが人間であっても、別の個体の主観的経験を完全に知ることはできないし、ここで考えている完全な制御を達成してもいない。しかし、相対性に強烈な光明を投げかけたアインシュタインの最初のゲダンケン・エクスペリメントのように、この思考実験で私たちは急速に概念の危機と直面することになる——やがて解決されれば、非常にためになりうるものだ。

　問題は、この疑問に「はい」か「いいえ」のどちらかの答えを出すことは、本質的に不可能に思えることである。

　答えが「いいえ」なら、主観的感覚には脳細胞の活動パターン以上のものがあることになる。なにしろ思考実験では、神経調節物質や生化学的事象など、神経活動の自然な結果であるものも含めて、細胞の活動が誘発するあらゆる身体現象の正確なパターンを一致させることができる。その結果、答えがどうして「いいえ」になりうるのか、理解する枠組みがない。どうして、脳の細胞がすることに、すること以上の意味がありえよう？

「はい」と答えることも、同様に不安な疑問を生む。細胞すべてが能動的に制御されていて、主観的感覚が感じられているなら、すべての細胞が動物の頭のなかになくてはならない理由がない。世界中に広げて、興味のあるかぎり長期にわたって、同じ相対的タイミングで、同じ方法で制御することができる。もはや動物ははっきり区別された物理的形態では存在しない。それでも動物はどういうわけか、主観的感覚をどこかで、どうにかして感じるはずだ。自然の脳でニューロンは互いに近接しているか連絡しているが、その目的は影響を与え合うことだけである。ところがこの思考実験では、ニューロンはもはや互いに影響を与える必要がない。影響が何であったにせよ、まさにその効果はすでに人工刺激によって与えられている。

この答えも直観的にまちがいに思える。どうしてかはよくわからないが、不条理テストに引っかかるように思える。どうやって、なぜ、世界中に広がる個々のニューロンが、マウスやヒトの内面感情を生むことができるのか？　この疑問がなぜ興味深いかといえば、私たちが内面感情を考えているからにすぎない。そうではなく、バスケットボールを一〇〇〇億個の細胞のようなパーツに分けて、世界中に分配し、弾むあいだの個々の動きを制御するとしたら、この新しいシステムは自分が弾んでいるかのように感じるかどうかについての哲学的議論など必要としない。答えはおそらく、最初のボールとまったく同じ、だろう。

依然として私たちには哲学的問題が残されている。光遺伝学が鋭く明確に体系化した問題だ。脳には、内面の主観的状態の性質のような、現在の科学的枠組みに当てはまらない謎がたくさんあることは確実である。深遠で答えが出ていない疑問だが、強く提起されている——ように思われる——疑問もある。

そして、感覚質《クオリア》または感情と呼ばれるそうした主観的状態は、たんなる抽象的または学術的な概念ではない。本書が重点を置いてきたのと同じ内面状態であり、私をずっと前に精神医学へと導いたものである。どちらも、数秒であれ数世代であれ、時間を超えた自身の投影と切り離せない。こうした主観的経験は、私たちに共通のアイデンティティの根底にあり、私たちが人類としてともに旅してきた道を浮き彫りにする——本のなかで、または火を囲んで、語られる物語にすぎないにしても。

謝辞

この作品を育むのを助け、つらい時期に意欲と活力をかき立ててくれた多くの人たちに、深く感謝している。

アーロン・アンダルマン、サラ・カディック、パトリシア・チャーチランド、ルイーズ・ダイセロス、スコット・デルプ、リーフ・フェノ、リンゼイ・ハラデイ、アリゼ・イクバル、カリナ・コイシュ、ティナ・キム、アナトル・クレイツァー、クリス・クローガー、ロブ・マレンカ、ミシェル・モンジェ、ローラ・ロバーツ、ニール・シュービン、ヴィカース・ソハル、ケイ・タイ、シャロ・ワン、モリエル・ゼリコウスキーに、注意や意見を出してくれたことを心から感謝する。そして、鋭くて疲れを知らない著作権代理人のジェフ・シルバーマンと、とても思慮深い編集者で出版者のアンディー・ウォードにも深謝する。彼らはつねに、本書の物語の意義を私自身より信じてくれた。

ここまでのひとときを、自分の物語を私自身のそれと重ね合わせて、私とともに歩んできてくれたみなさんに、心からありがとうと言いたい。

解説　オプシンと光遺伝学

加藤　英明
（東京大学大学院総合文化研究科先進科学研究機構・准教授）

本書の解説を始める前に、まず私自身が何者なのか、そして本書の著者であるカール・ダイセロス博士とはどういった関係なのかを説明しておこう。私は医師免許と博士号の両方を有するダイセロス博士とは異なり、博士号（理学）のみを有する完全な基礎研究畑の人間であり、専門は生命科学の中でも特に構造生物学やタンパク質工学といった分野になる。ダイセロス博士とは私が修士課程の一年生であった時、すなわち二〇〇九年の四月から現在に至るまで十年以上も共同研究をおこなってきた間柄であり、私にとっては長年の共同研究相手であると同時に（大学院時代のメンターであった濡木理博士、ポスドク時代のメンターであったブライアン・コビルカ博士に加え）第三のメンターであるといっても過言ではない。本書の終章にも記載されていた、

チャネルロドプシンと呼ばれる光駆動性《ゲート》タンパク質が、実際にどう働くかを調べるにあたっては、もっと深く、分子や原子レベルの解像度まで掘り下げてきた。そうすることで、

どのようにして光が分子によって検出され、そのあと、その同じ分子の細孔を流れる電流に変わるのかという謎を解明することができた。この実験には、強いX線ビームが使われる。DNAの二重らせん構造の発見を可能にしたのと同じ種類の科学的手法、結晶学である。(三〇二ページ)

というのは、まさに我々が一緒になって二〇一二年、二〇一八年に達成した陽イオン透過型、陰イオン透過型チャネルロドプシンのX線結晶構造解析の話である(タンパク質は非常に小さいため、X線結晶構造解析やクライオ電子顕微鏡単粒子解析などの技術を用いることで分子や原子の解像度で可視化してやることが可能になる)。

さて、本書は精神科医であり、神経科学者であり、そして父親でもあるダイセロス博士が、自身のこれまでの経験をもとに、人がもつ意識や情動、認知や記憶といった様々な高次脳機能について語ったものである。端的に説明すれば、高次脳機能のメカニズムについて現在判明していることを解説し、脳機能の破綻により生じる精神疾患を実例とともに紹介するといった内容になっているが、その構成、描写はドラマに満ち溢れている。各章は概ね、ダイセロス博士が精神科医として関わった患者のエピソードからはじまり、その病状の詳細へと移り、科学的な解釈と考察にまで踏み込んだのち、人と人とのエピソードに立ち帰り、終幕へと至る。その語り口は時に抽象的、時に克明かつ鮮烈な描写となっており、ただの科学読み物というより一種の文学作品であるようにすら感じられる（とりわけ第五章はあたかも良質なサスペンス小説を読んでいるような錯覚を覚えるほどであり、私のお気に入りである）。

ドラマ性、そして豊かな文学的表現に加えて、本書が有する最大の特徴は科学的考察の正確さである。本書においてダイセロス博士は患者との触れ合いを端緒にしばしば関連する基礎研究へと思いを馳せるが、そこで描写される研究はいずれも一流の査読付き国際誌に報告された実際の科学論文の内容である。こうした描写は私のような人間にとっては論文の内容から筆頭著者の名前まで思い出せるものでありニヤリとすることも多いが、恐らく多くの読者にとっては馴染みがなく、少し取っ付きにくさを感じるところかもしれない。そこでここでは、本書を通じて度々出現する技術、「光遺伝学」について解説を加えていこうと思う。

ロドプシン研究と神経科学研究の邂逅

光遺伝学の話をする前に、まず生物の光受容の話からはじめたい。読者の方々もご存知のように、ヒトを含めた多くの生物は眼から光を受容することで、外界の様々な情報を得ている。この動物の「視覚」というのは古くから科学者たちの興味の対象であり、その歴史は少なくとも紀元前四世紀、プラトンの時代にまで遡ることができる。プラトンやレオナルド・ダ・ヴィンチ、デカルトなど多くの科学者、哲学者を魅了してきた「視覚」だが、その分子的な研究は一八七〇年代にフランツ・ボール、ウィルヘルム・キューネ博士がカエルの網膜より「光を当てると退色する赤色の物質」を単離することに成功したところから始まった。この物質は薔薇色(rose)の光(opto-)を吸収する物質ということでロドプシン(rhodopsin)と名付けられ、その後ジョージ・ウォールド博士(一九六七年にノーベル生理学・医学賞受賞)らによってこのロドプシンは膜タンパク質である「オプシン」にビタミンAの誘導体である「レチナール」が結合したものであることが見出された(我々がビタミンA不足になると夜盲症になるのはこのためである)。現在では、網膜内の視細胞に発現しているロドプシンが光を吸収すると、活性化されたロドプシンが細胞内側でGタンパク質と呼ばれる別のタンパク質を活性化し、その後様々な反応が起こった結果、我々はものを見ることができているということがわかっている。

ではロドプシンを用いた光受容の仕組みはヒトやカエルのような、高等真核生物の特権なのであろうか。実はそうではない。初めてカエルの網膜からロドプシンが発見されてから約百年後の一九七一年、ディーター・エスターヘルト博士、ワルサー・ストケニウス博士は、特定の条件下で一部の古細菌を培養すると、細胞膜上に紫色の膜構造が現れること、そしてその紫色の物質はレチナールを含む膜タンパク質、すなわちロドプシンであることを発見した。微生物が有するロドプシン、すなわち微生物ロドプシン研究の始まりである。初めて発見された微生物ロドプシンはバクテリオロドプシンと名付けられ、その後光によって活性化されると細胞内から細胞外へと水素イオンを運び出すポンプとして働くことが見出された。さらに、一九七七年には向畑恭男博士らによって光依存的に細胞外から細胞内に塩化物イオンを運び入れるポンプ型微生物ロドプシン、ハロロドプシンが発見された。こうした長年の微生物ロドプシン研究の延長として二〇〇二年にペーター・ヘーゲマン博士らによってクラミドモナスと呼ばれる緑藻綱の単細胞真核生物から発見されたのが、光により活性化されると陽イオンを透過するイオンチャネル型微生物ロドプシン、すなわち「チャネルロドプシン」である。本書の中で繰り返し登場している「チャネルロドプシン」とは、こうした長年続くロドプシン研究の歴史の中で発見されてきたタンパク質なのである。

そのチャネルロドプシンに着目したのが神経科学者たちである。神経細胞には通常、細胞内外にマイナス60〜70mV程度の電位差が存在している（細胞内側が負）。ここで、陽イオンが細胞内に流入、あるいは陰イオンが細胞外に流出すると、膜電位が上昇し（これを脱分極と呼ぶ）、神経細胞は興奮する。一方で陽イオンが細胞外に流出、あるいは陰イオンが細胞内に流入すると膜電位がさらに低下し（これを過分極と呼ぶ）神経細胞の興奮は抑制される。チャネルロドプシンは細胞膜に埋め込まれたトンネルのようなタンパク質であり、普段はそのトンネルが閉じている。しかし、光によって活性化されるとそのトンネルが開き、その結果、生理的条件下では主に陽イオンが細胞内へと流れ込むことになる。そのため、神経科学者たちはこのタンパク質を神経細胞に発現させることで、神経細胞の興奮状態を光によって可逆的に制御できるようになるのではないかと考えたわけである。このアイディアを実行したのはアメリカ、日本、ドイツにおける五つの研究グループであったが、その中で最初にそのアイディアを実現し、論文として発表したのが本書の著者であるダイセロス博士らのグループであった。二〇〇五年のことである。この時発表された論文で報告されていたのは、あくまでシャーレ上で培養した神経細胞にチャネルロドプシンを発現させ、その活動を光によって制御するという *in vitro* 実験（動物個体から組織や細胞、分子などを取り出して、試験管内や培養器内などで行う実験）に留まっていた。しかし、二年後の二〇〇七年、ダイセロス博士らのグループは生きたマウスを用いて二種の *in vivo* 実験（動物個体をそのまま用いて行う実験）を立て続けに成功させた。一つはマウスの運動野の神経細胞にチャネルロドプシンを発現させ、脳内に挿入した光ファイバーを介してその神経細胞を活性化させることで、ヒゲの運動を制御することに成功したと言うもの、もう一つは外側視床下部に存在する「ヒポクレチン（オレキシン）神経」という神経細胞にチャネルロドプシンを発現させ、先ほどと同様に光ファイバーを介してその神経細胞を活性化させることで、寝ているマウスを覚醒させることに成功したと言うものである。第六章後半で述べられている、

二〇〇七年の実験では、ここの——ヒポクレチン細胞集団の——一種類のニューロンのみ、光ファイバーによって届けられた光に反応させた。その結果、目覚めと睡眠を制御し、夢を見ているときのレム（急速眼球運動）を起こすことができた。（二六〇ページ）

とは、まさにこの時の後者の研究のことを指している。この二〇〇五年から二〇〇七年にかけての激動の時代に「光遺伝学」という言葉が生み出された。記録に残る範囲では、二〇〇六年に米国アトランタにて開催された北米神経科学学会年会の一セッションにおいて、初めて

「Opto-Genetics」という言葉が用いられているのを見つけることができる（ダイセロス博士はこのセッションの共同座長であった）。チャネルロドプシンを用いた神経細胞の光操作技術、すなわち光遺伝学の出現以前にも、毒素や薬剤、電極を用いた神経細胞の操作技術は存在していた。しかし、そうした既存技術と比較して光遺伝学技術は「高い空間分解能」（一神経細胞レベル）と「高い時間分解能」（ミリ秒単位）で神経細胞の活動を「可逆的」に操作できるという利点を有していた。そのため、黎明期におけるこうした研究の後に光遺伝学技術は急速に広まり、多くの神経科学者が、自身の興味の対象である神経細胞、神経回路の機能を調べるために光遺伝学技術を使うようになっていった。本書では、分界条床核や腹側被蓋野（一章）、前頭前皮質（三章）、手綱核（四章）、視床下部（六章）といった脳領域の神経細胞を、光遺伝学的に操作した様々な研究が紹介されているが、これらは氷山の一角に過ぎない。二〇二二年現在、ほぼ毎日のように光遺伝学の関連論文が新たに出版されており、同技術は神経科学分野における重要技術としてその地位を確立していると言える。

もう一つ、光遺伝学技術の発明において付け加えるべきことがあるとすれば、それはこの技術が微生物ロドプシン研究と神経科学研究という、一見して何の接点もないような二つの研究分野の予期せぬ邂逅によって生み出されたということである。本書の終章（三〇四ページ）にはこう書かれている。

科学の発展は予測も制御も難しい。（中略）科学の進展を完璧に計画するには、順序や制御といった当たり前ばかりを求めてはならない。これは光遺伝学の発展を含めて、科学の発展から学べる重要な教訓である。ある程度計画性のない基礎研究を支援する必要性が明らかになっているのだ。過去一五〇年にわたって、微生物の光応答に関する研究の――神経科学に対する――影響を予測することは不可能だった。同様の予期せぬ展開が、多くの科学分野で始まっている。

これは、光遺伝学の歴史、そして本書から学ぶことのできる一つの重要な教訓である。実際に、たとえば、今日の生命科学研究において不可欠となっている緑色蛍光タンパク質GFPを用いた様々な実験技術は、元を辿ればオワンクラゲの研究からはじまっている。また、昨今ゲノム編集技術の基盤として高い注目を浴びているCRISPR/Cas9システムも、もとは微生物が有する免疫システムの研究から発見されたものである。こうした例は枚挙にいとまがなく、一見その社会的有用性が明らかではない、萌芽的な基礎研究を支援する重要性は、光遺伝学の歴史を読み解くことによっても再確認できるのではないかと思われる。

光遺伝学の発展――オプシン開発とアプリケーションの拡張

二〇〇二年にチャネルロドプシンが発見され、二〇〇七年にはこれを光ファイバーと組み合わせることで生きたマウスの行動を光により制御することが可能となった。これにより光遺伝学の基礎は確立されたと言えるが、無論、同技術はその後も進展し続けている。そのうちの一つが、技術の中核であるチャネルロドプシンの性質改変である。ここで言う性質とは、「輸送するイオンの種類」や「光がオフになってからチャネルが閉じるまでの時間」、「活性化に必要な光の波長」、「活性化に必要な光の強度」など多岐に渡る。こうした諸性質について性能が異なるチャネルロドプシンを複数取り揃えることができれば、適切な場面で適切なチャネルロドプシンを選択することにより、我々はより複雑かつ発展的な光遺伝学実験を実行することが可能になるというわけである。

余談だが、こうした光遺伝学を取り巻く状況は、緑色蛍光タンパク質ＧＦＰの発見と発展の歴史にどこか似ているように私には感じられる。一九六二年に下村脩博士らがオワンクラゲからＧＦＰを発見し、その後マーティン・チャルフィー博士らがＧＦＰの研究ツールとしての有用性を実証し、ロジャー・チエン博士らがＧＦＰの蛍光メカニズムの分子機構を解明するとともに様々なＧＦＰの改変体を開発し、研究ツールとしての有用性を高めた（本書の四九ページに登場する「黄色蛍光タンパク質」はチエン博士らによって開発されたＧＦＰの改変体ＹＦＰである）。チャネルロドプシンの発見と光遺伝学技術の確立、そして光遺伝学ツールの拡張という研究史も、ＧＦＰの研究史をなぞっているかのようである。下村、チャルフィー、チエン博士の三名は二〇〇八年にノーベル化学賞を受賞したが、昨年二〇二一年には微生物ロドプシンを発見したエスターヘルト博士、チャネルロドプシンを発見したヘーゲマン博士、そして光遺伝学技術を開発・発展させたダイセロス博士の三名がノーベル賞の登竜門とも言われるアルバート・ラスカー医学研究賞を受賞している。光遺伝学分野に、そして彼らにノーベル賞が贈られる日も近いのかもしれない。

さて、話をサイエンスに戻そう。チャネルロドプシンの性質を改変するにあたって、主に取られてきたアプローチは二つある。微生物ゲノムからのオプシン遺伝子探索と、既知のチャネルロドプシンの人工改変である（これもまたGFPの歴史と同じである）。前述したように初のチャネルロドプシンはクラミドモナスと呼ばれる微生物より発見されたが、その後の研究にて様々な微生物から性質の異なるチャネルロドプシン遺伝子（より正確にはチャネルオプシン遺伝子）が発見されてきており、光遺伝学ツールセットの拡張に大きく貢献してきた。また、既存のチャネルロドプシン遺伝子にアミノ酸変異を加えることで、人工的にその性質を改良するという研究も数多く実施された。特に後者の研究においては変異の導入位置や導入するアミノ酸の種類を選定するために、チャネルロドプシンの立体構造情報が大きな助けとなったが、このことは本書の終章に

しかしX線結晶学のおかげで、私たちは細孔を直接見て、その存在を証明できただけでなく、細孔を再設計し、さまざまな方法で理解の深さを示すことができた。細孔周囲の原子を変える——細孔の内側を張り替える——ことで、正電荷をもつイオンの代わりに負電荷をもつイオンを伝導するチャネルロドプシンをつくったり、そうした分子を青い光だけでなく赤い光にも反応するようにしたり、電流を何倍も速めたり遅くしたりして、生じる電

気の時間尺度を変えたりした」（三〇二ページ）

と記載されていることからも窺い知ることができる。

そうした新しいチャネルロドプシンは脳内に張り巡らされる数多の神経細胞の、より複雑な、そしてより精密な制御を可能にしてくれた。その中には本書の終章（三一一―三一二ページ）に記載されている全光生理学（all-optical physiology）も含まれる。全光生理学とは、光によって神経細胞の活動を操作するだけではなく、神経細胞の活性化状態の変化も光によって同時に観測するという新しい形の光遺伝学である。従来の光遺伝学ではチャネルロドプシンを用いて神経細胞の活性化制御を行なっていたが、実際にその神経細胞、あるいは周辺の神経細胞が活性化しているかどうかは、電極を用い、電位変化を測定することで判断していた。全光生理学では、神経細胞の発火による電位変化、あるいは神経細胞の発火に伴う細胞内のカルシウムイオン流入を、特殊な蛍光タンパク質を用いて蛍光強度の変化に変換する。電位変化、あるいはカルシウムイオン濃度変化によって蛍光を発するタンパク質ツールは一般にそれぞれＧＥＶＩ（Genetically Encoded Voltage Indicator）、ＧＥＣＩ（Genetically Encoded Calcium Indicator）と呼ばれている。ＧＥＶＩやＧＥＣＩについても非常に面白い長年の開発、改良の歴史が存在するのだが、ここでは紙面の都合上割愛しよう（実はここでも先述のチエン博士らがその基礎を作り上げている）。重要なのは（使用する光の波長が被らない）適切なチャネルロドプシンとＧＥＶＩやＧＥＣＩの組み合わせを選択すると、二波長の光を用いて神経細胞の活動操作と観測を同時に行うことができるという点である。電極にはある程度の大きさがあるため、一細胞レベルで同時に活動を観測できる神経細胞の数には限りがある。しかし、ＧＥＶＩやＧＥＣＩを使えば数百以上の神経細胞の活動を難なく観測することが可能となる。この時、（ＧＥＶＩやＧＥＣＩの観測とは別の波長の光を用いて）特定の神経細胞のチャネルロドプシンを活性化すると、その神経細胞の活性化とそれにより影響を受ける周辺の神経細胞の活性化の様子をリアルタイムで観測し、神経細胞集団のネットワークをより深く理解することが可能になるのである。あるいは逆に、特定の行動中に発火している神経細胞をまずＧＥＶＩやＧＥＣＩの蛍光を頼りに記録し、その神経細胞を後からチャネルロドプシンを用いて活性化してやることで、その行動を後から再現してやることが可能となる。こうした実験を通じて、我々は特定の神経細胞の活性化と特定の行動の発露との間の因果関係をこれまで以上にクリアに解明してやることが可能となったのである（本書でもあるように、マウスに幻覚を見せるといったことも可能になってきている）。

また、三一一―三一二ページで述べている研究においては、光照射の方法についても従来のように光ファイバーを用いるのではなく、二光子レーザーとホログラフィー技術を組み合わせるという工夫をおこなっている。これにより、まとまった神経細胞の集団ではなく、神経細胞一つ一つに対して同時に光を照射し、一細胞レベルで複数の神経細胞を光操作するという離れ業を実現させている。本書で言及している二〇一九年の論文では、さらにチャネルロドプシンの性能も改良することで、この際同時に光操作可能な神経細胞の数を大幅に増加させることに成功している。

現在私たちは、光遺伝学で制御する何十、何百という単一細胞を意のままに選ぶことができる。細胞を何百万という近隣の仲間のなかから、位置、種類、そしてその時点での自然な活動状態によって選べるのだ。（三二三ページ）

というのはこうした全光生理学の現状を端的かつ的確に表現した言葉と言える。

全光生理学は特筆すべき光遺伝学の発展形の一つと言えるが、無論それ以外にも様々な形のアプリケーションが生み出されている。例えば、三章（一二八ページ）に記載されているように、（従来の青色光駆動のチャネルロドプシンに対して）赤色光駆動のチャネルロドプシンが開発されたことで、神経科学者たちは二つの異なる神経細胞集団を光操作することが可能となった。また、従来よりも弱い光で駆動可能な高い光感度のチャネルロドプシンが発見されたことにより、二〇二〇年には脳内へ光ファイバーを挿入せず、頭蓋骨越しに光を照射することで脳深部の神経細胞を光操作するといった光遺伝学実験が実現している。加えて、近年では神経科学以外の生命科学分野においてもこの光遺伝学技術は活用され始めており、利用される光受容タンパク質もチャネルロドプシンのみならず、他の微生物ロドプシンや他の光受容タンパク質にまで広がりつつある。さらには、基礎研究のみならずヒト疾患の遺伝子治療への期待も高まっており、実際、昨年二〇二一年には網膜色素変性症という疾患により四十年間ほとんど失明状態であった男性患者の眼にチャネルロドプシンを発現させることで、その視力を一部回復させることに成功したという報告も出ている。約二〇年前に生まれた光遺伝学は今なお急速に進展しつつある先端技術であり、これからも我々の未来を照らし続けてくれるであろう。

終わりに

本書は、①ヒトの心のメカニズムは一体どこまで分かっているのか、②そのメカニズムの何が破綻したときにどのような心の病気になってしまうのか、③そうしたメカニズムはどのような研究とそれを裏付ける技術によって明らかになってきたのか、そして④カール・ダイセロスとはどのような人物なのか、これら一つ以上の項目に興味を持つ人には自信を持ってお勧めできる紛うことなき良書である。私自身はダイセロス博士のことをもっとよく知りたいというモチベーションから読み始めた本書であったが、普段私が目にする神経科学者としてのダイセロス博士ではなく、精神科医としてのダイセロス博士の側面を数多く目にすることができ、各編において新鮮な読後感を得ることができた。何よりも感銘を覚えたのは、普段マウスやゼブラフィッシュを用いた基礎研究を通じて彼が見ていた臨床の景色の一端を垣間見ることができた点である。本書では、ダイセロス博士らが開発した技術として光遺伝学に焦点があてられている。しかし、彼はこれ以外にもＣＬＡＲＩＴＹと呼ばれる生体組織の透明化技術（二一ページ）やSTARmapと呼ばれる空間トランスクリプトーム技術など数多くの革新的技術を開発し、神経科学研究を強力に推進してきた人物である。本書を通じて、彼の科学者としてのモチベーションの源泉、そして彼が抱く遠大なビジョンに触れることができたことは、大きな収穫であり財産であった。

最後に、本書を読み各所にちりばめられた基礎研究・臨床研究に興味を持った読者には、研究者、非研究者を問わず、巻末に記載された参考文献（原著論文）にぜひ目を通してみてほしい。そこには刺激的で魅力的なサイエンスの深淵が、あなたを待っているはずである。

https://www.ncbi.nlm.nih.gov/pmc/articles/PMC6317992/;
https://www.ncbi.nlm.nih.gov/pmc/articles/PMC4160518/.

4. https://www.ncbi.nlm.nih.gov/pmc/articles/PMC5723383/.
5. https://twitter.com/KyotoPrize/status/1064378354168606721.
6. https://www.ncbi.nlm.nih.gov/books/NBK55333/.
7. https://en.wikipedia.org/wiki/Fermi_paradox.
8. https://www.ncbi.nlm.nih.gov/pmc/articles/PMC6309228/; https://www.ncbi.nlm.nih.gov/pmc/articles/PMC5048197/.
9. https://www.ncbi.nlm.nih.gov/pmc/articles/PMC2430409/; https://www.ncbi.nlm.nih.gov/pmc/articles/PMC6274606/; https://www.ncbi.nlm.nih.gov/pmc/articles/PMC6433972/; https://www.ncbi.nlm.nih.gov/pmc/articles/PMC5796650/.
10. https://www.ncbi.nlm.nih.gov/pmc/articles/PMC3075820/.
11. https://www.sciencedirect.com/science/article/pii/S0896627313011355?via%3Dihub.
12. https://www.ncbi.nlm.nih.gov/pmc/articles/PMC7553818/.
13. https://www.ncbi.nlm.nih.gov/pmc/articles/PMC5296409/.
14. https://www.ncbi.nlm.nih.gov/pmc/articles/PMC5734860/; https://www.ncbi.nlm.nih.gov/pmc/articles/PMC3518588/.
15. https://www.ncbi.nlm.nih.gov/pmc/articles/PMC6447429/; https://www.ncbi.nlm.nih.gov/pmc/articles/PMC6711485; https://www.biorxiv.org/content/10.1101/394999v1.
16. https://www.ncbi.nlm.nih.gov/pmc/articles/PMC6711485.
17. https://en.wikipedia.org/wiki/Einstein%27s_thought_experiments.

https://en.wikipedia.org/wiki/Backpropagation.

11. https://www.ncbi.nlm.nih.gov/pmc/articles/PMC1693150/;
https://www.sciencedirect.com/science/article/pii/S0092867400804845?via%3Dihub;
https://www.ncbi.nlm.nih.gov/pmc/articles/PMC1693149/.
12. https://www.ncbi.nlm.nih.gov/pmc/articles/PMC5318375/.
13. https://www.ncbi.nlm.nih.gov/pmc/articles/PMC3154022/;
https://www.ncbi.nlm.nih.gov/pmc/articles/PMC3775282/;
https://www.ncbi.nlm.nih.gov/pmc/articles/PMC6744370/.
14. https://archive-ouverte.unige.ch/unige:38251;
https://archive-ouverte.unige.ch/unige:26937;
https://www.ncbi.nlm.nih.gov/pmc/articles/PMC4210354/.
15. https://www.ncbi.nlm.nih.gov/pmc/articles/PMC4069282/.
16. https://www.biorxiv.org/content/10.1101/422477v2.
17. https://www.ncbi.nlm.nih.gov/pmc/articles/PMC5135354/.
18. https://www.nature.com/articles/s41467-020-16489-x/.
19. https://www.ncbi.nlm.nih.gov/pmc/articles/PMC6086934/;
https://www.ncbi.nlm.nih.gov/pmc/articles/PMC6447408/;
https://www.biorxiv.org/content/10.1101/2020.03.31.016972v2;
https://www.biorxiv.org/content/10.1101/2020.07.02.184051v1;
https://www.ncbi.nlm.nih.gov/pmc/articles/PMC5292032/.
20. https://en.wikipedia.org/wiki/Moro_reflex.

終章

1. https://www.ncbi.nlm.nih.gov/pmc/articles/PMC5891832;
https://www.ncbi.nlm.nih.gov/pmc/articles/PMC5462626;
https://www.ncbi.nlm.nih.gov/pmc/articles/PMC6214371.
2. https://www.ncbi.nlm.nih.gov/pmc/articles/PMC4933530/;
https://www.biorxiv.org/content/10.1101/687368v1.
3. https://www.ncbi.nlm.nih.gov/pmc/articles/PMC5723383/;
https://www.ncbi.nlm.nih.gov/pmc/articles/PMC6340299/;

第6章

1. https://www.ncbi.nlm.nih.gov/pmc/articles/PMC6181276/.
2. https://www.ncbi.nlm.nih.gov/pmc/articles/PMC4418625/.
3. https://www.ncbi.nlm.nih.gov/pmc/articles/PMC2907776/.
4. https://www.ncbi.nlm.nih.gov/pmc/articles/PMC5581217/;
   https://www.ncbi.nlm.nih.gov/pmc/articles/PMC6097237/.
5. https://www.ncbi.nlm.nih.gov/pmc/articles/PMC5937258/;
   https://www.ncbi.nlm.nih.gov/pmc/articles/PMC4844028/.
6. https://www.ncbi.nlm.nih.gov/pmc/articles/PMC6744371/.
7. https://www.ncbi.nlm.nih.gov/pmc/articles/PMC5723384/.
8. https://www.ncbi.nlm.nih.gov/pmc/articles/PMC6447429/.
9. https://www.ncbi.nlm.nih.gov/pmc/articles/PMC6711472/.
10. https://escholarship.org/uc/item/4w36z6rj.
11. https://www.ncbi.nlm.nih.gov/pmc/articles/PMC1157105/.

第7章

1. https://en.wikipedia.org/wiki/Vascular_dementia.
2. https://www.ncbi.nlm.nih.gov/pmc/articles/PMC3405254/.
3. https://www.ncbi.nlm.nih.gov/pmc/articles/PMC3903263/.
4. https://www.ncbi.nlm.nih.gov/pmc/articles/PMC5161557/;
   https://www.ncbi.nlm.nih.gov/pmc/articles/PMC4381518/.
5. https://www.ncbi.nlm.nih.gov/pmc/articles/PMC6309083/.
6. https://www.ncbi.nlm.nih.gov/pmc/articles/PMC2575050;
   https://www.ncbi.nlm.nih.gov/pmc/articles/PMC4326597/.
7. https://www.ncbi.nlm.nih.gov/pmc/articles/PMC2575050/.
8. https://www.ncbi.nlm.nih.gov/pmc/articles/PMC6690364/.
9. https://www.ncbi.nlm.nih.gov/pmc/articles/PMC3331914/;
   https://www.ncbi.nlm.nih.gov/pmc/articles/PMC6737336/;
   https://www.ncbi.nlm.nih.gov/pmc/articles/PMC4825678/.
10. https://en.wikipedia.org/wiki/Hopfield_network;

第4章

1. https://en.wikipedia.org/wiki/Germ_layer.
2. https://www.youtube.com/watch?v=tRPu5u_Pizk.
3. https://www.ncbi.nlm.nih.gov/pmc/articles/PMC4245816/.
4. https://www.ncbi.nlm.nih.gov/pmc/articles/PMC6481907/.
5. https://www.ncbi.nlm.nih.gov/pmc/articles/PMC4102288/.
6. https://www.ncbi.nlm.nih.gov/pmc/articles/PMC3402130/.
7. https://www.ncbi.nlm.nih.gov/pmc/articles/PMC5201161/.
8. https://www.sciencedirect.com/science/article/pii/S0092867414012987?via%3Dihub.
9. https://www.ncbi.nlm.nih.gov/pmc/articles/PMC5723384/.
10. https://www.ncbi.nlm.nih.gov/pmc/articles/PMC5708544/; https://www.ncbi.nlm.nih.gov/pmc/articles/PMC4790845/.
11. https://www.ncbi.nlm.nih.gov/pmc/articles/PMC5472065/.
12. https://www.ncbi.nlm.nih.gov/pmc/articles/PMC4743797/.
13. https://www.ncbi.nlm.nih.gov/pmc/articles/PMC3493743/.
14. https://www.ncbi.nlm.nih.gov/pmc/articles/PMC6726130/.
15. https://www.ncbi.nlm.nih.gov/pmc/articles/PMC6584278/.

第5章

1. https://en.wikipedia.org/wiki/Faraday_cage.
2. https://en.wikipedia.org/wiki/Kalman_filter.
3. https://en.wikipedia.org/wiki/Chebyshev_filter; https://en.wikipedia.org/wiki/Butterworth_filter.
4. https://en.wikipedia.org/wiki/James_Tilly_Matthews.
5. https://www.ncbi.nlm.nih.gov/pmc/articles/PMC4112379/; https://www.ncbi.nlm.nih.gov/pmc/articles/PMC4912829/.
6. https://www.ncbi.nlm.nih.gov/pmc/articles/PMC3494055/.

7. https://www.ncbi.nlm.nih.gov/pmc/articles/PMC4160519/;
https://www.ncbi.nlm.nih.gov/pmc/articles/PMC4188722/.
8. https://www.ncbi.nlm.nih.gov/pmc/articles/PMC4492925/.
9. https://www.ncbi.nlm.nih.gov/pmc/articles/PMC6362095/.
10. https://www.ncbi.nlm.nih.gov/pmc/articles/PMC3856665/;
https://www.ncbi.nlm.nih.gov/pmc/articles/PMC2703780/.
11. https://www.ncbi.nlm.nih.gov/pmc/articles/PMC5625892/.

第3章

1. https://www.ncbi.nlm.nih.gov/pmc/articles/PMC166261/;
https://www.ncbi.nlm.nih.gov/pmc/articles/PMC4467230/.
2. https://www.ncbi.nlm.nih.gov/pmc/articles/PMC4896837/;
https://www.ncbi.nlm.nih.gov/pmc/articles/PMC3378107/.
3. https://www.ncbi.nlm.nih.gov/pmc/articles/PMC3016887/.
4. https://www.sciencedirect.com/science/article/pii/S0960982217300593?via%3Dihub;
https://www.sciencedirect.com/science/article/pii/S0960982213010567?via%3Dihub.
5. https://www.ncbi.nlm.nih.gov/pmc/articles/PMC5908752/.
6. https://www.ncbi.nlm.nih.gov/pmc/articles/PMC4402723/;
https://www.ncbi.nlm.nih.gov/pmc/articles/PMC4624267/;
https://www.biorxiv.org/content/10.1101/484113v3.
7. https://www.ncbi.nlm.nih.gov/pmc/articles/PMC4105225/.
8. https://www.ncbi.nlm.nih.gov/pmc/articles/PMC6748642/;
https://www.ncbi.nlm.nih.gov/pmc/articles/PMC6742424/.
9. https://www.ncbi.nlm.nih.gov/pmc/articles/PMC4155501/.
10. https://www.ncbi.nlm.nih.gov/pmc/articles/PMC3390029/.
11. https://www.ncbi.nlm.nih.gov/pmc/articles/PMC5723386/.
12. https://www.ncbi.nlm.nih.gov/pmc/articles/PMC4155501/.
13. https://www.ncbi.nlm.nih.gov/pmc/articles/PMC5570027/;
https://www.ncbi.nlm.nih.gov/pmc/articles/PMC4836421/.
14. https://www.ncbi.nlm.nih.gov/pmc/articles/PMC5126802/.

https://www.ncbi.nlm.nih.gov/pmc/articles/PMC5935692/.
5. https://www.ncbi.nlm.nih.gov/pmc/articles/PMC6690364/.
6. https://www.ncbi.nlm.nih.gov/pmc/articles/PMC4069282/; https://www.ncbi.nlm.nih.gov/pmc/articles/PMC3154022/; https://www.ncbi.nlm.nih.gov/pmc/articles/PMC3775282/.
7. https://www.ncbi.nlm.nih.gov/pmc/articles/PMC5262197/; https://www.ncbi.nlm.nih.gov/pmc/articles/PMC4743797/.
8. https://www.ncbi.nlm.nih.gov/pmc/articles/PMC6690364/.
9. https://www.ncbi.nlm.nih.gov/pmc/articles/PMC5908752/.
10. https://www.ncbi.nlm.nih.gov/pmc/articles/PMC4882350/; https://www.ncbi.nlm.nih.gov/pmc/articles/PMC5363367/.
11. https://www.ncbi.nlm.nih.gov/pmc/articles/PMC4934120/; https://www.ncbi.nlm.nih.gov/pmc/articles/PMC6402489/.
12. https://en.wikipedia.org/wiki/Cranial_nerves.
13. https://www.ncbi.nlm.nih.gov/pmc/articles/PMC6726130/.
14. https://www.ncbi.nlm.nih.gov/pmc/articles/PMC5929119/.
15. https://www.ncbi.nlm.nih.gov/pmc/articles/PMC3942133/.
16. https://en.wikipedia.org/wiki/Background_extinction_rate.
17. https://www.ncbi.nlm.nih.gov/pmc/articles/PMC5161557/; https://www.ncbi.nlm.nih.gov/pmc/articles/PMC4381518/.

第2章

1. https://en.wikipedia.org/wiki/United_Airlines_Flight_175.
2. https://www.ncbi.nlm.nih.gov/pmc/articles/PMC3137243/; https://www.ncbi.nlm.nih.gov/pmc/articles/PMC2847485/.
3. https://www.ncbi.nlm.nih.gov/pmc/articles/PMC2796427/.
4. https://www.ncbi.nlm.nih.gov/pmc/articles/PMC4421900/.
5. https://www.ncbi.nlm.nih.gov/pmc/articles/PMC2267819/; https://www.ncbi.nlm.nih.gov/pmc/articles/PMC5474779/.
6. https://www.ncbi.nlm.nih.gov/pmc/articles/PMC5182419/.

原注

各物語に盛り込まれている科学的背景について、参考資料をおおまかに紹介する。論文はすべて自由にアクセス可能であり、（インターネットに接続されている機器で読んでいるのであれば）リンクをブラウザーの検索バーにコピー・アンド・ペーストするか、PMC（PubMedCentral）とラベルづけされている注については、https://www.ncbi.nlm.nih.gov/pmc/articles/にアクセスして、検索バーに示されているデジタル識別子（PMC4790845なら4790845）を入力することで、論文をオンラインで閲覧、または無料でPDFファイルをダウンロードできる。

序章

1. https://en.wikipedia.org/wiki/Hopfield_network;
   https://en.wikipedia.org/wiki/Backpropagation.
2. https://www.ncbi.nlm.nih.gov/pmc/articles/PMC4790845/.
3. https://www.ncbi.nlm.nih.gov/pmc/articles/PMC5846712/.
4. https://www.ncbi.nlm.nih.gov/pmc/articles/PMC6359929/.
5. https://braininitiative.nih.gov/sites/default/files/pdfs/brain2025_508c.pdf;
   https://braininitiative.nih.gov/strategic-planning/acd-working-group/brain-research-through-advancing-innovative-neurotechnologies.
6. https://www.ncbi.nlm.nih.gov/pmc/articles/PMC4069282/;
   https://www.ncbi.nlm.nih.gov/pmc/articles/PMC4790845/.
7. https://www.ncbi.nlm.nih.gov/pmc/articles/PMC4780260/;
   https://www.ncbi.nlm.nih.gov/pmc/articles/PMC5729206/.

第１章

1. https://www.ncbi.nlm.nih.gov/pmc/articles/PMC5426843/.
2. https://www.ncbi.nlm.nih.gov/pmc/articles/PMC5723383/.
3. https://www.ncbi.nlm.nih.gov/pmc/articles/PMC5100745/.
4. https://en.wikipedia.org/wiki/Gorham%27s_Cave;
   https://www.ncbi.nlm.nih.gov/pmc/articles/PMC6485383/;

「こころ」はどうやって壊《こわ》れるのか
最新《さいしん》「光《ひかり》遺伝学《いでんがく》」と人間《にんげん》の脳《のう》の物語《ものがたり》

2023年 1 月30日　初版1刷発行

著者 ──── カール・ダイセロス
訳者 ──── 大田直子《おおたなおこ》
ブックデザイン ──── ヤマグチタカオ
発行者 ──── 三宅貴久
組版 ──── 新藤慶昌堂
印刷所 ──── 新藤慶昌堂
製本所 ──── ナショナル製本
発行所 ──── 株式会社光文社
〒112-8011　東京都文京区音羽1-16-6
電話 ──── 翻訳編集部 03-5395-8162
書籍販売部 03-5395-8116
業務部 03-5395-8125

落丁本・乱丁本は業務部へご連絡くだされば、お取り替えいたします。

ISBN978-4-334-96261-6 Printed in Japan